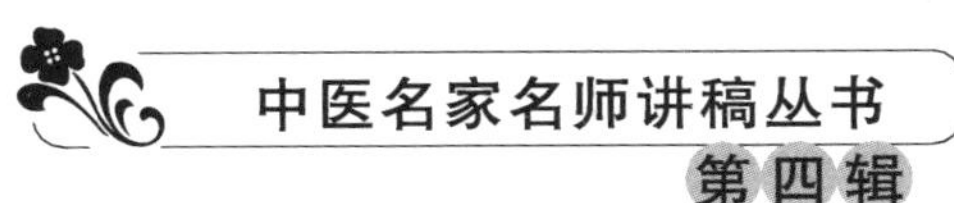

赵绍琴温病学讲稿

主　编　赵绍琴

副主编　胡定邦

编委（以姓氏笔画为序）

古　洁　刘占文　汤秀芝　李刘坤

徐　毅　梁金林　谢　路

赵绍琴名家研究室　整理

人民卫生出版社

图书在版编目(CIP)数据

赵绍琴温病学讲稿/赵绍琴主编. —北京:人民卫生出版社,2018

(中医名家名师讲稿丛书)

ISBN 978-7-117-27682-5

Ⅰ.①赵… Ⅱ.①赵… Ⅲ.①温病学说 Ⅳ.①R254.2

中国版本图书馆CIP数据核字(2018)第245069号

中医名家名师讲稿丛书·第四辑

赵绍琴温病学讲稿

主　　编: 赵绍琴
出版发行: 人民卫生出版社(中继线 010-59780011)
地　　址: 北京市朝阳区潘家园南里19号
邮　　编: 100021
E - mail: pmph @pmph.com
购书热线: 010-59787592　010-59787584　010-65264830
印　　刷: 河北博文科技印务有限公司
经　　销: 新华书店
开　　本: 710×1000　1/16　　**印张:** 20
字　　数: 359千字
版　　次: 2018年12月第1版　2024年12月第1版第4次印刷
标准书号: ISBN 978-7-117-27682-5
定　　价: 60.00元
打击盗版举报电话:010-59787491　E-mail:WQ @pmph.com
(凡属印装质量问题请与本社市场营销中心联系退换)

前言

2017年，有网友给我发邮件，说网上有售卖一本名为《赵绍琴温病学讲稿》的书，问我这本《讲稿》是不是《温病纵横》的另一个版本。

我自1983年到北中医读研，第二年春天，赵绍琴教授亲自为研究生讲授温病学，先生不用讲稿，侃侃而谈，尽披书本不传之秘，令我这个已经从医（从1965年开始学习中医算起）几近20年的“资深”学生佩服得五体投地。课后即请求侍诊，幸得先生应允。自1984—1995年我侍诊赵师，不间寒暑，不离左右，凡十余年，却从未听恩师说过这本《赵绍琴温病学讲稿》。于是上网搜寻，终于在一家小网店高价购得此书。原来这本书是北京中医学院（现为北京中医药大学）1982年内部印行的教学参考书。1977年赵绍琴教授出任北京中医学院温病教研室主任，在先生的领导和主持下，以密切联系临床实际为指导思想，进行温病学教学改革，使中医温病学成为学校最受欢迎的临床基础课之一。至1982年，先生在总结5年教学改革成果的基础上，组织温病教研室全体教师共同编写了这本《温病学讲稿》。

我在上网搜寻相关信息的过程中发现近年来人民卫生出版社组织出版了一套“中医名家名师讲稿”系列丛书，书名统一为《××学讲稿》，仅温病学一科就已经出版了六七种讲稿，如南京中医药大学的《孟澍江温病学讲稿》《周仲英温病学讲稿》、上海中医药大学的《金寿山温病学讲稿》、成都中医药大学的《张之文温病学讲稿》和北京中医药大学的《刘景源温病学讲稿》等。人卫编辑出版的这套丛书书名竟和三十多年以前北京中医学院1982年编印的《温病学讲稿》完全相同，这真是天意啊！以赵绍琴教授在温病学领域的造诣、地位和影响而言，他主编的《温病学讲稿》理应入选人民卫生出版社的这套“中医名家名师讲稿”系列丛书。我把这个想法向北京中医药大学党委书记、著名温病专家谷晓红教授做了汇报，得到了谷教授全力支持，她介绍我同人卫社中医药中心主任李丽老师联系，双方一拍即合，迅速敲定了出版细节，书名定为《赵绍琴温病学讲稿》。双方还特别强调今年正值赵绍琴诞辰100周年，《赵绍琴温病学讲稿》的出版，作为赵绍琴百年诞辰献礼，具有特殊意义。

赵绍琴教授主编的《温病学讲稿》成书于1982年，当时使用的是上海科学技术出版社1979年出版的由南京中医学院（现为南京中医药大学）主编的高等中医院校试用教材《温病学》，习惯上称其为统编三版教材。这本教材的特点是简明扼要，北京中医学院温病教研室在使用这部教材进行本科教学过程中，在其内容的深度和广度上都有所拓展，特别是在结合临床实践和现代医学研究进展方面做了初步的探索。经过几年的教学探索和经验积累，在赵绍琴教授指导下，将教学成果汇编成为《温病学讲稿》，成为北京中医学院首次由一个教研室完成编写的与教材配套的教学参考书，也是一部教师、学生都适用的教学和学习用书。由于这部讲稿真实地反映了北京中医学院20世纪80年代温病学教学水平，即使拿到今天来阅读，不仅仍具有很高的参考价值，而且还极具历史画卷感和亲切感。

这次人民卫生出版社决定出版《赵绍琴温病学讲稿》（下称《讲稿》），由我承担了全书的校读润色工作。由于这部《讲稿》当时是校内油印，内部使用，在内容上不可避免地存在着一些纰漏，在校读过程中做了如下订正：

1. 对《讲稿》中的错别字、异体字、不规范的简化字和使用不恰当的标点符号进行了改正。

2. 由于《讲稿》是以三版温病学教材为蓝本编写的，有些地方必须对照教材才能顺利阅读。例如：在引证经文或原文时，常常出现这样的句式："请看教材某某页原文，"在《讲稿》中引用的原文是被省略了的。为了使读者能够通顺阅读，我采用了直接引用原文的方法，以便使《讲稿》行文浑然一体。

3. 对于《讲稿》中个别明显错误的学术观点予以纠正。例如，在温病分类表中误将春温归入新感温病，把暑温归入伏气温病，这肯定是不妥当的，也有可能是当时刻印的失误。当然应该予以纠正。

4.《讲稿》是在赵绍琴教授指导下编写而成的。赵绍琴教授辨治温病的独特学术思想和临床经验在《讲稿》中确实有所体现。例如：在《温病学》教材上篇"温病的治疗"这一章里，对温病初起的治疗仍然沿用传统的"解表法"，而在《讲稿》里已将"解表法"改为"疏卫法"，讲解时特别强调了温病初起正确的治疗方法是"辛凉清解"，而不是"辛温或辛凉解表"，这是赵绍琴教授一贯强调的学术观点。但是，由于受教材的限制，《讲稿》不可能将赵绍琴教授辨治温病的学术思想和临床经验完全体现出来。这对于读者来说不能不说是一种缺憾。为了最大限度地弥补这一缺憾，谨将赵绍琴教授辨治温病的精华之作——《赵绍琴温病治验提要》共二十三条附于书末，以飨读者。读者若能沿此精研细琢，必将获益多多！

5. 原稿方药中涉及使用犀角一药有多处。犀角现已作为临床禁用药物，但为保留讲稿原貌未加修改。现临床以水牛角代替使用。在此统一说明。

感谢恩师赵绍琴教授为我们留下了这部宝贵的《讲稿》！感谢参与编写《讲稿》的全体老师们的辛勤劳动！感谢温病教研室对《讲稿》出版的无私帮助！感谢北京中医药大学和人民卫生出版社的全力支持，使得《赵绍琴温病学讲稿》得以正式出版，嘉惠读者。

谨以此书为赵绍琴百年诞辰献礼！

北京中医药大学

彭建中

2018 年 7 月

原前言

我们在教学实践中发现，有一本共同遵循的基本讲稿非常必要，尤其对中青年教员来说，更需要加强对这一关的锻炼，这是培养教员的一种方法，也是教研室的基本建设之一。

《温病学讲稿》是以1979年版全国试用教材《温病学》为蓝本的，在这个基础上加上我们的教学和临床经验，在深度和广度上补充了《温病学》的内容。其中上篇中的第一章、第六章由谢路同志编写；第二章、第四章由刘占文同志编写；第三章由古洁同志编写；第五章由汤秀芝同志编写。下篇中的风温由李刘坤同志编写；春温由古洁同志编写；暑温由刘占文同志编写；湿温由赵绍琴同志、刘占文同志编写；伏暑由汤秀芝同志编写；秋燥、温毒由徐毅同志编写，附篇中《叶香岩外感温热篇》中前10条的按语由梁金林同志编写。

本讲稿是作为六年制本科班教学之用，教学时数以90～110学时为宜，其中《叶香岩外感温热篇》前10条为必讲内容，其余的未做解释，可参考《温病学》教材。

由于在编写过程中，时间仓促，又出自各人之手，加上水平所限，讲稿中难免存在不足之处，希请同道予以斧正。

温病教研室

1982年8月

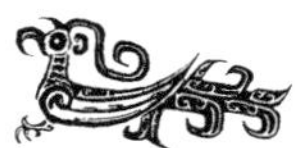

目录

上　　篇

下　篇

附篇　温病名著选录

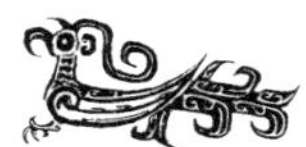

目录

上　篇

下　篇

附篇　温病名著选录

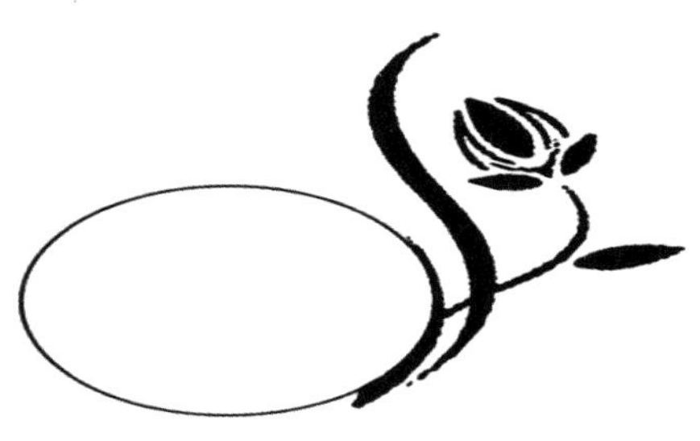

上　篇

第一章 绪论

一、温病学的研究对象和方法

1. 温病与温病学

(1) 什么是温病

自然界的气候变化是有一定规律的。一般说来，一年四季中春温、夏热、秋凉、冬寒是正常的气候。人生活在大自然中，因此气候的变化与人体有着密切的关系。如果气候发生反常的变化，如冬天应寒而反温；春天应温而反热；夏天应热而反凉；秋天应凉而反温，则人易感邪而致病。正如《素问·六元正纪大论》中说："初之气，地气迁，气乃大温，草乃早荣，民乃厉，温病乃作。"

温病就是因感受温邪所引起的、热象偏重、易于化燥伤阴的一类急性外感热病。

所谓温热邪气，主要是指风热、暑热、湿热、燥热、疫疠和温毒六种，即所谓"温邪"。所谓"热象偏重"，即指在发病过程中以发热为主要特征，兼有口渴、舌红、脉数等。这些我们后边还要详细介绍。

温病后期尤多化燥伤阴。

因此，温病并不是一个病。而是多种急性热病的总称。它与现代医学的某些急性传染病或感染性疾病有关。外感热病中。除了狭义的伤寒之外，都属于温病的范畴。且温病一年四季都能发生，男女老幼皆可罹患，所以它是临床上常见的多发病。

(2) 什么是温病学

温病学，就是专门研究温病的发生、发展及传变规律和辨证论治方法的一门临床学科。

它的任务在于阐明温病发生的原因、病理变化、传变规律，从而揭示温病的本质；并进一步研究温病的诊断和治疗方法，它是人们与温病做斗争的有力武器。

温病学是我国人民和医学家长期以来与温病做斗争的经验总结，是经历了漫长的历史时期和反复的临床实践逐步形成具有理、法、方药完整理论体系的一门科学。它具有极高的实用价值，长期以来，一直有效地指导着临床实践，为我们中华民族的繁衍昌盛，保障人民的健康做出了巨大的贡献，是我国优秀文化遗产的组成部分，我们应认真学习，努力加以继承、发扬和提高。

2. 温病学的研究方法

温病学与其他学科一样，要求掌握基本概念、基本病理和方法，以培养和提高分析疾病和处理疾病的能力。我们特提出以下两点，供大家参考。

（1）学习温病学必须持辩证唯物主义和历史唯物主义的观点和方法，实事求是的科学态度。

温病学源于《黄帝内经》《伤寒论》，经过历代学者的研究和阐发，直到明清两代，经吴又可、叶天士、薛生白、吴鞠通、王孟英等著名医学家进行总结、实践、发挥和创新，方形成比较完整的理论体系。

由于历史条件、科学发展水平、思想方法和世界观等原因，不同医家对一些问题有不同看法，发生不少争论，或具有不同程度的片面性。我们必须根据当时的历史条件、社会背景全面认识，汲取其正确、合理的部分，弃其糟粕，决不能局限于一家之言，不能割断历史，也不可苛求于古人。

（2）坚持理论与实践相结合的原则

温病学是一门临床学科，它的理论和方法都具有极高的实用价值，因此，我们学习温病学绝不能脱离临床实践。其临床实践包括病例讨论、临床见习和实习，以及以后在医疗实践中的反复体会和进一步学习。

但实践又必须理论指导。因此在温病课的学习中，要求大家做到：原理清楚，概念明确。一定要掌握温病的辨证论治理论和方法，注意前后知识的系统性和连贯性，为今后从事临床打下较好的基础。

（3）具体要求：①叶天士《外感温热篇》前十条，要求背诵；②方证的重点要记；③复习题要答；④掌握每一个病的病因病机。

二、温病学的形成和发展

温病学的形成和发展也和其他科学一样，都是通过长期的生活、生产、科学实践，从反复认识中得出正确的理性结论。温病学就是医学家长期与疾病斗争的经验总结，其发展大致经历了四个阶段。

萌芽阶段：先秦至晋唐。

成长阶段：宋至金元。

形成阶段：明清。

发扬阶段：中华人民共和国成立后至今。

现将各个阶段的情况简述如下：

1. 先秦至两汉

这个时期的主要著作是《黄帝内经》《难经》《伤寒论》。对温病无专门著述，但在这三部著作中对温病的病因、脉症、治法、方药都有记载，并提出了温病的名称。说明这个时期对温病已有初步的认识。

（1）关于温病病名的提出：

《素问·六元正纪大论》："辰戌之纪也……初之气，地气迁，气乃大温，草乃早荣，民乃厉，温病乃作。"

《伤寒论》太阳篇第六条："太阳病发热而渴，不恶寒者为温病。"

《难经·五十八难》："伤寒有五：有中风，有伤寒，有湿温、有热病、有温病。"

说明当时虽然认识到温病，但它仍然是广义伤寒的一个类型，并没有从伤寒中独立出来自成理论体系，致使后世对温病和伤寒的争论中有人认为伤寒的方法完全可以治疗温病。如陆九芝说："温病热自内燔，只有阳明经腑两证，经证用白虎汤，腑证用承气汤，有此两法，无不可治之温病矣。"并以此否定温病学存在的必要。

（2）有关温病病因的记载：

《素问·六元正纪大论》："初之气，地气迁，气乃大温，草乃早荣，民乃厉，温病乃作。"此即后世所谓新感温病。

《素问·生气通天论》："冬伤于寒，春必温病。"此为冬伤于寒邪，邪伏于体内，至春而发，此即后世所谓伏气温病。

以上提出了温病产生的外因。

《素问·金匮真言论》说："夫精者，身之本也，故藏于精者，春不病温。"提出了人体正气盛衰与发病的关系。

《素问·玉版论要》："病温虚甚者死。"指出了温病最伤人体津液，阴伤则阳亢、阴竭阳微、肝血肾精大伤，是温病发展的最后阶段。

以上提出了温病产生的内因。

（3）有关温病证状的记载：

《灵枢·论疾诊尺》："尺肤热甚，脉盛躁者，病温也。"

尺肤，指前臂尺泽至太渊穴之间的肌肤，为手太阴肺经循行所过。温病初起，邪在肺卫故尺肤热。

脉躁盛，因热邪逼迫鼓动，气血运行加快，故脉见躁盛不安。

《素问·评热论》："有病温者，汗出辄复热，而脉躁疾不为汗衰，狂言不能食。”指出了温病中一种危重病证，其由邪盛正衰，正不胜邪所致。

《素问·生气通天论》：“因于暑，汗，烦则喘喝，静则多言。”指出了暑热之邪致病的阳明气分无形热盛的症状。

《伤寒论》太阳篇第六条：“太阳病发热而渴，不恶寒者，为温病。若发汗已，身灼热者名风温。”与伤寒做了严格的区别。

（4）温病的治疗：

《素问·至真要大论》：“风淫于内，治以辛凉，佐以苦甘”；“热淫于内，治以咸寒，佐以甘苦”；“热者寒之”“燥者濡之”。指出了温病治疗的基本原则。

《伤寒论》为温病的治疗和方剂的运用和发展奠定了基础。

《伤寒论》指出，温病不可用汗法。“……若发汗已，身灼热者名风温。风温为病，脉阴阳俱浮，自汗出，身重，多眠睡，鼻息必鼾，语言难出。若被下者，小便不利，直视失溲，若被火者，微发黄色，剧则如惊痫，时瘛疭，若火熏之，一逆尚引日，再逆促命期”。则明确指出温病若用辛温药发汗，则伤阴助热，内陷心包，发为昏厥之变。给后世用清法治疗温病做了原则性的指示。

《伤寒论》中很多方剂，如白虎汤、承气汤都为温病所采用，黄芩汤、黄连阿胶汤、炙甘草汤等加减变化，也常运用于温病的治疗。

2. 晋唐时期

这个时期，虽然没有温病学方面的专门著作，但是很多医家注意对温病的研究，并且创立了不少治疗温病的方剂。其主要代表人物有王叔和、巢元方、王焘、孙思邈等。

（1）王叔和（熙）

王叔和将温病分为两种，并明确提出时行之气为病，为后世伏气兼新感之说提供了依据。

温病

①非时行之气引起的。如：“冬令严寒……中而即病者，名曰伤寒，不即病者，寒毒藏于肌肤，至春变为温病，至夏变为暑病”。

②病中更感异气，转为温病者，可成为：风温、温病、温毒。

时行

王氏说：“凡时行者，春时应暖而反大寒，夏时应大热而反大凉，秋时应凉而反大热、冬时应寒而反大温，此非其时而有其气。是以一岁之中，长幼之病，每相似者，此则时行之气也。”并举例说：“从春分以后，至秋分节前，天有暴寒者皆为时行寒疫。”

（2）巢元方

在《诸病源候论》中把温病分为三十四候，对其病因病机均有所论述，并提出了温病有染易性。他说：“伤寒之病，但有人自触寒毒之气生病者，此则不染着他人。”

温病“皆因岁时失和，温凉失节，人感乖戾之气而生病，则病气转相染易，乃至灭门，延及外人”。巢氏之论为后世研究疫病提供了理论根据。

但由于历史条件的限制，巢氏没能把温病与温疫区别开来，认为温病都具有传染性。

（3）王焘

王焘生在孙思邈之后，他的主要贡献是其所著《外台秘要》中创立了很多治疗温病的方剂。从其方剂组成和主治病证论述上可看出他对温病的认识。

①预防方剂：太乙流金散（辟温气烧烟熏）

雄黄　雌黄　矾石　鬼箭羽　羚羊角

从“辟温气”之说，可见王氏认识到温病具有传染性和流行性。

②治疗方剂

芍药汤：治热气胜则肾燥，肾燥则渴引饮也。方为：

芍药、黄连　炙甘草　黄芩　桂心　栝楼

从“热气胜则肾燥，肾燥则渴引饮也”。说明王氏注意到温病伤阴的特点。

黑膏方：治温毒发斑

生地黄　豆豉　猪肤

说明王氏已注意到温病发斑，是热已入血。

（4）孙思邈

著有《备急千金要方》，该书是继《伤寒论》的又一重要方书。其对温病的贡献有二：

其一，组创葳蕤汤，提出了阴虚病解表的治疗原则，在解表方中加入滋阴之品，以滋阴解表，对后世温病治疗有很大启发，其方为：

葳蕤　白薇　麻黄　独活　杏仁　芎䓖　甘草　青木香　石膏

其二，提出了阴阳毒发斑的鉴别，对后世温病发斑的诊断及预后以启示。他指出：

阳毒：面色赤而便脓血（面目斑斑如锦纹，咽喉痛，清便脓血）。

阴毒：面色青而肢冷（发赤斑者，十生一死，发黑斑者，十死一生）。

3. 宋、金、元

这个时期在温病的治疗上有重大突破，特别是刘河间，提出辛凉解表和清热养阴方法，给后世温病治疗学以极大启示。这个时期除刘河间外，还有朱肱、王履，对温病学发展都有一定贡献。

（1）朱肱

著有《活人书》。他主张以季节和热势轻重来区别温病和热病，给后世温病的诊断和用药以启示。

在治疗上，他主张因地、因人、因时治疗，初步打破了墨守经方，循规蹈矩的局面，促进了温病治疗学的发展。他说：

“桂枝汤自西北二方居人，四时用之无不应验，自江淮间，唯冬及春初可行，自春季及夏至以前，桂枝证可加黄芩半两，夏至后桂枝证可加知母一两，石膏二两或升麻半两，若病人素虚寒者，正用古方，不再加减也。”

从《活人书》的记载，可看出当时伤寒和温病的治疗方法不同。

（2）刘河间

刘完素（1110—1200 年）金代河北河间人，著有《素问玄机原病式》《素问病机气宜保命集》《宣明论方》《伤寒直格》等，为金元四大家之一。

他认为伤寒六经传变，皆是热证，提出“六气皆从火化”的观点，治疗应以寒凉为主，为温病的鼻祖，寒凉派的创始人。

在温病的治疗上，突破了辛温解表，先表后里的治疗原则，指出热病初起，不可纯用辛温解表之法，忌投麻桂等辛温大热之剂，否则病不能解，反而速其危殆（误用辛温发汗，则伤阴助热，变证蜂起，发为昏厥之变）。组创双解散、天水散、黄连解毒汤，开以寒凉清热为主治疗温病之先河。所以后世有“伤寒宗仲景，热病崇河间”之说。

附

双解散（《伤寒直格》）

防风　川芎　当归　芍药　薄荷叶　大黄　麻黄　连翘　芒硝　石膏　桔梗　滑石　白术　山栀　荆芥　甘草　黄芩　葱白　豉　生姜

（3）王履

字安道（1332—1391 年），著有《医经溯洄集》。他主张把温病与伤寒从名称、发病机制、治法等方面截然分开。他说：“夫世以温病混称伤寒……以用温热之药若此者，因名乱实而戕人之生，其名可不正乎。”主张温病不应乱称为伤寒。

温病的发病机制是从内达外，治以宣清里热为主，解表兼之。他说：“温病若无重感，表证虽兼见，而里病为多，故少有不渴者；斯时也，治当清里热为主，而解表兼之，亦有治里而表自解者。……其热自内达外矣。”

他认为温病之表证，是郁热不得泄越之故，不同于伤寒自表入里。他说："温病热病，亦有先见表证而后传里者。盖怫热自内达外，热郁腠理不得外泄，遂复还里而成可攻之证，非如伤寒从表而始也。"

4. 明、清

明清以来，温疫流行，"始发之时，时医误以伤寒法治之，未尝见其不殆也，或病家误听七日当自愈，不尔，十四日必瘳，因而失治。有不及期而死者，或妄用峻剂……迁延致死，比比皆是"（吴又可《温疫论》）这引起了无数医家的注意。经过反复的医疗实践，认识日益深化，理论亦日趋完善，治法方剂不断充实和丰富，于是温病学从伤寒中独立出来，成为一个完整的理论体系。

明清以来，对温病学发展有突出贡献的有叶天士、吴鞠通、王孟英，其次是汪石山、吴又可、喻嘉言、薛生白、杨栗山、余师愚、雷少逸等。

（1）汪石山

汪机（1463—1539 年），字省之，明代安徽祁门人，世居祁门之石山，故人称之为汪石山。汪氏根据王叔和时行和异气之说，明确提出新感温病学说。他说："有不因冬月伤寒而病温者此特春温之气，可名春温、如冬之伤寒，秋之伤湿、夏之中暑相同，此新感之温病也。"汪氏这一观点的提出，对温病学术的完整性，有很大贡献。

（2）吴又可

吴有性，字又可，明末江苏震泽人。崇祯辛巳（1641）年山东、河南、河北、浙江等省疫病流行，诸医以伤寒之法治之不效，吴氏推究病情，悟出疫病的病因非风非寒、非暑非湿，而是感天地间的一种"异气"为患。

他根据自己的临床经验，著《温疫论》，该书为我国医学史上第一部温病学的专著。他认为：

①温疫发病的原因是六气以外的一种戾气。

②感染途径：受自口鼻，邪伏膜原。他说："疫者，感天地之戾气，在岁运有多少，在方隅有轻重，在四时有盛衰，此气之来，无老少强弱，触之者即病，邪自口鼻而入，则其所客，内不在脏腑，外不在经络，舍于伏膂之内去表不远。附近于胃，乃表里之分界，是为半表半里，即《素问·疟论》中所谓横连膜原者也。"

③症状："温疫初起，先憎寒而后发热，嗣后但热而不憎寒也"。初得之二三日，其脉不浮不沉而数，昼夜发热，日晡益甚，头痛身痛，"感之轻者舌上白苔亦薄、热亦不甚，而无数脉……感之重者，舌上苔如积粉，满布无隙"。

④温疫与伤寒比较：

伤寒—邪→由毛窍入＜邪在经、以经相传＞先发表｛汗解在前、投药即汗

温疫—邪→由口鼻入＜邪盛于内、内溢于经、经不自传＞初以疏利为主｛汗解在后、俟内溃汗出

共同点：二者只要邪气入胃，都有可攻下之证。如：

《伤寒论·阳明篇》："阳明居中，土也，万物所归，无所复传。"

吴又可："伤寒时疫，皆能传胃，至是同归于一，故用承气汤辈导邪而去。"

⑤治法：分邪在膜原和已离膜原。

邪在膜原，达原饮。方为：

槟榔二钱　厚朴一钱　草果仁五分　知母一钱　芍药一钱　黄芩一钱　甘草五分

治温疫初起，热浮越于经诸证。

邪离膜原：

舌根渐黄至中央，脉洪数，大汗、口渴者：白虎汤。

舌上纯黄，兼有里证者：承气汤。

（3）喻嘉言

喻氏对温病学的贡献主要有二：其一，认为温病易伤其阴。他说："凡伤寒种种危候，温病皆得有之，亦以正虚邪甚，不能胜甚任矣。至于热证尤为十之八九，缘真阴为热邪久耗，无以制亢阳而燎原不息也。"此对后世温病治疗须"刻刻顾其津液"有很大启发。

二是对燥气的论述，补充了《黄帝内经》秋伤于燥的缺文，并首创清燥救肺汤，为后世研究燥气为病奠定了理论基础。

（4）叶天士

叶桂，字天士，号香岩，江苏吴县人，是温病学派的代表人物。生于康熙乾隆年间（约1666—1745年），祖父两代俱业医。父死后，从其父之门人朱某习医业，一生勤学好问，闻人于医道有所擅长，辄事师之，于是在十年间先后从十七师。毕生忙于诊务，绝少著述。所著《温热论》二十则，乃先生游于洞庭山，其门人顾景文随之舟中，以当时所语，信笔录记，后经唐大烈润色而成。

叶天士对温病学说的形成与发展有极大贡献，可归纳为以下几点：

①指出了温病的发生、发展和传变规律，补充了前人之不足。叶氏提出"温邪上受，首先犯肺，逆传心包"，则说明了新感温病的发生、发展规律和

传变。古人对阳明里实证之谵语，论述甚为详尽，但对邪陷心包之神昏谵语却未曾提到，叶氏“逆传心包”之论，不论在温病的理论和临床上都具有极大的价值。

②创立了卫气营血辨证，作为温病的辨证纲领，使温病学理论化和系统化。

卫气营血，不仅标明了邪的深浅层次，而且可以概括温病证型、确定传变，是辨证论治的根据，对温病的临床有重要指导意义，深刻地揭示了温病辨证论治的规律。叶氏说：“太凡看法，卫之后方言气，营之后方言血。在卫汗之可也；到气才能清气；入营犹可透热转气……入血就恐耗血动血，直须凉血散血。”成为从事温病理论和临床研究必须遵循的原则。

③叶氏总结了自己丰富的临床经验，提出了辨舌、验齿、辨斑疹、白㾦，充实了温病学的学术内容。为临床诊断提供了重要依据。

如对辨舌，《黄帝内经》论述极少，而《伤寒论》也仅有很少几条，如：

130 条：“舌上苔滑者，不可攻也”。

129 条：“舌上白苔滑者难治”。

叶氏关于舌质、舌齿都有极详尽的论述。就舌质而论，分红、绛、紫等。苔除颜色外，还有厚薄之分。

验齿：古人未曾论及，叶氏对验齿的论述精当入微。

辨舌验齿，可确切地推断病机的深浅层次、温邪的轻重、津液的存亡及预后，在温病的临床诊断和治疗上都具有重大意义。

斑疹的出现，为温病生死之候，白㾦可用以推断病机变化和气阴损伤程度。

上四者，叶氏均有独到之见，大大充实了温病学的内容。

④奠定了温病立法用方基础。叶氏选方用药清空灵活，师古人之意而变其制，遵古而不泥古。其平生经验收集于《临证指南医案》中。吴鞠通根据叶氏的临床经验和用药规律组创清营汤、清宫汤等方，在温病临床上一直有较满意的疗效。所以徐灵胎在叶氏《三时伏气外感篇》后评论说：“不仅名家，可谓大家矣，敬服敬服。”

（5）薛生白

薛雪，字生白，号一瓢，江苏吴县人。平生所著诗文甚富，医与叶天士齐名，但曾两征鸿博不就。其曾孙东来出《日讲杂记》八则，并述其先世事迹，谓生白不屑以医见，故无成书，年九十而殁。所著《湿热病篇》原为《湿热条辨》，凡三十五条，有传为陈平伯所作，其确否亦不可考。章虚谷说：“仲景论伏气温病而不及外感，叶氏之论，足以补仲景之残缺，启示后学以津梁，至暑邪由火湿化合，客于膜原，叶氏亦未论及，薛氏《湿热病篇》，补充上述之不足。”

薛氏认为，湿热病是感受湿热邪气致病，热得湿则郁遏不宣。并指出湿热犯人，又因脾胃先伤，所谓“太阴内伤，湿饮停聚，客邪再致内外相引，故病湿热”。对湿温病的证治，条分缕析，极为详尽，并列举湿热病的提纲。他说：“湿热证，始恶寒，后但热不寒，汗出胸痞，舌白，口渴不引饮。”湿为阴邪，遏伤阳气，阳气为湿邪阴滞，所以恶寒、周身沉重胸闷。湿邪郁久化热，则但热不寒，热盛则汗出湿邪内盛，浊气上蒸，则舌白，湿邪内阻，气化不利，津不上承，故口渴不引饮。

由上可看出薛氏对温病学的贡献。

（6）吴鞠通

吴瑭，字鞠通，江苏淮阴人，生于清乾隆嘉庆年间（1736—1820 年）。由于他经历了多次温热病的流行，便专志于温病研究，对《素问·热论》诸篇、《伤寒论》《温疫论》等都下了很大功夫。他认为《素问·热论》所载是温病学的基础。他说：“若能真识得伤寒，断不致疑麻桂之法不可用；若真能识得温病，断不致以辛温治伤寒之法治温病。”

他认为吴又可《温疫论》“议论宏阔、虽发前人所未发”，但其“卸却伤寒，单论温病，而立论不精，立法不纯”。

唯认为叶天士“持论和平，立法精细”，并对叶天士《临证指南医案》进行深入研究，反复揣摩，分析其处方用药规律，结合自己临床经验，写成《温病条辨》六卷。

①该书是以三焦为纲，病名为目的温病辨证论治专书，书中简明扼要地说明温病的传变规律。他说：“温病从口鼻而入，鼻气通于肺，口气通于胃，肺病逆传则为心包，上焦病不治则传中焦，脾与胃也，中焦病不治则传下焦，肝与肾也，始上焦而终下焦。”

②确立了清热养阴法。治疗温热病，辛温诸法断不可用，即使用辛凉甘寒诸法，亦须注意其深浅轻重。辛多散过用则泄而不能收；凉多苦，过用则燥而津涸；甘之过甚则壅遏而恋邪；寒之过甚，则气机涩而不流。吴氏考虑了上述情况，具体提出了清络、清营、育阴等治法。

清络　暑温余邪，深留于络，辛凉芳香诸药组成清络饮方，芳香轻清，以化湿浊。

清营　热入营分，营热阴伤，气机不畅，咸寒苦甘，清营养阴，轻清透泄，使已入营之热透出气分而解。

养阴　育阴之法，如三甲、加减复脉，急以救阴。

③提出了三焦病的治疗原则："治上焦如羽，非轻不举"；"治中焦如衡，非平不安"；"治下焦如权，非重不沉"。

《温病条辨》，使温病学的理论更加完整和系统，使学习者有规可循，故其刊行后，便有人评之曰："大江南北，三时感冒取则有凭焉！"

但其不足之处，其一，太阴温病初起用桂枝汤，实则混淆了温病与伤寒的界限，温病初起，用辛温发汗，伤阴助热，变证蜂起，常发为昏厥之变。其二，《温病条辨》把卫气营血辨证与三焦辨证互相穿插，交混错杂，使初学者不得要领，难以掌握。

（7）杨璿（璇 xuán）

杨璿，字玉衡，又名栗山，四川成都人，生于1705年（在吴鞠通之前），对温病及伤寒都进行过深入的研究，著有《伤寒温疫条辨》一书，详细论述了伤寒与温病的区别，指出温病是"杂气由口鼻入三焦，怫郁内炽"。认为治疗温病"若用辛温解表，是抱薪投火，轻者必重，重者必死，惟用辛凉苦寒，如升降、双解之剂，以开导其里热，里热除而表证自解"。

治疗温病其创立了以升降散为主的十五方，其中"轻则清之"八方，"重则泄之"六方，均以升降散为主，加减变化而成。

升降散方：

白僵蚕　蝉蜕　姜黄　大黄

其加减变化，对治疗温病，有较高的实用价值。

（8）王世雄

王世雄，字孟英，晚号梦隐，清钱塘人，生活于1808—1890年间。一生经历了温热、霍乱疫疠诸病流行，对之进行了深入研究，宗叶、薛诸家之学，著有《温热经纬》。

①《温热经纬》一书，以《黄帝内经》《伤寒论》《金匮要略》中有关温病的论述为经，以叶天士、薛生白、陈平伯、余师愚诸家的温病学著作为纬，并加以后世温病学家的注释和自己的按语，是温病学的优秀文献汇编。

②在叶天士外感温热病由卫传血的理论基础上，进一步指出伏气温病由血及气的病机和症状。但王氏守成较多，创见较少。

（9）清代其他温病学家及著作

清代除以上介绍的叶、吴、王等温病学家外，较突出的还有陈平伯，著有《外感温病篇》；余霖（师愚），著有《疫疹一得》；雷丰（少逸），著有《时病论》等。都从理论和实践上对温病学理论进行了论述。具有较高的临床价值。

5. 中华人民共和国成立后温病学的进一步提高和发展

中华人民共和国成立后，在党的中医政策的光辉照耀下，中医学得到了新生，温病学也获得了蓬勃的发展、展现了崭新的面貌。随着中西医结合的开展，温病学广泛地应用于防治流行性脑脊髓膜炎（流脑）、流行性乙型脑炎（乙脑）、麻疹、肺炎、白喉、菌痢、肠伤寒、钩端螺旋体病、流行性出血热、败血症等多种急性传染病和急性感染性疾病，而且显示了巨大的威力。

通过不断总结临床经验和探索，温病学的临床和理论水平都获得了进一步的提高和发展。例如：

（1）治疗流行性乙型脑炎

1954、1955 年，石家庄地区在温病学理论指导下，运用温病辨证和治疗方法，治疗乙脑取得了很大的成功。1954 年收治 34 例，无一例死亡。1955 年收治 37 例，治愈 34 例，治愈率为 91.9%。这在西医尚无特效药物和方法的情况下，是一个了不起的成功。当时西医认为，在临床上，对流行性乙型脑炎的治疗，尚无特效药物，虽曾先后使用各种磺胺制剂、青霉素、链霉素、金霉素、氯霉素及对氨基安息香酸等，均无见效，因之死亡率很大，据历史载，1929 年日本发生乙脑流行，其死亡率为 59.93%。

石家庄的经验是按温病中“暑温、伏暑”等治法进行辨证论治。在治法上确定了“辛凉为主，清热解毒”的基本方针。并根据病人的体质、病情、季节、气候、生活环境和外部条件，将其分为“初期、重症期、转轻期”，分别进行辨证治疗。

初期，症轻、可见发热微恶风寒，或不恶寒，头晕头痛、口渴、烦躁、呕逆、嗜睡，或腹痛、四肢痛、脉滑数，舌红苔白者，治以“辛凉透邪，佐以芳化”。因暑多夹湿，所以辛凉必须加芳香化浊之品。暑温热炽阳明时，白虎汤即当早投。但初期透邪法中，生地、元参等寒凝之品应尽量避免。即叶氏所谓：“清气热不可寒滞，反使邪不外出而内闭，则病重矣。”

重症期，头痛剧烈、发热、有汗或无汗、呕逆、口渴或不渴、初见抽搐、昏迷、谵语、舌赤脉数。治则辛凉透邪、芳香开窍，镇肝息风。以白虎汤为主，佐以安宫牛黄丸，局方至宝丹，紫雪丹等。

转轻期，病初转，高热初退，体温在 38℃左右、抽搐已止，神志渐清，治宜清热养阴。余邪未清者，祛邪之中加生地、麦冬、石斛、元参等。

整个治疗过程中，体现了“首用辛凉、继用甘寒”之法，以透邪、清热、养阴，使温病学的治疗水平大大提高了。

（2）重庆地区温病研究的新进展

四川省中医温病卫气营血理论研究协作组对卫气营血进行了理论上、临床上的研究，取得了一定的成绩。比如：在理论上提出了温病应分为两大类：温热类温病；湿热类温病。卫气阶段是脏腑功能的损害，营血阶段是脏腑实质性损害。在临床上用卫气营血辨证治疗“乙脑”53例，中西医结合治愈率为88%，西医治愈率为82.14%；死亡率中西医治疗组为4%，西医治疗组为7.14%。另外还对大叶性肺炎、败血症、肝炎、感染性休克、急性出血性坏死性肠炎等病进行了研究，也取得了可喜的成绩。

（谢　路）

第二章 温病的概念

我们在第一章绪论中已经讲过温病学是专门研究温病的发生发展规律及其辨证施治的一门学科。那么，温病是什么性质的一种疾病呢？这就是这一章所讨论的内容。本章主要明确一下温病的含义，温病的特点，温病所包括的范围，温病的分类以及温病与伤寒，温病与温疫的关系。通过这几个问题的介绍，使大家对温病有一个比较明确而完整的认识。在这一章里，应该重点掌握温病的特点，温病与伤寒的关系。

一、温病的定义

什么是温病？

温病是由温热病邪所引起的，以热象偏重而化燥伤阴为特征的一类急性外感热病的总称。

这个定义给我们提示了以下几个问题：

1. 指出了温病的病因，是外感温热邪气。所谓温热邪气是指具有温热性质的一类邪气。如风热邪气，暑热邪气，湿热邪气，燥热邪气等，也就是外感四时各种温热邪气。

2. 指出了温病的临床特征，热象偏重，易化燥伤阴。凡是温病就必须有发热，此为必见症。但不是说所有的发热疾病都属于温病，比如说，伤寒也有发热，初起时可以热势很高，但它属于风寒性质的外感热病。温病是在发热过程中具有热象偏重，易于化燥伤阴的特征。

所谓热象偏重，就是发热比较明显，它除了发热比较重外，还包括其他一些征象，如口渴，尿黄赤，舌红少津，脉数等，所以热象偏重是一组热的征象而不是一个症状。

所谓化燥伤阴，是指在疾病发展过程中容易出现化燥伤阴的倾向，由于热邪亢盛，容易损伤人体的津液而出现燥热征象，因此在疾病发展过程中易见到津液不足的症状，如口渴、舌干、皮肤干燥、大便秘结等。这也是温病的一个重要特点。

此外，在发病上，具有较明显的季节性，也就是说不同温病的发生各有特定的季节。

3. 指出了温病的性质和大概范围。温病从性质上讲属于急性外感热病的范围。因为它是感受外界邪气所引起的疾病。温病的范围，指出它是一类疾病而不是一种病，所以它是多种外感热病的总称。这一类急性外感热病包括很多种。正如吴鞠通所云："温病者，有风温、有温热、有温疫、有温毒、有暑温、有湿温、有秋燥、有冬温、有温疟。"

上述三点，即温病的病因，临床特征和性质，实际上也就是各种温病的共同点，临床上凡具有这些特点的就可称为温病。

二、温病的特点

在定义部分，我们已经概括地介绍了温病的特点，但还是比较原则的概括的，下面专门做一全面而具体的介绍。

温病之所以有别于其他疾病而成为一个独立的类型，就在于它具有与其他疾病不同的一些特点，这些特点概括起来有以下五个方面：

1. 病因是外感温热邪气

温病既不同于风寒外感，更有别于内伤杂病，其根本的原因就在于它具有特殊的致病因素，这个特殊的致病因素是什么呢？概括起来就是外感温热邪气，从这个概念中可以明确两个问题，一是与伤寒的病因划清了界线，伤寒是外感风寒，温病是外感温热。二是与内伤杂病也划清了界线。内伤杂病多因情志变化而引起，脏腑功能失调而发病。这两点体现了温病的特殊性。

那么，我们所说的温热病邪具体指什么内容呢？在定义中我们已经介绍了温热病邪不是指一种邪气，而是指一类具有温热性质的邪气。现在我们介绍两种病因学说，一是六淫学说，一是"疠气"学说。

对于这个问题看法历来也不一致，首先介绍一下传统认识。

(1) 六淫为病（包括伏寒化温）

古代医家对温邪致病的认识，大多根据"外感不外六淫"的病因学说，中医学病因学说，外感病的致病因素，主要是感受四时六淫之邪，即所谓"外感不外六淫，民病当分四气"，六淫为病，"随四时温凉寒热变化为病"。"外感虚风贼邪随时气而成温病"（章虚谷），六淫致病可以从热而化，也可从寒而化。从热而化的即属温热病邪，是温病的致病因素，如湿邪蕴热而成湿温等，即六淫之邪从热而化侵犯人体所致。六淫学说。按照中医学的观点是根据其临床特点"审证求因"而推导概括出来的。

从现代的医学观点看，六淫学说，实际上是一种气候病因学说，这种病因学说，是一定历史条件下的产物。由于历史条件的限制，因此对一些季节性传染病的病因认识，只能根据临床现象的观察来进行推理判断，从而对病因做出朴素的认识。这种病因解释为什么要联系主气呢？大家知道，温病的发生具有明显的季节性，自然界气候的变化对温病的发生有直接的影响，根据这两个方面的观察，得出了“外感不外六淫”的结论，这是一种对病因的认识。

(2)“疠气”致病学说

“疠气”是六淫之外的一种特有的致病物质。“疠气”学说，首创于吴又可，他也是根据临床观察而推断出来的结论。吴氏正处在崇祯末年温疫流行时期，他根据“触者即病”的特点，大胆提出温疫病的病因非一般风寒暑湿六淫所感，而是“天地间别有一种异气”（一名疫气）感受所导致的。这就突破了“百病皆生于六气”的观点，虽然在当时的历史条件下，吴又可还不能认识生物病原，但在显微镜诞生之前，提出这种观点，确是一个重大创见。以上是传统的两种认识。

那么今天如何认识呢？现在随着病原生物学的发展，我们可以明确地说，温病范围所属的疾病，绝大部分是由于致病性微生物的感染所引起的，而且四时的气候变化，仅是温病的诱发条件（即影响致病微生物感染机体，但不是致病主因）。

如果按照今天的认识来论述温病的病因，那就势必要否定“六淫”学说，至少说要降低它的意义。如果这样就会产生一系列问题，首先会使中医辨证施治的体系产生混乱。因为六淫学说产生后，在实践中已逐步成为指导临床辨证施治的理论依据之一，如果废弃六淫，即在辨证的施治上，特别在立法用药上就会失去依据。尽管近年来创造了不少辨病治疗的有效方药，但还不能完全代替六淫的辨证用药。所以今天，我们应该这样理解，六淫学说的意义，已不只限于说明温病的发病原因，而更重要的是在于指导临床辨证分类，立法用药。“审证求因，审因论治”。如果把六淫作为温病主因看待，那就应该把它看成是包括了致病的微生物在内，不能单纯理解为气候变化。

2. 有传染性、流行性

温病大多具有不同程度的传染性，可以通过口鼻等多种途径在人群中传播。传染性和流行性是温病区别于其他病的特点之一。

所谓传染性，就是指温病发生后，可以在人群中互相感染。对于疾病的传染，古代早就有认识，如《黄帝内经》说：“五疫之至，皆相染易。无问大小，症状相似。”巢元方指出：“人感乖戾之气而生病，则病气转相染易，乃至灭门，延及外人。”乖戾之气，即“时行之气”，非其时而有其气。（乖：猛烈也。戾：少见也。）

吴又可在《温疫论》中指出："邪之所着，有天受，有传染。"所谓"天受"是指空气传播（"口鼻之气通乎天气"）。所谓"传染"是指接触感染。以上这些论述指传染性强的一类温病，并非所有的温病都如此。

温病的传染程度是不一样的。从温病的范围讲：

包括了多种急性传染病——传染性强烈。
包括了一些感染性疾病——传染性小。
包括了少数非感染性疾病——不传染。

因此，对于温病传染性问题的认识，只能说大部分温病具有传染性，但不能说温病就是传染病。温疫传染性强烈，相当于现代医学的一些急性传染病。某些感染性疾病，如肺炎、败血症不要求严格隔离，现在都放在普通内科处理。另外，还有些急性热病如中暑、夏季热等病并没有传染性，也放在温病中。因此，温病的传染性强弱差异很大。对于传染性的大小、有无，古人早已有明确认识。如清代陆九芝根据热病的传染与否分为两类：传染性强的称为温疫，"病起仓卒，一发莫制，众人传染"。传染性小的或不传染的称为温病，"病只一身，则同室伺疾之人亦不传染"。

关于温病的传染途径，中医认为有两种方式。吴又可说："邪之所着，有天受，有传染。"所谓"天受"是指空气传播，正如他自己所解释："口鼻之气，通乎天气。"口鼻与自然界大气息息相通，病邪从口鼻侵入人体而发病，这同现代讲的呼吸道传染基本一致。所谓"传染"是指接触感染，同现代讲的消化道传染，皮肤感染相近似。在当时的条件下，吴又可提出温病的传染途径如此科学，是很可贵的。

温病传染性的大小，主要取决于正邪两个方面：

正——抗病力（正气旺盛，不易招致感染）

邪——致病力（六淫致病传染性小，疠气致病传染性强烈）

吴又可说："若其年气来之疫，不论强弱，正气稍衰者触之即病。"可见传染性的大小与邪的特殊性质和机体的感受性密切相关。

所谓流行性，是指温病发生后在人群中连续传播的过程。温病大多数在一定条件下，具有不同程度的传染性，可以在人群中广泛蔓延，形成多数人发病。古人把温病的流行情况称为"天行"。"天行之病，大则流毒天下，次则一方，次则一乡，次则偏着一家。"由此可以看出，温病的流行程度是不一致的。流行病学把流行程度分为大流行、小流行和散发、暴发等几种。

引起流行的因素是多方面的，但主要可以归结为两点：一是由于气候的异常变化；一是由于兵荒饥馑。

所谓气候异常变化，主要是指"非其时而有其气"的气候条件下造成温病的流行。王叔和说："非其时而有其气，是以一岁之中，长幼之病每相似者，此则时行之气也。"另外自然气候的久旱久涝，这些自然条件的异常都可以使病邪猖獗，造成温病的流行。

所谓兵荒饥馑，兵荒之年，社会动荡，生活贫困，故易致疫病流行。古人所谓"大兵之后，必有大疫"，频繁的战争，或者天灾之年，人员流动大，人们由于饥饿，造成营养不良，人体抗病力低，容易造成瘟疫流行，这在新中国成立前是非常常见的，曹植在《说疫气》中说："建安二十二年，疠气流行，家家有僵尸之痛，室室有号泣之哀；或阖门而殪（殪：死也），或复族而丧。"寥寥数语反映了当时战乱频仍，疫疠流行，使人民大量遭受死亡的惨状。

据《明史》记载，永乐六年至崇祯十六年，共发生大的瘟疫流行十九次之多，人民死亡不可胜计。《吴江县志》记载："一巷百余家，无一家仅免。一门数十口，无一口仅存者。"可见流行情况是十分严重的。

另外造成温疫流行与科学文化、卫生条件等也有一定关系。在旧社会，社会制度腐败，科学文化落后，医学水平也较低，卫生条件差等社会因素也是造成温疫流行的一个重要因素。

新中国成立后，党和政府十分关心人民的健康事业，建立了各级卫生保健制度，实行了各种预防措施，使温疫发病得到及时控制，避免温疫蔓延造成大流行，充分体现了社会主义制度的优越性。如唐山地震后并未发生大的疫情。

3. 有季节性、地域性

温病的发生和流行有着明显的季节性。不同的季节发生不同的温病，故有四时温病之分。

所谓季节性，就是指各种温病发生有着特定的季节，如风温多见于冬春；湿温多见于夏秋；温病的发生之所以表现出明确的季节性，主要是由于一年四时气候变化不同所决定的，即中医学的"四时主气"学说。因为气候的变化可以对自然界存在的致病因素产生影响，对机体的感受和反应能力也产生影响。

（1）影响病因：如春季多风而产生风热病邪，感受风热病邪而致风温；夏秋气候炎热，湿热蒸腾，易致湿热病邪。侵犯人体多病湿温。

（2）影响机体：自然环境的改变，还可以对人体的抵抗能力发生影响，应该看到气候变化对人体生理上的影响是发病的内在条件，中医特别强调人与自然的关系。《黄帝内经》说："五脏十二节，皆通乎天气。四气更伤五脏。"说明人与自然界是息息相通的，气候的变化必然要影响人体的生理功能。例如，夏秋之季，暑湿当令，暑湿气盛，人体常表现出脾胃功能呆滞，容易造成内湿停聚的现象，在这种情况下，时令暑湿之邪极易侵犯中焦而致内外合邪，形成湿热病变。正如薛生白所云：“太阴内伤，湿饮停聚，客邪再至，内外相引，故病湿热。”（现代认识：夏季胃酸分泌减少，消化功能低下，所以易患消化道传染病。）

又如冬季气候寒冷，易使人体卫阳被郁，而使卫外功能降低，易致外邪侵袭，造成伤寒证。

总之，四时气候的变化，既可以产生病邪，又可以引起机体反应性的改变。因此，不同温病的发生有其特定的季节。

所谓地域性，是指某些温病的发生有一定的地域性，或者某些地区容易发生某种疾病。这主要与各个不同地区的地理条件和自然气候有密切关系。例如，我国江南一带，气候炎热而又潮湿，所以发湿热病较多，正如叶天士云：“吾吴湿邪害人最广”，相对来说，南方温病发生的较多。急性血吸虫病也属于温病，只有在南方某些地区才有。北方气候干燥而寒凉，温病的发病率相对少些，伤寒较多。另外与某些地区的生产活动也有一定关系。如在内蒙古草原主要以畜牧业为主，布鲁氏菌病就较多，论治也多从温病考虑。

古人早就认识到温病的发生有一定的地方性，指出“岭南多瘴疟”，“长江多湿邪为病。”“岭南”：相当于两广、云贵一带。“瘴疟”相当于现代的恶性疟疾，古人责之为山岚瘴气，现代医学考察证实，恶性疟多发生于南方。

4. 发展变化有一定的规律性

温病发生发展过程中的规律性，主要表现在两个方面：

一是发病过程的规律性，二是病理变化的规律性。

（1）发病过程——由表入里，由浅入深，由轻到重，由实致虚。这是一般温病的发展过程。即按卫气营血（温热病）或上、中、下三焦（湿热病）的规律传变。无论是按哪种方式传变，都贯穿了由表入里，由浅入深，由轻到重，由实致虚的这样一个发病过程。

就卫气营血传变来说，病由卫到气就是一个由表入里的过程，由卫到气，后入营入血，病发于气分的，亦可内传营分，血分；病发于营分的可深入血分，或传出气分。病变逐步由浅入深发展，病变在卫气阶段多属实证，到营血阶段，多属虚证，或虚中夹实证。

三焦传变亦是如此。病在初期，多以上焦肺卫为主，而后顺传中焦阳明或逆传心包，病至后期，深入下焦，多伤肝肾之阴，是温病发展变化的一般规律，标志着病情不断深入发展，上、中焦多属实证，下焦肝肾证多属虚证。

上面讲的仅是一般传变规律，也有的温病初起即见里热证，或见表里同病，也有的发病后由卫分不经气分直接传入营分，或者由上焦直接陷入心包，古人称此为“逆传”，虽然这两种情况由表入里不太明显，但总的趋势都是由浅入深，由实转虚这样一个发病过程。

（2）病理变化的规律性

病理变化{卫气营血、三焦脏腑}{功能失调，脏腑损害}

温病发展过程中规律性，表现在病理方面主要为人体卫气营血和相关的脏腑功能失调和实质损害。根据现代的观察，一般地说，邪在卫、气阶段（肺、胃）主要是邪气盛，正气不衰，正邪斗争，多表现为功能失调；病变在营血分阶段（肝、肾）主要是内脏心、肝、肾及所属营血损伤。

现代病理学观察认为，病在卫气阶段，主要表现为功能障碍，实质脏器显示混浊肿胀及功能紊乱；病在营血阶段，主要是物质的损伤，表现为多种重要脏器如中枢神经系统、心、肝、肾等实质脏器严重损伤。

关于温病发生发展变化的规律在辨证章还要详细讨论，在这里只简单介绍一下。

5. 临床表现有其特殊性

温病的临床表现，与其他疾病相比较，有其独特之处。这种特殊的表现是由温病的性质所决定的，可概括为如下几个方面：

（1）发病急、传变快、变化多：这种特殊表现是由邪气的性质所决定的。所谓发病急，是指起病急骤，古人称为“暴感时邪”，也有的记载“起病仓卒”，都是形容发病急。不但发病急，而且传变迅速，变化多端。吴又可又在《温疫论》中记载了早上舌苔是白色，到了中午，舌苔就变成了黄色，到了晚上就变成了黑色，故称为“一日三变”，柳宝诒形容温病变化多为“抽蕉剥茧，层出不穷”。古人这些描述并不夸张，临床上见到的一些急性传染病的确如此。如中毒性痢疾，常以突然高烧起病，很快进入休克状态，如抢救不及时，可能在短期内死亡。温病起病是急剧的，发展是迅速的，同内伤杂病是不同的，内伤杂病一般都是慢性演变过程，几个月，甚至几年的变化都不大，如老年性慢性支气管炎，几十年都是如此。温病则不同，所以应当早期诊断，早期治疗，以免造成不可挽回的后果。

（2）热象偏重：发热是温病的必见症状，换句话说，没有发热就不能称为温热病。热象偏重是温热病最显著的临床特点，所谓热象偏重，就不单指一个发热症状，而是一组热的征象，如发热、心烦、尿赤、苔黄、脉数等，例如大叶性肺炎患者，起病时，就表现为高热寒战，继而出现壮热不恶寒、烦躁、面赤、脉洪数等一派表里俱热的征象。

(3) 易化燥伤阴：易化燥伤阴也是温病的特点之一，这是由热邪气的性质所决定的，温为阳邪，易伤阴液，因此，温病患者总要见津液不足的现象，如口渴、舌干、皮肤干燥、大便秘结等。但温病在不同阶段，阴伤的程度也不相同，一般说来，温邪在表，伤津较轻，仅有口微渴；里证伤阴则重，特别是气分阶段，里热蒸腾，汗液大量外泄，胃阴大伤，病人常出现大渴饮冷的表现。温热病后期常出现肝肾阴伤的症状，而见低热、齿燥、虚风内动等症，温病在各个阶段都有津液的损伤。因此，保护津液就有重要意义。古人所谓“存得一分津液，便有一分生机”。因此，治疗温病要时刻注意津液的盛衰。

(4) 病程中易出现斑疹、出血、神昏、痉厥：温病过程中每易出现斑疹、出血、神昏和痉厥等症，也是由于温热邪气的性质所决定的。温热邪气易入营血，造成迫血妄行，血溢于肌肤可为斑疹；血离脉道，可出现各部位的出血证。这在某些感染性和传染性疾病中是常见的。如流行性出血热、钩端螺旋体病、流行性脑脊髓膜炎（流脑）、麻疹、败血症等常见；如人体心气、心阴不足，感邪又重，热邪易陷心包，闭阻心窍，出现神昏谵语症状。热邪极盛，热极生风，引动肝风，而出现痉厥、抽搐动风之症，温热病后期，因亡阴失水而见虚风内动之证。这些在“流脑”“乙脑”中也是常见症状。

三、温病的范围和分类

（一）温病的范围

温病属急性外感热病。在外感病中除外感风寒性质的急性热病外，皆属于温病的范围。

在定义中，我们已经谈到温病是一类疾病。这一类疾病就包括了教材中论述的风温、春温、暑温、湿温、秋燥、伏暑、冬温、温毒、温疫等。这一类疾病的范围是如何确定的呢？主要是根据温病特点确定的。外感病共分为两大类：

外感病 { 风寒性质（病因）——伤寒病。
温热性质（病因）——温病。

所以，温病的范围就可以这样概括，除了外感风寒性质的外感热病，均属温病。

结合现代医学和临床观察，温病的范围可归纳为三类：

(1) 多种急性传染病：具有温病特点的一些急性传染病如麻疹、猩红热、乙型脑炎等。但有一些传染病不一定要按温病治疗，因为不具备温热性质，如麻风、肺结核等。这种病一般地说具有发病急、传变快、变化多、发热、易化燥伤阴的临床特点，病程中符合温病的发展规律。

（2）某些感染性疾病：在临床上感染性疾病范围很广，只有那些具有发热现象，病程中符合温病发展规律的，如肺炎、败血症等才属于温病范围。寄生虫病也属于感染性疾病，但其不具有温病的特点，所以不属于温病。

（3）少数非感染性急性热病：少数急性热病，如中暑，夏季热，它既非传染，也非感染，但因其发生在夏季、发病有季节性，临床具有温病的特点，所以也归于温病的范围。

由此可见，温病并不完全等同于传染病，它的范围比传染病更广，它包括了上述三个方面中的一些急性外感热病。

（二）温病的分类

前面已经讲过，温病不是一种病，而是包括了一类疾病。这一类疾病除具有一些共同的特点外，由于四时气候不同，致病因素有别，人体的体质各异，各种类型的温病各有其特点，为了区别其类型，有效地进行辨证论治，于是便产生了温病的分类和病名。

1. 四时病名分类

本教材所论述的温病有风温、春温、暑温、湿温、秋燥、伏暑、冬温、温毒（另外还有温疟、温疫）这些病的定名主要是根据发病季节、四时主气或病候特点所确立的。其中有根据季节定名的如：春温、暑温、冬温；有以四时主气特点命名的如：风温、暑温、湿温；有以季节和主气结合命名的，如：秋燥；有以发病特点命名的，如温疟、温毒、温疫；也有以发病特点，如邪气潜伏于体内，伏而后发而命名的，如：伏暑。

这种分类方法的依据如下：

（1）理论上是根据四时主气学说：四时主气学说的基本精神是一年四季气候不同，主气各异。因此，四时温病的发病原因就有不同，从而发病特点也就不同。

（2）实践上是以四时温病的发病特点为依据，以临床特点为基础的。由于四季气候不同主气各异，所以四时温病的初起临床表现也各有特点，如风温初起以肺卫表证为主，暑温初起即见里热证。从而就有不同类型的划分。

这种分类方法的意义主要是体现了温病的季节性特点，它的临床意义可按季节审因论治。但从现代临床实践来看，还存在着一定的缺陷，主要是比较笼统概括，因为它只是把发生在同一季节，初起临床表现相同或近似的疾病归属在一起，用同一病名进行概括。如风温，实际上包括了现代医学的多种病证，如流脑、流感、肺炎等有些证型。这样就不能体现每个病的特异性，不利于掌握每一个病的发展规律，而在一定程度上影响治疗。这种分类法实际上不是一个疾病，而是包括了多种疾病的一个概括名称。

2. 按病邪性质分类

这种分类方法是将四时温病，按其病因性质分为温热病和湿热病两大类。

属于温热性质的有：风温、春温、暑温、秋燥、冬温及温毒、温疫的一部分等；

属于湿热性质的有：湿温、伏暑（暑温中的暑湿病及温疫中的一部分）。

历史上不少医家是以这种形式分类的。叶天士《外感温热篇》就是按这种方式分类的。他说："在表初用辛凉轻剂，挟风则加入薄荷、牛蒡之属，挟湿则加入芦根、滑石之流。"

温热 { 夹风——温热
夹湿——湿热

娄杰的《温病指南》将温病分为温热兼湿、不兼湿其实质精神基本一致，均是把温病分为两大类。

这种分类方法是从不同温病的病因上归纳它们的共同性，其临床意义就在于：临床辨证施治的规律性更强，能执简驭繁。不足之处，不能体现四时温病的特异性表现。

3. 按发病类型分类

这种分类方法是根据温病初起临床证候区分类型的。温病初起有的先见表证，然后逐步由表入里，由浅入深的发展；有的发病初起不见表证，起病急骤，病势凶险，一开始就见里热证。归纳起来不外乎两种情况，一种是病发于表的新感温病，一种是病发于里的伏气温病。

初起 { 病发于表——新感温病如：风温、秋燥、湿温、冬温；
病发于里——伏气温病如：春温、伏暑。

这种分类方法的意义在于：能及早区别病位的深浅，病情的轻重，伤津的程度，掌握其传变趋势，以确定发病初起发表或清里的不同治法。

古人把病发于表的称为新感温病，把病发于里的称为伏气温病。所谓新感温病即感邪而即发的温病，其特点是初起以肺卫表证为主，先见发热、微恶风寒等表证。所谓伏气温病，即是邪伏而后发的温病。古人认为感受邪气后，当时并不发病，邪气潜伏于体内，过一段时间后，邪气自内外发或伏邪被时令之邪所诱发所产生。其特点是初起即见里热证（除非是新感引动伏邪），病证表现与季节主气不相符合，例如伏暑，发病季节在秋末冬初，临床表现却是暑病的特点，因此，称为伏暑。

在这儿应该指出的是暑温虽然也是病发于里，但是暑温不是古人所说的伏气温病，暑温是感而即发的，症证表现与时令主气是相符的，是在暑热条件下产生的一种温病。即感而即发，初起即见里热证是由暑热邪气的性质所决定的，故属于新感温病的范围。这一点以后讲暑温还要给大家解释。

无论是新感温病还是伏气温病，都是古人根据发病初起的临床特点推论出来的。区分新感温病、伏气温病的目的就在于：辨别发病初起病在表还是在里，从而确定治疗原则。有关新感与伏邪的问题，我们在病因和发病一章里还要讨论，在此不再赘述。

4. 按临床特点分类

还有一些医家根据温病的临床特点，流行情况进行分类。如有的把温病分为：

温热——不传染；

温疫——传染，流行性强；

温毒——有局部红肿热痛现象。

上面我们介绍了四种分类方法。这些分类方法，虽然提出的角度不同，但总的目的都是为了区别类型，更好地指导临床辨证治疗。在临床运用上，它们是互相补充的，紧密结合的，但重点应掌握第一、二种分类方法。这两种分类方法临床意义较大。第一种分类方法有利于体现季节性强的特点，第二种分类方法有利于指导临床治疗。

为了帮助大家理解，把各种分类方法，归纳成图表，供学习时参考。

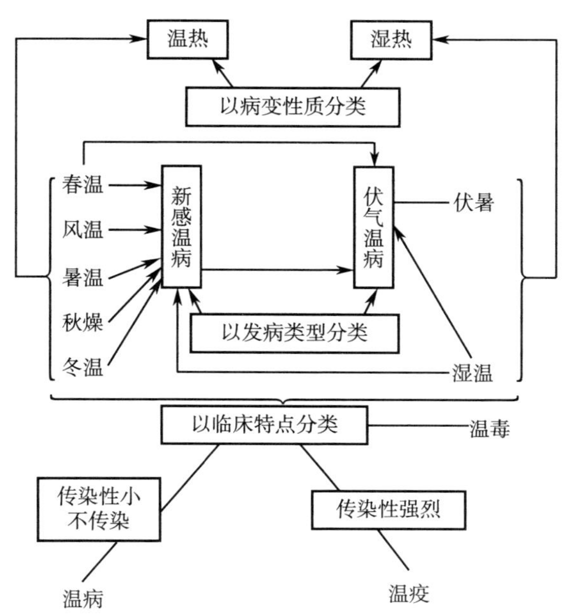

上述这些分类方法是历代医学家在长期的临床实践中总结出来的，对临床辨证施治具有一定的指导意义。但由于历史条件的限制，这些分类方法都存在一定的局限性，比较笼统，不可能揭示每一病证的特异性，还不能完全满足于临床需要。

从目前情况来看，临床上对热性病的防治一般都要结合病原生物学的分析，也就是要明确病原诊断，明确诊断就可以掌握各种病发生发展的规律，制定有效防治措施。而要做到这一点，四时病名分类，辨湿辨热是不够的，因为它只能从季节上，初起的表现上划分类型，因此，这种分类是比较概括的，是粗线条的，是建立在临床现象的直观基础上的，所以它不可能从病原学的角度，揭示各种不同温病的特异本质。近年来随着中西医结合的开展，对于热性病的防治，一般都采取“双重”诊断，辨病和辨证相结合的方法。

四、温病与伤寒的关系

温病与伤寒本来是两个不同的概念，但它们都属于外感病，温病学又是在伤寒的基础上发展起来的，因此它们二者既有联系又有区别，在含义和范围上两者有密切的关系，下面具体讨论一下二者的关系。

温病与伤寒的关系，主要表现在四个方面：

①温病与伤寒两个概念在含义上的关系；②温病与伤寒两种病证之间的异同；③温病学是伤寒的发展；④温病学与《伤寒论》在学术体系上的关系。

本节主要讨论①②③三个问题，第④个问题在绪论章中已做了介绍，不再重复。

1. 温病与伤寒两个概念在含义上的关系

根据文献考察，在温病学发展过程中的不同历史时期，伤寒和温病的含义有所不同，两者的关系也随之不断变化。大体可分为两个阶段。

（1）汉唐时期（温病学形成以前）：在汉唐时期，伤寒义广，温病义狭。伤寒是一切外感热病的总称。如《素问·热论》说：“今夫热病者，皆伤寒之类也。”温病是伤寒中的一个类型。伤寒与温病的关系是隶属关系。从《黄帝内经》到晋唐均把温病归属于伤寒范围。当时认为一切外感热病都是感受寒邪所引起的，伤寒是一切外感热病的总称。温病仅属于伤寒中的一个类型。这种认识的理论根据来源于《黄帝内经》和《难经》，《黄帝内经》说：“今夫热病者，皆伤寒之类也。”《难经》在此基础上进一步把伤寒分为五个类型，具体指出：“伤寒有五：有中风，有伤寒，有湿温，有热病，有温病。”这时伤寒就有广义和狭义之分。这就是说“伤寒有五”之伤寒，是指广义伤寒，它是一切外感热病的总称，它包括了伤寒一类的外感疾病——中风、伤寒；也包括了温病一类的外感疾病——湿温、热病、温病。五种之一的伤寒是狭义伤寒，是指风寒性质的外感疾病。它与温病同属于广义伤寒范围之内。但二者的性质不同。

王叔和又把伤寒按发病季节进行分类，把冬天感受寒邪即病的称为伤寒，把过时而发的，至春为病的为温病，至夏为病的称为暑病。

冬伤于寒——伤寒
- 即病——伤寒、中风
- 过时而发
  - 春——温病
  - 夏——暑病

总而言之，在汉唐时期，伤寒义广，温病义狭，温病包括在广义伤寒之内，两者是隶属关系。但对狭义伤寒来说，温病与伤寒又是并列关系。

（2）明、清时期：到了明、清时期，首先在病因学上突破了《黄帝内经》《难经》的认识，阐明了温病的病因是外感温热邪气，随之在辨证体系上也突破了《伤寒论》的六经范围。这时温病的概念便从伤寒中分离出来，由隶属关系转变为并列关系，成为外感病的两大类型。

外感病
- 温病——温热性质
- 伤寒——风寒性质

并列关系

从范围上讲，温病范围广，伤寒范围小。温病义广——多种热性病的总称，吴鞠通把温病分为九种，指出“温病不能混称伤寒”。

伤寒义狭——仅指风寒外感（麻黄、桂枝证）

但这并不等于否定《伤寒论》的实用价值。《伤寒论》是我国较早的一部辨证论治的专书，对临床有重要的指导意义。

但从两者所包括的病证上看，的确温病范围广，而伤寒则范围小了。这种概念上的转化正反映了医学发展中认识的不断深化。

总之，到了明、清时期，由于温病学的发展，温病义广而伤寒义狭，它们是外感病中性质完全不同的两大类型，两者是并列关系。

2. 伤寒和温病两种病证之间的异同

从上面的讨论中，可以看出自从温病形成独立体系后，温病和伤寒便成了外感热病中的两大类型，这种类型的区分，主要是初起证候表现不同，温病和伤寒都是感受六淫邪气所引起的外感热病，初起虽然都见肺卫表证，但是温病与伤寒是感受两种不同性质的邪气所引起的，因此，在因、证、脉、治上都是迥然有别的。区别温病与伤寒的目的在于辨别初起是表热证还是表寒证，从而确定治疗原则，这是非常重要的，不能够错误诊断。下面列表（表1）加以鉴别：

表 1 温病和伤寒病证鉴别表

项目 \ 病证	温病	伤寒
病因	温热邪气（从口鼻而入）	风寒邪气（从皮毛而入）
病机	温邪袭肺，肺卫失宣	寒邪束表，卫阳被郁
传变	表证暂短，传变迅速（卫气营血三焦）	寒郁化热，后传入里（六经）
证候	发热重，微恶风寒，头痛较轻，口微渴，舌边尖红，苔薄白，脉浮数	恶寒重、头身疼重，口不渴，舌质正常，薄白苔，脉浮紧
治则	辛凉清解	辛温解表
方药	银翘散或桑菊饮	麻黄汤或桂枝汤

由于伤寒感受的是寒邪，易伤阳气，在疾病的后期，可造成三阴证，最后可出现亡阳，多出现厥逆、下利等证，其治法要回阳救逆。（但也有少阴热化证，其条件是阴虚火旺体质）。

温病感受的是温热邪气，易伤阴液，耗伤人体的津液精血，后期可导致亡阴失水、虚风内动之证，其治法要滋阴潜阳。

温病和伤寒都是外感六淫邪气而致病，都属于外感热病的范畴。因此，在发展过程中的某一阶段也有相同之外，如伤寒的阳明证与温病的气分证，从症状表现到治疗方法基本一致，都可以出现大热、大汗、大渴、脉洪大“四大证”，及腹满痛拒按，大便秘结等腑实证，其治疗方法皆用清、下二法，在疾病的传变过程中都是由表入里，由浅入深的发展。

3. 温病学是伤寒的发展

温病学与伤寒有密切的关系，它是在《伤寒论》的基础上发展起来的，所以在病因、证候表现、治疗方法等方面也都有不同程度的发展。到了明、清时期，从病因学上突破了《黄帝内经》《难经》的认识，伤寒的病因是外感风寒邪气，温病的病因是外感温热邪气、暑热邪气、湿热邪气、燥热邪气、疫疠邪气、温毒等，从范围上更扩大了。伤寒感受寒邪，由皮毛而入，首先侵犯的是太阳膀胱经，其传变一般沿六经传变，病变过程中最易伤人阳气。温病感受温热性质的邪气，首先侵犯手太阴肺经，其病机传变一般是按卫气营血、三焦传变，病变过程中最易伤人之津血阴液。在方药运用上温病对伤寒也有一些发展。如温病的加减复脉汤的运用，伤寒论的复脉汤证是感受寒邪，传至少阴，阳气被劫，故用复脉汤，复其心中之阳气。温病则在伤寒的基础上加以发展；用在了温热伤阴，津血大伤的营血证候；去掉复脉汤中的人参、桂枝、生姜、大枣助阳之品，而加白芍，滋阴血之药，以复心中之阴，故吴鞠通称其为加减复脉汤，可见加减复脉汤是在伤寒论的复脉汤的基础上发展而来的。

又如承气汤类的应用，伤寒论中阳明腑实证用大承气汤、小承气汤、调胃承气汤三方以攻下热结，以“急下存阴”。吴鞠通在此基础上，在《温病条辨》中创立了五承气汤，如宣白承气汤、导赤承气汤、牛黄承气汤、增液汤、增液承气汤，宣肺通下、导赤通下、开窍通下、养阴通下、增液通下，明、清一些温病学家先后创立了十五六个承气汤方，用于临床，针对性更强，使用价值更大。由此可知，在承气汤的运用上温病比伤寒又有了发展。

五、温病与温疫

温疫是在温病学中具有特定含义的一个概念。它与温病在概念上既有联系又有区别。古代医家由于对两者的联系认识不一致，因此产生过一些争论。为了搞清概念上的关系，我们专门讨论一下温病与温疫的关系。为了正确认识两者概念上的关系，首先应明确温疫的含义。

1. 温疫的含义

为了说明这个问题，首先要明确一下：

什么叫疫？《说文》：“疫，民皆病也。”吴又可说：“疫气盛行，所患者最能传染。”由此可见，所谓疫，是指疾病的较强传染和大流行。也就是说，凡是具有较强传染性和大流行性特征的一类疾病皆称为疫病，也称为温疫，又称瘟疫。

什么叫温疫？温是指疾病的属性，所谓温疫就是温热性质的疫病。因为疫病按其性质可分为温疫与寒疫两种。陆九芝说：“夫疫有两种，一为温之疫，一为寒之疫，若既论疫，则疫之温者宜寒，疫之寒者宜温，各有治法。”

2. 温病与温疫在概念上的联系与区别

温病与温疫这两个概念所指的疾病都是温热性质的外感病。其区别就在于所指的范围有大小的不同，客观指标就是传染性的强弱和流行范围的大小。

温病——温热性质的外感病
- (1) 不传染 } 温病
- (2) 传染性小 } 温病
- (3) 传染性较强，引起大流行——温疫

温病的范围广，凡是温热性质外感热病均称之，其发病后的流行情况分为：不传染，传染性小，传染性强烈三种。其中传染性强的，能引起大流行的即称为温疫。由此可见，温疫主要是指温病中具有较强传染性和流行性的

一类疾病。

从上可知，温疫和温病概念上的区别主要在于所指范围大小和流行性强弱，温病范围大，温疫范围小，范围大小区别的界限就在于发病后的传染性和流行性的有无和大小而定。一般地认为：温热病在一般散发或小面积流行的情况下称为温病，一旦引起大面积的流行即称之为温疫。周扬俊说：“一人受之谓之温，一方受之谓之疫。”

温病大面积流行称为温疫，强调这一概念的临床意义就在于提示人们要提高警惕，一旦发现温疫，要及时采取有效措施进行防治，控制其蔓延发展，在预防和治疗用药上要快。

3. 古代两种见解

从现在的观点看，这些认识都是在一定的历史条件下形成的，因此均有一定的局限性。古代医家由于所处历史环境的差异，临床观察结果和体会的不同，因此对两者关系的认识不尽一致，大致可分为两种看法：

（1）温疫与温病——同病，名异实同。

这种看法认为温疫乃温病的别名，两者名称虽异，但所指相同。理由是温病也具有传染性，所以温病也可称为温疫。如吴又可说：“热病即温病也，又名疫者以其延门阖户，如徭役之役，众人均等之谓也。”

（2）温疫与温病有别——不同，异病异名。

这种看法认为温疫与温病不同，温疫在概念上是指具有传染性的外感热病，温病与温疫是两种不同类型的疾病，其区别就在于传染与否，传染者为温疫，不传染者为温病。如陆九芝说：“温为温病，热为热病，与瘟疫辨者无它，盖即辨其传染不传染耳。”

上述两种看法，其共同点为都认为温疫是指具有传染性的一类疾病，其分歧点则在于温病与温疫有无区别，亦即温病有无传染性问题。现在看来，这两种看法都是根据临床观察所得出的结论，各有根据，由于历史的限制，都有一定的局限性。

吴又可当时所观察的温病都具有强烈的传染性，因此得出了温病即温疫的结论。这种认识在某种特定的意义上说是对的，但从普遍意义上说则不全面，因为温病不是所有的都传染。故把温病一概视为烈性传染病，在概念上与温疫混为一谈，是不够妥当的。

陆九芝以传染与否作为区别温病与温疫的根据，从概念上分是可以的，但从具体疾病来说，把温疫与温病对立起来，也是不符合实际的，因为温病与温疫不是截然不同的两类疾病。

在防治实践中，为了从概念上明确区别温病不同的传染和流行情况，把其中具有强烈传染性和流行性的一类疾病称为温疫，以区别于一般温病，引起防治上的高度重视，从而及时采取有效的预防和治疗措施，以控制其发展蔓延，则是有其积极意义的。由于温疫不是一个独立的疾病，其辨证治疗，类同于四时温病，因此，本教材对温疫不专门讨论。

温疫是感受疫疠之气或湿热秽浊之气而引起的温热疾病。其特点是发病急骤，病情危重，而有强烈的传染性，能引起大流行。因此，它与一般温病有所不同。就其性质而言，亦有湿热与暑热之分。如吴又可《温疫论》所论之温疫，即为湿热疫；而余师愚《疫疹一得》所论之温疫则为暑燥疫。

湿热疫是感受湿热秽浊所引起的，邪伏膜原之候。所以湿热疫之初发，既不在表，亦不在里，而在半表半里之膜原。但其病邪，亦不浮越于外，而兼太阳表证，或化燥内溃，而成阳明腑。邪伏膜原要开达膜原，方用达原饮。

暑燥疫是感受暑燥淫热之邪所引起，多见于久旱无雨暑气盛行之年。其病机为暑燥疫毒之邪盘踞阳明，内侵脏腑，外窜经络，气血两燔，热毒充斥周身表里上下之候。本病热毒极盛，故宜清气凉血，泄火解毒，方用清瘟败毒饮。

（刘占文）

第三章 温病的病因与发病

一、病因

什么叫病因？导致疾病发生的原因，也叫致病因素。任何疾病的发生都是有一定原因的，正如《素问·至真要大论》：“必伏其所主而先其所因。”这就告诉我们要想治疗一病的主要病症，首先要知道其致病原因。

致病因素很多，在中医基础理论讲了有六大种：①六淫；②疫疠；③七情；④饮食劳逸；⑤外伤及虫兽所伤；⑥痰饮，痰血。而具体到温病来讲又有哪些呢？因为温病讲的是外感病，外感病就不外乎六淫之邪了，而感受了六淫之邪之一的寒邪所得的病是属于伤寒病范围的。也就是说六淫除寒邪外都是温热邪气了。那么，温、热邪气有无区别呢？温、热邪气性质相同，都属阳，二者无本质区别，只是程度上的不同，正如吴又可说：“温为热之始，热为温之终。”即热势轻为温，热势重为热，温和热是一个量变的过程。正因如此，我们认为致病因素说成温邪或热邪或温热邪气均可。

温热邪气主有四种：风热邪气、暑热邪气、湿热邪气、燥热邪气。正因有热邪的共性，又都是从外感受，因此感受上述几种邪气后都具有发病快，热象偏重，变化多而易化燥伤阴的特点。然而它们感受的季节不同，也就是有风、暑、湿、燥之不同，故发病的类型又不尽相同，以后在各论中，分别论述。

除上述的四种邪气外，还有温毒邪气和疫疠邪气，因这两种邪气也具有温热病的特点，也属温热邪气，所以，温热邪气主要讲六种。

温病的致病因素有六种，温病的病因学说又是怎样形成的呢？它是根据四时温病的临床特点，又联系发病季节的气候变化做出的理论概括。如：春天发病。

临床特点：初起发热，微恶风寒，少汗，口微渴，咽红肿或痛，苔薄白，脉浮数，舌质边尖红。

气候特点：阳气升发，多风温暖。

人们在长期的临床实践中见到在春季多风过暖之时，往往能出现上述的临床表现，即把它上升为理论，得以概括总结：凡在春天过暖之时，见到上述表现的即定名为风温，然后再指导实践→再理论→再实践，经过反复多次的总结归纳出来的，也就是通过辨证求因的方法归纳出来的。当然，求因的目的是为了更有效地进行治疗。因此，中医也不是玄学，是从实践中总结出来的科学，但是由于历史条件的限制，显微镜没有发明，也无化验，不可能进行病原生物学的分析，只能根据临床的观察和实践的体会，把明显感觉到的气候变化看成主要的致病因素，因此得出了“外感不外六淫”的说法。

从现代的观点看，温病包括了多种急性传染病和感染性疾病。其发生的原因是病原微生物的感染所致，从这个观点出发，那四时气候的变化并不是致病的直接原因，似乎是个物理性因素。能否这么认为呢？不能。因为四时气候的变化，虽不是致病的直接因素，但气候的变化可影响微生物的生长繁殖和活跃度，其实，也包含着微生物致病的直接因素，同时，气候的反常变化又能使人体的抗病能力减弱。如：长夏季节多湿温，中医认为是在这个季节湿热邪气盛而引起的，我们看一看是单纯的物理因素的作用吗？湿温与现代医学的肠伤寒相似，是感染了伤寒杆菌引起的。伤寒杆菌：生长最适宜的温度是37℃，在10～42℃可生长，在水和土壤中可活数日到数月。在长夏季节，正值湿度大，气温高，最适合伤寒杆菌的生长繁殖，活跃度也最高，同时，由于湿邪盛，最易因阻脾胃功能，减弱了机体的抗力，所以，最易导致患伤寒病。这说明前人虽然仅感到的是气候变化关系，其实也包含着病原微生物的直接因素。

另外，温病病因学说的意义已不仅限于说明温病的发生原因，而更重要的是在于指导临床“辨证求因，审因论治”，因为每一病邪致病都有明显的季节性，特定的临床表现和相应的治疗方法。在临床上只要掌握了每一病邪的致病特点，通过不同的临床表现分析，就可明确是那种病因类型，从而采取相应的有效方法进行治疗。所以，病因辨证是辨证的关键。

既然只要知道了每一病邪的致病特点，就可通过临床表现来判断病因类型——辨证求因，知其因就可采取相应的治疗方法——审因论治。因此，我们就必须了解各种温热病邪的致病特点，下面分别谈一谈：

1. 风热邪气

形成：多在冬春二季，天气过暖之故。冬主寒，天气反常，应寒而反暖，为至而不至。春应暖而过热多风，为至而太过。此时自然界正常的六气变成了反常的六淫之气。如陈平伯说：“春月风邪用事，冬初气暖多风，故风温之病，多见于此。”

主病：冬温、风温。

特点：

（1）易犯肺系：指侵犯部位而言。是由风的特点主升散和疏泄而决定。

所谓肺系，包括皮毛、口、鼻、肺脏、肺经。

风热病邪致病初起病位多在上焦肺卫，临床表现发热重，恶寒轻、少汗、口渴、咳嗽、苔薄白、舌边尖红、脉浮数。正如叶天士所说：“温邪上受，首先犯肺。”吴鞠通讲：“凡病温者，始于上焦，在手太阴。”“犯肺”的“肺”和“手太阴”均是指肺系。

（2）最易逆传心包：这是由风热病邪特点所决定的。风邪善行而数变，热邪传变最速，在疾病的表现上可见起病急，发展快，变化多。若治疗得当，病邪消退也快，一般病程不长。

（3）易化燥伤津：这点也是温病的共性，风热邪气主要伤肺胃之津。

（4）易见发疹：如麻疹、猩红热，一般多见于冬、春两季。

（5）易动风：风热邪气入肝就可见抽风。

2. 暑热邪气

暑为热之极，是夏天的主气。暑有明显的季节性，是指夏至以后。正如《黄帝内经》：“先夏至日为病温，后夏至日为病暑。”

形成：暑天过热，干旱无雨而产生暑热之邪。正如雷少逸所说：“夏伤于暑者，谓季夏、小暑、大暑之令，伤于暑也。其时天暑地热，人在其中，感之皆称暑病。”

主病：暑温。

特点：

（1）不经卫分阶段直入气分：正如叶天士所说：“夏暑发自阳明。”故病初即见壮热、汗多、烦渴、脉洪大等阳明气分证。

（2）易引起窍闭、动风：暑温在病过程中易见昏迷或抽风，暑为火邪，最易逆窜手足厥阴，故暑邪直中心包的成暑厥证，暑邪直中肝经的成暑风证。

（3）易耗津伤气：暑为热之极，热邪迫津外出而为汗，大汗出必大伤其津，汗出需气的推动，故伤津必伤气。如《素问·阴阳应象大论》云：“壮火食气”。严重的可引起津气欲脱的危证。《素问·举痛论》：“炅则腠理开，荣卫通，汗大泄，故气泄。”“炅”指暑热盛。意思是讲，暑热邪盛，腠理则开泄，气血运行加快，随汗出阳气外泄，而最后可导致津气俱脱。

（4）暑多夹湿：古人云：“暑必挟湿。”这句话是不完全的，因在夏天，也可久旱无雨，那就可不夹湿，但一般夏天，酷热、雨多，湿热之气充盛而弥漫空间，故人易感受暑湿之邪而引起暑湿病，但以热主，湿为次。

3. 湿热邪气

形成：在夏末秋初的长夏季节，天气炎热，阴雨连绵，以至热蒸湿动，湿热邪气充盛于自然界而产生的。

主病：湿温。

特点：

（1）明显季节性：即多见于长夏季节，除长夏季节外，其他季节也可见到，如暑温夹湿，风温夹湿，属温病的兼证，是以热为主的，而湿温则是以湿为主的。

（2）发病的隐袭性：即发病如偷袭人一样，开始无明显湿温症状，1 周后才明显表现出来。

（3）症状的矛盾性：所谓矛盾性是指湿温的主要症状之间，是矛盾着的。如病人虽高热而脉缓；高热而手足凉；高热而大便不干；高热而口不渴。这些现象的出现是由于两种邪气同时作用于一个人的结果。因湿为阴邪，热为阳邪，两种不同邪气各自要表现自己的特点所决定的。

（4）病情的黏腻性：其意义有二：一是病程长而缠绵难愈，并且瘥后易复发，这也是因湿性的特点所决定的，湿性黏腻淹滞，不同于寒邪一汗而散，也不同于热邪一清则除，它侵袭人体，多滞着难化，况且湿热相合，徒清热而投苦寒之品而碍湿，湿更难化，徒化湿而投温燥之药则又助其热，故治疗矛盾，这就决定了湿温病比一般温病的病程要长。湿温病易复发，主要指食复而言，病情要比原发的重。二是湿温病各阶段的界限不清楚，上焦湿热症状也可见到中下焦的症状，即使病入下焦，上焦证仍然存在，这就是黏腻性的第二个意义。

（5）病位的广泛性，但以脾胃为中心：湿为有形之邪，它停在哪里，哪里就发病，全身上下无处不到，如：湿停中州则胀满，湿阻经络则酸楚，湿留四肢则肿胀，湿蒙心包则昏迷，所以称之为广泛性。而湿邪最易因阻脾胃，人体只要感受了湿邪以后，就可出现胸脘痞闷、恶心、便溏、腹胀等症，故病变又以脾胃为中心。

（6）病机的下行性：湿温病的病机发展是自上而下行的，即由上焦传至中焦，再传至下焦的。由于湿为水性，水性特点是从上向下流。

（7）湿邪伤阳（气）性：因为湿为阴邪，易伤人之阳气，正如叶天士云：“湿胜则阳微”，湿困日久者易出现。如：湿温病人，高烧 40℃，仍可用温燥药：半夏、陈皮、苍术、厚朴等，也可说明这一点。

4. 燥热邪气

形成：燥是秋天主气，秋天久晴无雨而产生的。正如俞根初说：“若久晴无雨，秋阳以曝，感之者多为温燥，此属燥热。”燥热邪气一般都在初秋天高气爽，晴空万里，少雨天又较热而引起的。

主病：秋燥。这里指的是温燥而言的。秋燥有凉燥和温燥之分，温燥多见于初秋，凉燥多见于深秋，秋风肃杀，寒意较浓之时。凉燥近乎风寒，温燥近乎温热，本讲义只介绍温燥。湿温、温燥都在初秋发病，如何区别呢？主要根据临床特点。

特点：

（1）易伤人之津液，尤其容易伤肺与大肠之津液，如：初起，除具有一般温病的外感见证外，还可见到口鼻咽唇之一系列干燥的征象，或见到咳嗽声嘶，呛咳，痰中带血丝，小便少、大便干等证。

（2）犯肺系：因燥热邪气从口鼻而入，故初起亦以肺系为病变中心。这和感受了风热邪气所患的风湿、冬温初起有何区别呢？相同的都有肺系证，不同的是风温、冬温无一系列津伤较重的干燥证。

（3）病变轻，易愈，预后好：很少有传至营血分的重证。

上述的风热、暑热、湿热、燥热四种温热邪气，是引起温病的主因，也是指导临床辨证施治的重要依据。

5. 疫疠之邪

也称之戾气、乖戾之气、疠气。戾：为猛烈之义，乖为少见之义、疠是疠害也。吴又可认为：温疫的发生并非风、寒、暑、湿、燥、火六淫之邪所感，而是一种特异致病物质的感染为患。由于致病急骤，猛烈，来势凶暴、传染性又强，因此称为疠气，亦称戾气。吴氏云：“温疫之为病，非风、非寒、非暑、非湿，乃天地之间别有一种异气所感。”他认为感受了这种邪气就能“皆相染易”，“触者即病”。

形成：

（1）天气过热。

（2）腐败物质散发出来的气体。

主病：瘟疫。

特点：

发病猛烈，起病急骤，病情凶险，传变快，传染性强，能造成大面积流行，感染后往往可见“阖门而殪，复族而丧”，即全家人死，一家族亡。

临床上有两种类型：

暑燥疫——清热解毒——清瘟败毒饮

湿热疫——化湿透热——达原饮

吴氏的这种戾气学说大胆地突破了“百病皆生于六气”的观点，在显微镜诞生之前确是一重大创见，是温病病因学说的一大发展，但从临床特点上看，他认为与六淫致病的见证是相同的，在治疗上也未跳出温热病邪致病的治则，即疫气学说未形成独特体系，仅仅强调了温疫的传染性和流行性。这是由于历史条件的限制。当时，显微镜没发明，也无化验，他只能根据直观现象来分析、推断罢了，因此必然有一定的局限性，不管怎样，在当时来讲也是一种了不起的创见。

6. 时毒之邪（温热毒邪）

形成：一般也是春天过热，冬天过暖而产生的温热邪气。

主病：温毒。

特点：

（1）除一般温病见证外，还具有局部的红肿热痛或溃烂。

（2）传染性较强。

这也是前人根据临床观察得出的结论，凡在临床上见到有上述两种表现的就取名为温毒，从病因学上前人提出了温毒的概念，从性质上讲，还是温热邪气，患之仍具有易化燥伤阴的特点，不同的只在一个“毒”字上，所谓“毒邪”，有人认为“火热邪盛即为毒”。只要见到有热性病的特点和局部红肿热痛征象的就可知是温热毒邪所引起，称为温毒。

温病的发生除上述的六种温热病邪外，还可见到下述的一种致病因素——伏寒化热。即冬伤于寒→寒邪藏于体内→郁而化热→致病。可见冬伤于寒是因，郁而化热是果，又是疾病进一步发展之因，所以伏寒化温也可说是病机。这一般见于素体阴虚而阳亢的人，感受寒邪后随体质之阳而化热，这显然是属伏气温病了，其特点是：①发病初起即见里热证；②一般说来伤阴程度较重。

二、发病

有了以上的几种致病因素，能不能发病呢？下面讲一讲发病因素。

（一）发病因素

1. 体质和外邪因素

（1）体质因素：体质因素也称为内因，是产生温病的内在根据，上述的六种邪气是温病发生的外因，外因要通过内因起作用，温病讲的是外感病，外因显然很重要，但内因仍是发病的内在根据，正如《素问·金匮真言论》讲：“夫精者，身之本也。故藏于精者。春不病温。”意思是讲，精为人体生命的根本，精属阴，阴不伤，不生内热，就不易得温病。

人的体质不外乎以下几种：阳盛；阴盛；阳偏衰或阴偏衰，当然阴阳是相互消长的，这里只不过是指偏重而已，产生温病的体质，主要是阴虚阳亢，故有人曰："温病多死下虚人。"《素问·玉版论要》也讲："病温虚甚者死。""虚"均是指阴不足者。因为阴虚即产生内热，再感受热邪，两阳相遇，人体的津血阴液被煎熬干以致亡阴而死。正因阴虚阳亢产生内热，给温热邪气侵犯提供了依据。

是不是阴不虚阳不亢的人就不得温病了呢？也不然，体质强壮的青年人照样可得温病。如素体强健的青年人突然患了大叶性肺炎，又为何呢？他可能由于打球或跑步，出一身大汗，又用凉水冲洗，晚上就有可能高烧寒战，这是因大量汗出，卫气本已受伤而用凉水，邪气就乘卫气虚而袭体的。这种情况为脏腑功能一时失调所致。

（2）外邪因素——邪气太盛：体质很强健，若邪气太盛，超过了机体的防御能力也能发生温病。这和自然界一年四季不同的气候变化异常有关，如暴雨暴热、久晴无雨等。不同的季节，对机体的防御功能也发生不同影响，从而亦可导致不同温病的发生，如长夏季节，气温高，水湿重，以致湿热邪盛而极易导致湿温病。

2. 社会因素

社会因素决定于社会制度，制度优越就少发生温病的流行。在新中国成立前由于制度的黑暗，人民的生活饥寒交迫，贫困落后，营养低下，医疗卫生无人问津，所以，温疫猖獗流行，听赵绍琴老师讲，在20世纪三四十年代患湿温病（肠伤寒）是很多的，天花、霍乱等烈性传染病也屡见不鲜，经常出现"阖门而殪，复族而丧"的悲惨景象。新中国成立后，建立了优越的社会主义制度，人民的生活得到提高，健康水平也显著提高了，爱国卫生运动不断深入发展，人民的卫生条件也有改善。更主要的是毛主席提出了"防重于治"的方针，以预防为主，如种牛痘、打预防针、服小儿麻痹糖丸等。又如开展挖蛹灭蝇工作、在南方水乡地区灭钉螺等这一系列有效的预防措施，有力地控制了温病的发生和流行。我们举一实例：1976年的唐山地震，死人几十万，要在过去，必然造成"大兵之后必有大疫"的温疫流行，尸体正是各种病菌生长繁殖的培养基，可我们当时及时采取了预防措施，天空用飞机撒药，地面上也喷药，正因为预防工作做得好，所以没有引起温疫的流行。

再有一点需提及的，误治、失治也可成为发病因素。所谓误治是指使用大量热药，使寒证变成了热证。所谓失治是指原来为内伤病，因没得到治疗，而使体质变虚，阴分受伤而变成热证。

发病简单示意图如下：

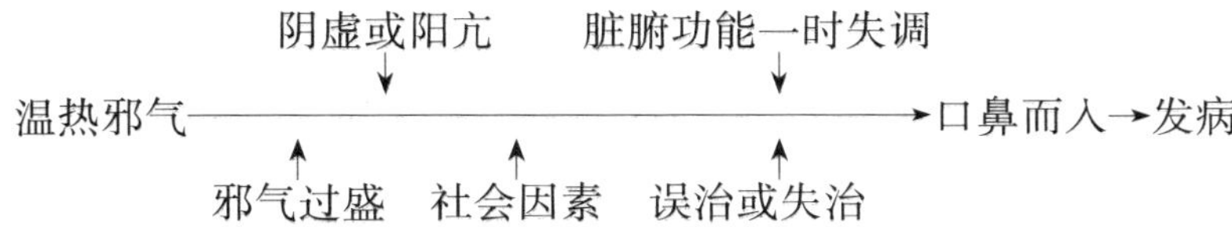

（二）发病类型

温病的致病因素虽有六七种，病名亦异，有十一种。但根据发病后的临床特点可以概括为新感和伏邪两大类型。

新感	感而即发（感温邪）	初起见表热证	由表入里	病程短	解表
			由浅入深	初起较轻	透邪
伏气	伏而后发（感寒邪）	初起见里热证	由里达外	病程长	清泄
			内陷深入	初起较重	里热

新感还是伏气主要是看发病初起有无表证，有表证的为新感温病，无表证的为伏气温病。如：风温初起有恶寒，发热，咳嗽，少汗或无汗，口渴，苔薄白，脉浮数的表热证；春温初起可见灼热，口渴，烦燥，尿赤，舌红苔黄，脉细数的里热证。风温初起因有表证故称新感温病，春温初起无表证则为伏气温病。

临床上的证情是比较复杂的，又如：暑温初起也无卫分证，而亦称为新感温病，那又为什么呢？这是由暑邪的性质来决定的，其一，暑为热之极，其性炎热，传变最速。其二，暑性升散，开泄，由于暑热邪气蒸腾，腠理开泄，故邪热可直犯阳明而初起就见气分证，因此暑温初起虽无表证，仍为新感而不算伏气。

再有一种情况，新感引动了伏邪，既有表证，也有里热证，算新感还是伏气？这关键是看有无里热证，只要初起见到以里热证为主，虽有表证，就算伏气温病，况且这种表证是很短暂的。属新感的必是纯见表证。

总之，我们可以概括成两点：

（1）除暑温外，初起只要见到表证的就为新感温病。

（2）初起见里热证为主的兼有表证为新感引动伏邪，属伏气温病的范畴。

然而，发病初起，里热证的表现又不尽相同，共有三种类型：即发于气分、发于营分、发于血分。正因为温病初起里热证的表现有三种不同类型，因此又提出邪伏部位的问题，历来医家见解不同，说法不一，归纳起来有五种：

1. 邪伏肌肤　晋代王叔和《伤寒论序例》中讲：“不即病者，寒毒藏于肌肤，至春变为温病。”

2. 邪伏肌骨　隋代巢元方《诸病源候论》："寒毒藏于肌骨之中"，意思是说邪伏于肌肉和骨骼的中间。

3. 邪伏少阴　清代柳宝诒《温热逢源》中说："若夫温病，乃冬时寒邪伏于少阴，迨春阳气内动，伏邪化而为热。"他是根据《黄帝内经》"冬不藏精，春必病温"的理论推演而来的。他认为必须有"肾气先虚，然后邪可凑之"。即肾气先虚，才能伏藏邪气，属于一种虚的类型。因此，凡是伏气温病出现虚的症状，那就属于"邪伏少阴"。持这一论点较多，如金元时期的李东垣、明代赵养葵、清初喻嘉言等，见解都大体相同。

4. 邪伏膜原　明代吴又可《温疫论》中说："邪气盘踞于膜原，内外隔绝，表气不能通于内，里气不能达于外，不可强汗。"从吴氏主张用表里两消的治法来看，是指伏气属于实的类型，因此，凡是伏气温病出现实的症状，多数是属于"邪伏膜原"。张锡纯也有邪伏膜原之说。

5. 邪伏{膜原 少阴}：清，俞根初提出的，他说："伏温内发，新寒外束，有实有虚，实邪多发于少阳膜原，虚邪多发于少阴血分阴分。"

以上五种说法，我们认为俞根初的主张比较全面，他不仅把古人的学说融会贯通，而且总结出伏邪可分虚实二种，这在辨证论治上确有很大的作用。俞所讲的邪伏膜原虽与吴又可相同，但是在治疗上却不泥于达原饮一类的方剂，能做到灵活权变。

诸家的说法，尽管各不相同，但都有一定的理由，都是从临床中的一个侧面观察而来的。然而邪伏的所在，到底是什么地方呢？对于这些问题，我们都无法做出恰如其分的结论。我们认为邪伏的部位问题，不过是古人借以说明发病的机理，以及初起证候的轻重虚实等情况的。之所以有邪伏部位的众说纷纭，争论不一，主要的根据就是初起临床表现的不同，如果发病初起出现的是身热、口苦、烦渴、小便短赤、舌红苔黄，脉弦数等，有人认为是邪伏少阳经。若初起见到的是口渴，溺赤而少，脉细数，认为是邪伏少阴。

总之，邪伏部位问题，是完全根据发病初起临床表现的轻、重、虚、实的不同来判定的，所以关于邪伏部位问题，应该把它看成伏气温病的一种辨证方法。如果把邪伏部位问题，竟当做疾病发展过程中的"潜伏期"或必须明确指出邪伏的部位，然后才认为解决了问题，这样，就会失去古人所提出伏邪的精神实质。

伏邪存不存在？伏多久？伏在哪里？我们不用去推究它，辨新感与伏邪其意义主要是为了说明温病初起发病的不同类型，区别病变的浅深轻重，指示病机的传变趋向，确立不同的治疗方法，我们只要掌握好在临床上能区别不同的证候类型，能熟练地采用相应的治疗方法就行了。

最后，我们认为：伏邪实质上也是指的素体内热，如感冒发热未得清除，食滞或阴虚者都可产生，凡是有内热的人很易感受邪热而发温病。我们所说的内热未必是伏寒化温了。内热的有无又可从脉舌色证上来体现，有内热的舌可见红，脉细数，心烦，溲短赤，口渴等。总之，新感和伏邪如何区别呢？

病因：新感——感温邪；伏邪——感寒邪

发病：新感——感而即发；伏邪——伏而后发

病机：新感——病邪由表入里，由浅入深；伏邪——病邪由里外达或内陷深入

性质：新感——表热证；伏邪——里热证

症状：新感——初起发热微恶风寒；伏邪——初起发热而渴，不恶风寒

治法方药：新感——辛凉清解，用银翘散；伏邪——清泄里热，用黄芩汤

预后：新感——易治，预后好；伏邪——难治，预后较差

新感和伏邪的关系？

伏邪无新感而不动，新感无伏邪而不张。也就是讲，伏邪和新感是相互影响的，所谓新感引动伏邪，就是在春天，温热邪气将体内潜伏的内热带动起来。新感病若没有体内潜伏的内热，疾病不会太重，有了伏邪，病可表现得很厉害，很嚣张。

（古 洁）

第四章 温病的辨证

一、概述

这一章概述部分着重讲两个问题。一是温病辨证的概念，二是学习温病辨证的意义。

1. 温病辨证的概念

温病辨证是对温病病变部位，证候性质，邪正消长等反映卫气营血和三焦所属脏腑的病理概括。也是对温热病本质的认识。

这种卫气营血和三焦所属脏腑的病理概括不单纯是临床症状简单的罗列和归纳，而是一个以望、闻、问、切四诊合参所得材料，经过卫气营血和三焦所属脏腑的病机分析，归纳由此得出正确的辨证结果的过程，也就是一个由感性认识上升为理性认识的过程。

从温病的辨证概念可以知道，辨其病变部位的表里深浅、证候性质的属寒属热，邪正消长的偏盛偏衰，这是中医学多种辨证体系的共性所在，了解到这一点，就不会孤立地去看温病辨证，而其以卫气营血和三焦所属脏腑的病理、生理为理论基础和主要依据，则是温病辨证的个性所在，故就温病辨证体系而言，主要有卫气营血辨证和三焦辨证两种。

2. 学习温病辨证的意义

由于致病因素不同，发病季节有别，人体素质各异，因此可有多种不同证候类型的四时温病。尽管如此，各种温病的病理演化过程都有一定的共同规律。前人在长期的临床实践中，经过长期的临床观察，发现尽管各种温病有千变万化的临床表现，但温病整个过程所出现的各种证候，每与卫气营血和三焦所属脏腑的生理病理变化有关。换句话说，温病临床证候的出现，正是人体感受温热邪气以后，导致卫气营血及三焦所属脏腑的病理变化的相互影响，相互转化，功能失常的具体反映，具体地说，温病辨证的临床意义有以下几点：

（1）归纳证候类型；

（2）分析病理机转；

(3) 判断病位深浅；

(4) 阐明证候传变；

(5) 提供治疗依据。

由此可见，温病学中的卫气营血辨证和三焦辨证，是温病临床实践的指导原则，是温病学的理论基础。学习温病辨证，对于掌握温病学这门学科，非常重要。

下面我们就卫气营血辨证，三焦辨证和卫气营血辨证与三焦辨证异同三个内容进行讲述。

二、卫气营血辨证

(一) 卫气营血的渊源

卫、气、营、血的名称，首见于《内经》。《灵枢·本脏》："卫气者，所以温分肉，充皮肤，肥腠理，司开合者也。"又说："卫气者，卫外而为固也。"《灵枢·决气》："上焦开发，宣五谷味，熏肤，充身，泽毛，若雾露之溉，是谓气。"《素问·痹论》："营者，水谷之精气也，和调于五脏，洒陈于六腑。"《灵枢·邪客》："其浮气不循于经者为卫气；其精气之循于经者为营气。"《灵枢·邪客》："营气者，泌其津液，注之于脉，化以为血。"可见《内经》所提及的卫气营血是指生理功能和维持功能活动的营养物质，是一种生理学概念。

在《伤寒论》中也有一些论及卫气营血的条文。但它不是指生理功能和营养物质，而是在一定程度上用于做病理分析。例如，《伤寒论》指出太阳中风证之所以出现发热汗出，此为"营弱卫强"，又指出"营卫和则愈，宜桂枝汤"。可见太阳中风的病机是营卫不和，桂枝汤的作用在于调和营卫。再如《伤寒论》指出："太阳病……少腹……，小便自利，其人如狂者，血证谛也，抵当汤主之。"是讲太阳经之邪随经入腑，而致膀胱蓄血证。

《伤寒论》所论及的卫气营血已不是单纯的生理学概念，而是作为病理变化和病机分析的。

清代著名温病学家叶天士，基于前人的有关经验和自己长期的临床实践，突破了历来按照《伤寒论》的六经分证纲领，以六经论外感的框框。叶氏发现尽管各种温病有千变万化的临床表现，但整个发展过程具有一定的规律性，其病理变化主要表现为人体卫气营血功能的失调或实质损害。在温病的不同发展阶段，由于病理的损害部位不同，因而其证候表现也有所差异，温病整个过程的发展演变，正是以卫气营血的病理变化相互影响为理论依据，首创卫气营血辨证作为温病的辨证纲领，从而使卫气营血增添了病理上的内容。作为区分证候类型，判断病情轻重，概括传变过程，确定治疗原则的理论依据，指导临床辨证施治。

从现代科学观点去观察分析卫气营血的病理变化过程，也是有实质东西供探讨的。重庆医学院新医病理学研究小组写的《以近代病理学观点探讨温病的传变的规律》一文以三个死亡病例的尸体解剖的不同发现，提出“温病学说关于卫气营血的传变规律与近代医学关于急性传染病的发展规律是共通的。卫气营血各期之临床见证可以用近代病理学实践加以验证。”病在卫分、气分主要是脏腑功能活动的障碍和代谢变化为主（但也有不同程度的实质损害，如细胞肿胀变性，炎症反应、电解质紊乱等，但程度不太严重，这种紊乱为可逆性的）。病在营分血分其病理变化往往是器质性的。如尸体解剖发现，每有脑、心、肾等脏器实质性损害。由此可见，卫气营血证候的病位浅深，病情轻重，是有它的生理病理基础的，可见叶天士所提出的卫气营血作为温病的辨证纲领，并不是一种主观臆断，而是有一定科学根据的。

（二）卫气营血的证候与病理

1. 卫分证

（1）什么是卫（卫的含义）

《灵枢·本脏》：“卫气者，所以温分肉、充皮肤，肥腠理，司开合者也。”又说：“卫者，卫外而为固也。”从这些论述中可以知道，卫气是阳气的一部分。它生于水谷，源于（中焦）脾胃，根于下焦，出于上焦，是肺宣发于皮毛的，它的运行，行于脉外，内而脏腑，外而肌表腠理，无处不到。卫气的作用有温养肌肤，控制汗孔启闭，调节体温，抵抗外邪侵入等作用。所以称其为卫气。有人把卫气称为人体的第一道防线。由此可见，“卫”即“保卫”之义。也就是人体抗邪保卫功能，它突出地表现了人体体表的抵抗外邪的能力。这是其生理功能。

（2）什么是卫分证（“分”者界也）

所谓卫分证是指外感温热邪气侵犯人体后，卫气的卫外功能发生障碍和肺气宣降失常而产生的一系列病理反应，相应地出现一系列症状和体证。卫分证候是温热邪气侵犯人体的初起阶段，它属于表证。

卫分证的临床表现是发热、微恶风寒、头痛，无汗或少汗、咳嗽、口渴、舌边尖红苔薄白、脉浮数等。

病因病机：风热袭表，肺卫失宣。

病机分析：温病初起，邪从上受，一般多见肺卫症状，上述表现是卫分证的主要证候，这些症状中以发热与微恶风寒并见为必有症状，也是卫分证的基本特征，其余的或兼一二个。

必须强调指出，发热与微恶风寒同时存在，而且发热重于恶风寒，这是卫分证特征，也是诊断卫分证的重要临床指征。没有这两个症状就不能称为卫分证。

发热微恶风寒——风热外袭肌表，卫气与之相争，邪正相搏，功能亢奋则发热。此即《黄帝内经》所说："卫气不得泄越则外热。"由于邪气袭表，卫气受伤，卫外功能失常，故见微恶风寒。其中"微"字含义：一是表明时间短，二是表明程度轻，且以恶风为主，有风则恶，无风则不恶。由于温病卫分感受的是温热邪气，所以发热重恶寒轻。

头痛——头为诸阳之会，风热之邪上扰清窍，气血上壅，以致头部气血壅滞则头痛。

无汗或少汗——邪入于肺，肺气被郁，卫气不宣，以致开合失司，开则汗出，合则无汗。

咳嗽——邪入于肺，肺气不宣，肺气上逆，故咳嗽。

口渴——温热之邪易伤津液，但病在初起，伤津较轻，故仅有口微渴，特点是仅有口干或饮水即解渴。

舌边尖红苔薄白——风热在表，里热不盛，故边尖红，苔薄白。

脉浮数——表热之征。风热在表，正气抗邪在表，气血充盛于表，故脉来见浮，数为有热，邪热鼓动气血，运行加快，故脉数浮。

本证临床有时还可见到咽红肿或疼痛，此乃风热上攻咽喉，气血壅滞。因为咽喉为肺胃之门户，邪从口鼻而入，肺卫受邪，可有咽喉红肿或疼痛。此症状是温热犯肺的一个重要症状，但非必见症状，若有此症必是温病。但风热犯卫不一定见到此症，见到此症则有诊断意义。

叶天士指出："温邪上受，首先犯肺"，"肺主气属卫"。温病初起，邪从上受，一般多见肺卫症状。因为肺与皮毛相合，卫与肺气相通，肺卫失和，故见上述诸证。风热在卫是卫分证的重点证型，也是教材中的主要内容，务请大家重点掌握。

（3）卫分证的辨证要点

发热与微恶风寒同时并见为卫分证的基本特征。其临床表现以发热、微恶风寒，口微渴、舌边尖红、苔薄白，脉浮数为主。

（4）注意点

注意与太阳伤寒病相区别，二者都有发热、恶寒、头痛、咳嗽、脉浮等症状。但太阳伤寒恶寒重，骨节疼痛、脉浮紧，舌苔薄白而润，舌边尖正常为特点，而卫分证发热重，恶风寒轻，口微渴，舌边尖红，脉数为特点。太阳伤寒与卫分证有偏寒偏热之分，即有表寒，表热之别。

2. 气分证

(1) 什么是气（气的含义）

《灵枢·决气》说："上焦开发，宣五谷味，熏肤，充身，泽毛，若雾露之溉，是谓气。"上焦，指心肺，也就是靠心肺的功能活动来运输，宣发水谷化生的精微物质，来温养皮肤，充养周身，润泽皮毛，就好像自然界的雾露一样灌溉着自然界生物生长，这就叫做气。

换句话说，由于心主血，肺主气，由心肺的生理作用推动气血的运行，把水谷化生的营养物质敷布到全身各处，营养、温煦、灌溉周身，充养周身，进行正常的生理活动。

从这节原文我们可以清楚地知道，气的含义有二：①它是维护人体生命活动的物质基础，说时气是物质，因为它是由水谷精微所化生的，但是这种物质不是津液、血有形物质，而是看不见的物质。如何证明这种看不见摸不着的物质存在呢？②它是全身各脏腑生理活动的动力。气的存在是通过脏腑的功能活动反映出来的。气就是五脏六腑功能活动的概括。因此，气又分五脏之气，六腑之气，经络之气。所以五脏六腑的功能动力，用气的功能来表示。所以气也就代表了人体的正气。人体的正气旺盛，人体脏腑的功能活动就好，人就朝气蓬勃。如果气不足，就要发生病理变化。

卫是指人体的抵抗外邪的保卫功能，是人体的体表之气。气是指脏腑之气。因此，卫和气关系极为密切，卫气来源于脏腑之气，卫是气的一部分，也就是脏腑之气充足，体表之气也就充足，脏腑之气不足，体表之气也就不足。故也可以这样说，卫和气就是一回事，分而言之称为卫、气，合而言之就叫气。也就是说，卫气没有明显的界限，卫是气的表浅，气是卫的深层。

(2) 什么是气分证

温热邪气侵犯人体，首先侵犯人体体表，而卫外功能失常而产生卫分证，再进一步发展就影响到脏腑功能活动，功能失常所产生的一系列表现为气分证。

气分证的来路大致有两种感邪途径：

①由卫分传来，多由卫分之邪未解，向里传变进入气分。

②温热邪气，直入气分，发病初起即见气分证。

气分证候是温邪在里的阶段，其范围相当广泛，凡是病邪去表入里，但尚未迫及营血分的，均属于气分范围。其病变部位可在肺、胸膈、胃、肠、肝、胆等。证型也较复杂。由于邪气所在的脏腑、部位不同，因此，反映出的证候有多种类型，其中以热虚阳明，即气分热盛较为常见。在此我们只介绍共性，气分证的基本特征。其他各证型将在下篇讲病时具体介绍。

病邪进入气分，全身正气的抵抗力全部激发起来了（调动所有兵力抵抗外侵之敌）所以气分证的特点是邪气盛，正气不衰，正邪斗争激烈，呈现出正盛邪实的局面。

其临床表现为壮热不退，不恶寒，但恶热，汗多，面赤烦渴饮冷、舌苔黄燥、脉滑数或洪大等。

病机：温热久邪入于气分，里热亢盛，热盛津伤。

病机分析：

壮热不退——高热或超高热、邪入气分、正气不衰。正邪剧争，则里热亢盛，表现为高热不退（壮热）。

不恶寒、但恶热——因气分证邪气盛正气不衰，正邪斗争剧烈，里热亢盛，其不在表是里热证，特点是里热蒸腾于外，如蒸笼蒸腾之热，表里俱热，卫气未被郁阻，故不恶寒反恶热。

烦渴饮冷——因高热伤津，二因大量汗出，致使胃阴大伤，引水自救，以凉制热，故大渴饮冷，其特点是口渴引饮，喜冷饮，饮不解渴。

汗多——里热蒸腾，腠理开泄，迫津外泄，则蒸蒸汗出，热势高，汗出不断，这种多汗是病理性的，虽见大汗，但热不为汗衰，邪不为汗解。往往由于过汗导致病情恶化。

面赤——阳明主面，阳明气血上壅，故面赤。

舌苔黄燥——同卫分传至气分，气分热盛伤津之征。

脉滑数或洪大——热盛于里，气血涌盛之征。用现代医学观点讲，即在高热情况下，心搏输出量增加，心率加快，出现洪大而数之脉。

本证为气分证中最常见、最典型的证候，也是教材中的重点内容，它与《伤寒论》上的阳明经证基本是一致的。只要记住证候表现为“四大一黄”（大热、大渴、大汗出、脉洪大、舌苔黄）即可。

（3）辨证要点

①热在气分的共同特点是但热不恶寒反恶热，口渴，苔黄而燥为基本特征。

②辨别分析邪入气分的所属脏腑、部位其不同证型的证候，正是该受邪脏腑的生理功能失常的反映。即除具有气分证的共同特点外，还具有该脏或腑的症状。如肺热证，除具有气分共同症状外，又有咳喘、咯吐黄黏痰等。即可对具体证候做出明确诊断。

（4）注意点

①气分证候范围很广，其中湿热侵犯脾胃亦属气分范围，将在三焦辨证中论述。

②气分证是邪热炽盛，正气抗邪有力，正邪剧争的阶段。现代观点认为，此期所涉及脏腑主要是功能障碍和代谢变化为主，也有不同程度的实质性损害，但程度不太严重，这种损害为可逆性。只要处理得当，病情就可向好的方向转化。气分证多出现在温病的中期或极期，所以处理好气分证是一个关键性的问题。

3. 营分证

(1) 什么是营（营的含义）

《素问・痹论》说："营者，水谷之精气也，和调于五脏、洒陈于六腑。"

《灵枢・卫气篇》："其浮气不循经者为卫气，其精气之循于经者为营气。"

从这两条原文可知营是水谷精微所化生的精华之气。它运行于经脉之中，水谷精微之精华之气先营养、灌溉五脏六腑，五脏六腑皆受其气，它在经脉中运行，循脉上下，有营养全身的作用，与心气相通。

由此可见"营"是维持人体生命活动的营养物质，它来源于水谷精微，是血液的组成成分，故此可知"营"是有形的液态物质，是血中的津液。为何称其为营气呢？"气"是功能的概念，因为营是血中的津液，它代表了血的功能，故称为营气。由此可知，营和血同行脉中，可分不可离，关系极为密切，因此，习惯上并称营血。

(2) 什么是营分证

温热邪气进入营分，就标志着温热邪气消耗血中津液，消耗营阴所产生的一系列症状，就是营分证。因为营气通于心，心主血脉，营血的运用靠心气的推动，故此，营分证主要是心的功能受到了损害。

营分证的产生途征大致有三：

①气分证不解，传入营分——顺传；

②由卫分证直接传入营分——逆传；

③一发病直接见到营分证——伏气。

病因病机：邪热入营，营阴受伤，热扰心神，故以血热、神昏为其基本临床特征，其病位在心和心包。

临床表现：身热夜甚，烦渴或口干但不欲饮，心烦不寐，时有谵语，斑疹隐隐，舌质红绛，脉细数等。

病机分析：

身热夜甚——白天发热，但夜间发热更甚，其热型属灼热（干烫、无汗），是心阴受损，无以作汗，发热夜甚是"阴得阴助"的原因。营属阴，夜属阴，到晚上心阴受自然之阴的时令之助，即自然界之阴助人体之阴，结果抗邪有力量增加，邪正斗争剧烈，故发热夜甚。

心烦不寐或时有谵语——营气通于心，邪热入营，心神被扰，神不守舍，所以出现心烦不寐或时有谵语。

烦渴——阴分受伤，饮水自救，烦者大渴，也有人认为烦是心烦。

口干但不甚渴饮——《温病条辨》上焦篇第十五条附此解释：邪热入营，蒸腾营气上升，故不渴。意思是说，邪热入于营分，可以蒸腾营阴上潮于口，所以营分证反比气分证口渴轻，吴氏这种解释可以比之以火烧锅中之水，水虽渐耗，但蒸气上润。

营分证口干不欲饮之原因可能与下列因素有关：

①气分证口渴多伤胃中津液，饮水尚可济事，故烦渴引饮，以引水自救。营分口干，则是损伤营阴，即损伤血中津液，饮水无济于事，故口干不欲饮。一般说来，伤津液在前为轻，伤营阴在后为重。（似与细胞内脱水及细胞外脱水、高渗性脱水与低渗性脱水的病理有关。）故营分证口干不欲饮并不标志着病情减轻而是病情加重。

②营分证每见神志症状，故对口渴反应也较迟钝，饮水自救的能力也相应差一些。

斑疹隐隐——热伤血络，血不循经，溢出脉外而致。但与血分证相比，病势尚轻，故仅见隐隐，还未成大片发斑之势。

舌质红绛——营阴耗伤，津液匮乏，而见舌质红绛。绛者深红色，非常鲜泽，如鸡冠花。舌为心之苗，心阴受伤，故舌象变化显著，各种温病在其发展过程中，凡是舌质红绛者，即提示病已入营，即使仍见有卫分证或气卫证存在，也说明病情已波及营分，所谓“卫营同病”或“气营同病”。所以，舌质绛是诊断营分证的重要指征之一。

脉细数——细主营阴伤，数为营热耗血。

（3）营分证的辨证要点

舌质红绛，身热夜甚，心烦不寐，脉细数等为营分证的基本特征，尤其是舌质红绛，更是邪入营分的主要依据。叶天士云：“其热伤营，舌色必绛。”

（4）注意点

①营分证一般见舌质红绛无苔，但营分证另一类型热陷心包，其临床可以见到舌质红绛苔黄燥，其辨证分析立法处方均有一定区别。

②营分证从传变途径来看，有顺传而来，逆传而来，所谓顺传从气分而来，时间较慢，病势较轻；所谓逆传是指从卫分传来，发病急骤，时间短，病势凶险，病情重，因此，营分证从发病类型分热伤营阴和热陷心包两大类。

③营分证的两个临床类型，主要根据神志改变进行判断。热伤营阴不一

定出现神志障碍，而热陷心包证则必然出现神志障碍症状。

4. 血分证

(1) 什么是血（血的含义）

《灵枢·邪客》说："营气者，泌其津液，注之于脉，化以为血，以荣四末，内注五脏六腑。"由此可知，血为营阴所化，营是液体，分泌出津液，注入经脉就是血。由此可知，营是血的组成成分，血包括了营、营血运行于脉中，周流不息，营、血都是人体重要的营养物质，营是血的前身，营和血同行脉中，可分不可离，故营血没有严格界限。这是其生理关系，具体到病理变化。邪在营分不能及时透出气分，则势必进一步深入血分而致耗血动血的证候。

(2) 什么是血分证

温热邪气入于血分，血分热毒炽盛，耗血动血，热扰心神，所出现的热盛动血和心神被扰方面的见证就构成了血分证。而实际上营分证与血分证很难明确划分界限，可以这样理解，血分证和营分证性质相似而程度更重。

血分证的受邪途径：

①多由营分证进一步传变而来；

②由气分传来，气分之热未罢，血分之热已起，形成气血两燔；

③病起即见血分证——伏气温病。

病因病机：温热邪气，入于血分，心主血，血舍神，表现为迫血妄行和热扰神志的见证。血分证是指温热病发展到了最后阶段，是较危重阶段。其病变以血分生理病理改变为其临床证候。

由于邪气盛衰不同，正气受损程度的轻重不同，临床表现也较复杂。但主要分两大类。一类是邪盛正衰，高热引起动血、动风等证；另一类是邪正俱衰，出现心、肝、肾阴亡证。以叶天士《外感温热篇》为主要理论依据的卫气营血辨证中的血分证，虽然为温病发展过程中的危重阶段，但以其证因脉治综合分析，究其病邪消长的病势而言，血分证仍属实热证。至于温病后期每易出现肝肾亏损，虚风内动，甚或亡阴失水等证，是以正气大衰为主的证治，吴鞠通在三焦辨证中作了很大补充。具体应用温病辨证时，应互相参见，取长补短。在这里我们只介绍血热动血的证候。

临床表现：身热灼手、躁扰昏狂、舌质深绛，吐血、便血、溲血、月经过多、斑疹密布等。

病机分析：

身热灼手——血分热毒炽盛，故皮肤干热灼手，一般夜晚尤甚。

躁扰昏狂——血分热盛，热扰心神，神不内守则可见躁扰不安，甚或如狂发狂。

舌质深绛——血热炽盛之象。

各种出血见证——邪热入血，灼伤血络，迫血妄行，致使血不循经，溢出脉外，造成各部位的出血。如上部血络损伤可见吐血、衄血，下部血络损伤可见便血、溲血、月经过多；血溢于肌肤则可斑疹密布等。

（3）辨证要点

血分证与营分证性质相似而程度更重，其中以舌质深绛和各部位的出血见证为其基本特征。

（4）注意点

本节所讨论的血分证，主要是叶天士的卫气营血辨证的血分证，没有重点讨论三焦辨证的下焦证，如真阴耗损、亡阴失水等证，三焦辨证时再给大家介绍。

综上所述，卫气营血四者的关系，从生理上看，“卫”是指人体的保卫功能，“气”是指各脏腑的功能活动；统属人体的正气，只不过卫也是气的一部分罢了；“营”和“血”都是同行于脉中的营养物质，营是血的前身，营是血中之津液，因此营是血的一部分。“卫”和“气”表示功能，属阳，在外；“营”和“血”是有形物质，属阴，在内。这样卫气营血就构成了内外阴阳平衡，维持了人体的动态平衡，保持了人体正常的生理活动，正如《素问·阴阳应象大论》中说:“阴在内，阳之守也；阳在外，阴之使也。”从病理上讲，卫分证、气分证是人体功能活动的障碍，卫分证是气分证的轻浅阶段，卫分、气分又可统称为“气分病”；营分证和血分证是有形物质的消耗的病变，营分证是血分证的轻浅阶段，营分病和血分病又可统称为“血分病”，简而言之，卫气营血的病变就是气血病变。严格地分，可分气血两个大阶段，细致地分，又分为卫气营血四个小阶段。

以上我们讲述了卫气营血的生理含义，一般传变，主要证候和病机分析，同时也强调了卫气营血四个阶段的辨证要点和注意点。

下面就卫气营血四个阶段中所常出现的一些症状做一简略比较：

发热
- 卫分证：发热微恶风寒同时并见；
- 气分证：壮热（高热），但热不恶寒；
- 营分证：身热夜甚；
- 血分证：身热灼手。

口渴
- 卫分证：口微渴或不渴；
- 气分证：烦渴喜冷饮；
- 营分证：口干不欲饮，或口渴心烦；
- 血分证：时时漱口不欲咽。

出汗
- 卫分证：每见少汗或无汗；
- 气分证：大汗出；
- 营分证、血分证：一般无汗

神志
- 卫分证：一般无神志症状，不是必有症；
- 气分证：一般无神志见证，不是必有证，有时可因热象过盛，或燥属内结亦可见心神被扰之证；
- 营分证：心烦不寐，时有神昏谵语；
- 血分证：躁扰昏狂。

脉象
- 卫分证：浮数；
- 气分证：洪大或沉实；
- 营分证：细数；
- 血分证：沉数或沉细小弦数。

舌象
- 卫分证：舌边尖红，苔薄白；
- 气分证：舌质红，苔黄燥或焦黑；
- 营分证：舌质红绛，无苔；
- 血分证：舌质深绛或紫绛，常无苔。

（三）卫气营血证候的病位浅深和相互传变

1. 卫气营血证候的病位浅深

温病过程中卫气营血四个阶段的证候表现和病机变化，反映了温热邪气的病位浅深、病情的轻重及其相互传变。

叶天士指出："大凡看法，卫之后方言气，营之后方言血。"意思是说，一般来说，温病的传变规律是卫分之后才是气分阶段，营分之后才是血分阶段。病在卫分浅于气分，病在血分深于营分。

温病由卫→气→营→血循序演变过程，正是病位由表入里，由浅入深，病势由轻至重的逐步深入发展过程（表2）。

表2　卫气营血循序演变过程表

证候	病位	病情	正邪对比	病程阶段
卫分证	浅	轻	正盛邪浅	发病初起阶段，时间短
气分证	较深	较重	正邪俱盛	极期阶段，时间较长
营分证	深	重	邪盛正损	严重阶段
血分证	更深	危重	邪盛正虚	危重阶段

邪在卫分，病位最浅，属于表证，持续时间一般较短，病情也最为轻浅。

邪在气分，说明病已入里，邪已经转盛，病位较卫分深了一层，重了一层，其病变已影响到脏腑的功能活动，但此时特点是邪气盛正气不衰，正气抗邪有力，如能治疗及时，每易祛邪外出，使疾病趋向好转或痊愈，有人提出在治疗学上要把握住气分关，这是很有道理的。因为我们虽然总指望疾病能从卫分而解，但在实际上，不少病例是不可能的，而气分证则正是疾病从轻浅到深重的一个中间过程，一个关键环节。邪入营分、血分、特点是邪盛而正已虚，不仅营血受到了耗损，而且心神也受到了一定的影响，出现神志症状，其病情最为深重。

据近年来对卫气营血辨证的现代病理学研究发现，病在卫、气分，主要是脏腑功能活动的障碍，病在营分、血分，其病理损伤则往往是器质性的。如尸体解剖发现每有脑、心、肾等脏器实质性损害。由此可见卫气营血证候的病位浅深，病情轻重，是有它的生理、病理基础的。

2. 卫气营血的相互传变

温病的各个阶段的病情演化过程，实际上就是卫气营血证候相互传变的过程。归纳教材中关于卫气营血相互传变的内容，主要讲以下几个问题：

（1）传变类型

就其传变类型而言，大致有两种情况：一是病发于表的温病（新感温病），其传变是由表入里，多由卫分而后传入气分，进而深入营分或血分；一是病发于里的温病（伏气温病），其传变是由里达外，发病初即见营分或血分证，而后转出气分的。（注：所谓“由里达外”即指起病于里的温病，由里向外传，于一定阶段病可愈。）

（2）传变规律

王孟英说：“新感温病，由卫及气，自营而血。伏气温病，由里达表，乃先从血分而后达于气分。”

病发于表的温病（新感温病），多由卫分而后气分，进而深入营分、血分，由表入里标志着病情由轻转重。

所谓病发于里的温病（伏气温病），由里出表，初起即见营分证或血分证，而后转出气分的，由里出表反映了病情由重转轻。临床上多初起病即见气分证或营分证，故不能拘泥于王氏的“先从血分”之说。（注：所谓“由里出表”，并非说伏气温病在病愈前一定会出现卫分证，而是指病由里达外，在一定阶段病可愈。）

（3）传变形式

传变形式：
- 卫气营血之证单独出现
- 卫气营血之证夹杂出现

一种形式即按卫→气→营→血的顺序单独出现。

另一种形式是混杂出现，即指在传变过程中，有卫分之邪未罢，而又兼见气分证或营分证，此所谓“卫气同病”，“卫营同病”；有的气分之邪未解，而又兼营分或血分见证的，此所谓“气营两燔”或“气血两燔”。可见卫气营血的传变并不是固定不变，刻板一律的。但只要我们掌握了卫气营血各自的证候特点，辨证要领，也就掌握了卫气营血的相互传变。

章虚谷注释叶天士《外感温热篇》有关条文时说：“凡温病初起，发热而微恶寒者，邪在卫分；不恶寒而恶热，小便色黄，已入气分矣；若脉数舌绛，邪入营分；若舌深绛、烦扰不寐，或时有谵语，已入血分矣。”章氏此说虽然还不全面，但对卫气营血各个阶段的证候表现的基本特征做了概括性的描述，对温病的辨证，对识别病情传变，有很好的参考价值。

（4）传变因素

温病的发生发展过程中是否传变，如何传变，与病邪性质的差异，病人体质的强弱以及治疗的是否及时、确当有直接关系。

病邪性质的差异与温病传变的情况有密切关系。如风温为病，多由卫分而后气分，不愈则继入营分、血分。春温、暑温每多起病即见里热诸证，或表里同病；燥热为病，则很少见有营分证、血分证。

病人体质强弱与温病的传变、转归、预后也有很大关系。如素体阴虚者感邪后容易化燥、发痉、传变迅速；心气素虚者，感邪后病情传变容易逆传造成内陷心窍之证。

治疗是否及时、确当与温病的传变亦有很大关系。关于温病的治疗原则，叶天士指出：“在卫汗之可也；到气才可清气；入营犹可透热转气……入血就恐耗血动血，直须凉血散血……。”温病每个阶段必须运用适当的治疗原则方可奏效。如卫分证里应辛凉清解。若早用清气法，则可导致冰伏邪气，引邪入里造成变证。这里叶氏所说的卫分证的汗法，气分证的清气法，营分证的透热转气法，血分证的凉血散血法，这只是基本的治疗原则和一般规律而已（表3）。至于具体的治法和方药等，则在有关章节中详述，这里就不赘述了。

表3　卫气营血辨证表

证型	病理	证候	辨证要点
卫	温邪客表 肺卫失宣	发热微恶风寒，头痛无汗或少汗，咳嗽，口渴，咽红或痛，苔薄白，舌边尖红，脉浮数等	发热微恶风寒，口微渴，脉浮数

续表

证型	病理	证候	辨证要点
气	邪入气分 里热蒸腾	身热，不恶寒，但恶热，汗多，渴欲冷饮，舌苔黄燥，脉滑数或洪大等	壮热，不恶寒，口渴，苔黄
营	热灼营阴 心神被扰	身热夜甚，口干，但不甚渴饮，心烦不寐，时有谵语，斑疹隐隐，舌质红绛，脉细数等	身热夜甚，心烦，舌红绛，脉细数
血	热盛动血 心神扰乱	身热，躁扰，昏狂谵妄，吐血，衄血，便血，溲血，斑疹透露，舌深绛	身热躁扰，斑疹或出血见症舌深绛

三、三焦辨证

三焦辨证是清代温病学家吴鞠通首先倡导的。吴氏根据前辈医家的经验，在叶天士治疗温热病的基础上，着重参考叶天士的《临证指南医案》，又结合他自己长期的临床实践，把多种温病发生发展过程中一般的证治规律概括为三焦辨证，以此来说明证候类型和传变，指导温病的治疗。吴鞠通的代表著作《温病条辨》一书的卷一至卷三，就系统地把各种温病分上、中、下三焦为三篇，详细论述了温病的病因、传变和证治，是一部很丰富的理法方药的温病专著，本教材的内容大多来源于此。

（一）三焦概念的沿革

“三焦”一词，首见于《黄帝内经》，后世医家也有论述。但历来说法纷纭，至今争论未决。总的来说，它是一个生理学概念。一般认为它是人体脏腑功能的概括和人体部位的划分。

《黄帝内经》大体是以三焦为手少阳之腑的名称及特定的功能和部位而言的。如《灵枢·营卫生会》：“上焦出于胃口，并咽以上，贯膈而布胸中……中焦亦出胃中，出于上焦之后……下焦者，别回肠，注于膀胱而渗入焉。”这是上、中、下三焦的大致部位。《素问·灵兰秘典论》说：“三焦者，决渎之官，水道出焉。”《灵枢·营卫生会》说：“上焦如雾，中焦如沤，下焦如渎。”这两条原文明确指出三焦是水谷运行的通道及其生理功能，三焦运化水谷，通行水道，成为水液代谢的道路，关于三焦的生理功能，“上焦如雾”指心肺的输布功能，“中焦如沤”主要指脾胃的消化转输作用，“下焦如渎”主要指肾与膀胱排尿作用。这些都说明人体水液的代谢都与三焦有密切关系。总之,《黄帝内经》对三焦概念的认识包括如下内容:

	部位	所属脏腑	功能
上焦	从咽喉至膈	心肺	上焦如雾
中焦	从膈至脐	脾胃	中焦如沤
下焦	从脐至二阴	肝、肾(大小肠、膀胱)	下焦如渎

《难经》对三焦的生理功能亦进行了论述。《难经·六十六难》说:“三焦者,原气之别使也,主通行三气,经历五脏六腑。”这段原文清楚指出了三焦是人体阳气运行的通道。《难经·三十一难》说:“三焦者,水谷之道路。”指出三焦又是水谷、特别是水液代谢的通道。由此我们可以看出三焦通行阳气,运化水谷,疏通水道,参与人体正常的新陈代谢。

《伤寒论》中亦有几处提到三焦。如原文:

“小柴胡汤可使上焦得通,津液得下,胃气因和,身濈然汗出而解。”

“理中者,理中焦,此利在下焦,赤石脂余禹粮丸主之。”

“妇人热入血室而无犯胃气及上二焦,必自愈。”

从《伤寒论》这些原文中所提及的三焦分析,可知着重指其部位,并也以此涉及某些生理病理概念。

除《黄帝内经》《难经》《伤寒论》以三焦分部位和以三焦说明人体气化功能外,后世不少医家对此更有多种不同论述。至明代、喻嘉言则已把三焦的概念原则应用于温热病的证治。他说:“上焦如雾,升而逐之,兼以解表,中焦如沤,疏而逐之,兼以解毒,下焦如渎,决而逐之,兼以解毒。”根据三焦的生理功能,指出其治疗原则,用于温热病的临床实践。

综上所述,尽管历史上对“三焦”的实质众说不一,对于“三焦”的见解也不太一致。但对其生理功能和部位划分的认识大体是一致的。归纳起来有下面几方面的内容:

1. 三焦是阳气运行的通道(气道)

三焦有主持诸气,总司人体气化的作用,为通行元气的道路,元气发源于肾,但必须借三焦的道路,才能敷布周身,以激发、推动各个脏腑组织器官的功能活动,所以三焦称为气道。

2. 三焦是水液运行的通道(水道)

由于三焦有主持诸气,通行阳气作用,所以才有气化作用。在三焦气化作用下,人体的饮食、水谷,水液代谢才能正常进行。

3. 三焦划分人体为上、中、下三个部位。

一般来说:

上焦指心（包括心包）、肺（横膈以上为上焦）；

中焦指脾胃（横膈以下至脐为中焦）；

下焦指大、小肠、膀胱、肝、肾（脐以下为下焦）。

上、中、下三者合起来统称三焦，也就是说，三焦把人体划分为上、中、下三个部位。

4. 三焦是人体传化之腑中的一腑

三焦也是六腑之一，因在人体十二脏腑中，唯它最大，故有“孤”府之称。“孤”字之意即独一无二。正如《灵枢·大输》说：“三焦者，中渎之府也，水道出焉，属膀胱，是孤之府也。”又如《类经》所指出的三焦是：“脏腑之外，躯体之内，包罗诸脏，一腔之大府也。”由此看来，它囊括了人体各个脏腑。人体上焦、中焦、下焦所属脏腑，都包容在这个“孤”府之内。

吴鞠通对于“三焦”的概念也是很明确的，即指三焦所属脏腑的生理病理和部位。心、肺属上焦，脾胃属中焦，肝、肾（大、小肠，膀胱）属下焦。这一点务必清楚，否则会发生概念上的混乱。由此看来，三焦是划分人体部位的方法和每个部位所属脏腑生理功能的概括，所以如果外邪侵犯人体就会导致三焦所属脏腑功能活动的失常而发生相应的变化。

吴鞠通为什么用三焦作为辨证纲领？这是吴氏临床实践中发现的。他发现温病开始首先见到的上焦心、肺见证，肺卫证、肺热证或见心包证，继而见中焦脾胃见证，最后伤肝肾之阴，已到了下焦。所以吴氏发现温病传变“始于上焦，终于下焦”。故此，吴氏根据古代文献对三焦的有关论述，并吸取了前人对三焦病变的辨证方法，结合温病的临床特点，创立了三焦辨证，作为温病的辨证纲领，为后世温病的辨证开创了新途径。

下面我们就分三焦的证候与病机，三焦的病程、阶段和相互传变几个问题进行讲述。

（二）三焦的证候和病理

1. 上焦证候

上焦证主要包括手太阴肺和手厥阴心包经的病变。

（1）手太阴肺

肺之生理 { 肺主气——司呼吸
主气属卫——司开合

病　　理 { 邪袭肺卫→肺卫证（表证）与卫分证相同
邪热壅肺→肺热证（里证）肺为五脏之一属里

证候表现：

肺{肺卫证：发热、微恶风寒、头痛、口微渴、咳嗽、舌边尖红、苔薄白、脉浮数，
肺热证：身热、不恶寒、汗出、口渴、咳嗽、气喘、苔黄、脉滑数。}

病理分析：

吴鞠通指出："凡病温者，始于上焦在手太阴。"吴氏认为温邪从口鼻而入，鼻为肺之外窍，与肺气相通，故温病初起每易最先见到手太阴肺的脉证。"温为火之气，火未有不克金者，故病始于此。"

肺与皮毛相合卫统卫气，温邪从口鼻而入内袭于肺，在内肺气不宣，在外卫气郁阻，故病在手太阴肺则出现气郁而不宣，卫气开合失司之一系列症状，如发热微恶风寒、头痛、咳嗽、口微渴、苔薄白、脉浮数等肺卫表证。

如果肺卫表证不解，表邪入里，邪热壅肺，宣降失司则可进一步见到身热、汗出、口渴、咳嗽、气喘、脉滑数等症状。邪热壅肺还可以见到咳嗽稠黏痰，胸闷、甚或胸痛等症状。由此可见手太阴肺经病变，实际上已概括了温病初起邪在卫分和邪热入于肺经气分的两类证候。

邪袭肺卫的证候表现，正如吴鞠通《温病条辨》上焦篇第三条原文所说："太阴之为病，脉不缓不紧而动数，或两寸独大，尺肤热，头痛、微恶风寒，身热自汗，口渴，或不渴而咳，午后热甚者名曰温病。"条文中"不缓不紧而动数，或两寸独大"，指的是什么意思？脉不缓，则提示非太阳中风证，脉不紧，则说明非太阳伤寒证；脉动数即脉搏跳动频数，则正是风热犯肺卫之脉，太阳中风脉浮缓，太阳伤寒脉浮紧，二者皆省略一个"浮"字，因此可知动数之前也省略一个"浮"字，风热在肺卫，脉浮数。"两寸独大"，吴氏解释为"火克金也"，即邪热犯肺的脉象。以中医基础理论分析，两寸候上焦病变（右寸候肺，左寸候心，心肺属上焦）条文中"尺肤热"就是指上肢寸口至肘部处的皮肤有触之发热的感觉。尺肤诊法在古代曾是一种受重视的诊法。《黄帝内经》对此有专篇，即《灵枢·论疾诊尺》。此篇中有"尺肤热甚，脉盛躁者，病温也"的论述。而吴氏在条文中提及的脉动数与脉躁盛相似，"尺肤热"或许正是想与上述经文所论暗合。尺肤乃手太阴肺经循行部位，肺卫受邪故尺肤热。温热邪气侵袭肺卫故见头痛、微恶风寒、身热自汗、口渴、咳嗽等症状。条文中提到的"午后热甚"，午后为阳明经主令之时，阳明为多气多血之经，气血旺盛，又得时令之助，正气抗邪有力，正邪相争，斗争激烈，故午后热甚。吴氏将此条称为"温病"，实际上是温热病风热犯肺的证候。

（2）手厥阴心包

生理：主营血、主神明。

病理：痰热闭窍、热伤营阴——热陷心包（营分证）。

证候表现：身灼热，舌质红绛，神昏谵语，或昏愦不语，舌謇肢厥，苔黄，脉细滑数。

病理分析：

痰热闭窍的“窍”是指“心”，又为什么称为心包证呢？这是因为传统的认识，在正常情况下，心包“代心行令”，代心行君主之令，因为心为君主之官，不能受邪，由心包代之（这是当时的封建色彩），所以心包的生理功能同心一样，主营血，主神明，在病理状态下，心包又“代心受邪”，《灵枢·邪客》说：“故诸邪之在于心者，皆在于心包之络。”章虚谷对此解释说：“《内经》言心为一身之大主，而不受邪，受邪则神去而死，凡言邪之在心者，皆心包之络受之，盖包络为心之外衣也。”

肺卫之邪不解，内陷心包，邪灼液为痰，痰热蒙蔽心包，神明被扰，神不守舍，故出现神昏谵语或昏愦不语，有时见到舌头僵硬，活动不灵活，语言不利，因为舌为心之苗，心之别络系舌本，心包痰热阻塞络脉，而致舌謇短缩，活动不灵，语言不利，肢厥一证指的是热深厥甚的肢厥。即手是厥冷而胸腹灼热如焚。手足厥冷正是由于邪热内盛，郁阻于内，气机闭阻，阳气不能达于四末所致，即所谓“热深厥亦深，热微厥亦微”。舌红绛说明邪在营血、心包、脉细数主营阴伤而热盛，苔黄燥而脉滑主痰热内壅。

上面提到的“痰”的问题。对此如何理解呢？中医学中所说的“痰”，有时属于症状概念，有时属于病机概念，有形之痰属于症状概念，无形之痰属于病机概念。

邵仙根说：“膻中为心之宫城，邪入于此，干犯心包，热迫心中，挟痰浊互结，致神昏谵语，而邪陷内闭。”就是说在温病过程中，如出现神昏谵语等神志症状，其病机为邪热痰浊互结而蒙蔽心包所致。本证之临床表现有的为痰浊症状，如痰壅气粗，有的不一定有痰的症状。

叶天士指出：“温邪上受，首先犯肺，逆传心包。”叶氏所言，正是吴鞠通所谓上焦证候的主要依据。“温邪上受，首先犯肺”指明了温病初起每易邪热犯肺为病变中心。肺经之邪不解，可以“逆传心包”，又说明了肺与心包病变的关系。

下面就“逆传”问题做些有关介绍：

①如何理解逆传？

逆传是相对顺传而言的。所谓顺传，是由肺传至于胃，又称正传，也就是手太阴肺经，顺传是阳明胃经，为什么会顺传于胃呢？这是因为手太阴肺经“起于中焦，下络大肠，还循胃口，上膈属肺”。这就说明手太阴肺与足阳明胃在生理上是密切相连的，这种相连就给肺传胃提供了物质基础和内在依据。温热邪气由卫分不经气分，而直接传入心包；心包属营，邪不传气而直接传营，传变急速，病势凶险，不循常规、证候危重，故曰逆传。

②造成逆传的因素有哪些？

ⓐ素体心气虚，心阴亏损，阴虚内热，正气不足，为逆传提供了内在的依据。

ⓑ受邪太盛，超过了心包的防御能力，可造成内陷。

ⓒ患者素有痰饮，又感温热，内外相合，造成逆传；叶天士：“平素心虚有痰，外热一陷，里络就闭。”

ⓓ失治、误治而致内陷心包，尤以过用温热药为多。

ⓔ心肺同居上焦，为相邻之官，故肺受邪也易影响心，这也是造成逆传的一个条件。

杨照藜：“肺与心相通，故肺热最易入心。”

邵仙根：“肺内膜与心包络相近，心在肺下，其道最近。故最易逆传心包。”

总之，逆传心包的条件，决定邪正双方力量的对比，同时，邪气的性质也是重要的，如暑温、风温之邪，易逆传心包。

2. 中焦病候

中焦病候主要指手足阳明和足太阴脾的病变。

（1）邪入阳明

生理：阳明
- 足阳明胃：主收纳、主燥。
- 手阳明大肠：主传导。

病理
- 足阳明胃：无形热邪弥漫，胃经热盛。
- 手阳明大肠：邪热与肠内糟粕相结为腑实，腑气不通。

证候表现：

邪入阳明
- 胃经热盛：（无形热盛）：面目俱赤，语声重浊，呼吸俱粗，（足阳明） 但恶热不恶寒，口渴，苔黄燥脉浮洪。
- 有形热结：日晡潮热，大便秘结，腹满硬痛，舌苔黄焦起刺，（手阳明） 脉沉实，或见神昏谵语。

病理分析：

从三焦分属脏腑而言，大肠归于下焦，但因阳明胃经和手阳明大肠为同气相引，在热病过程中足阳明胃经的无形热盛与手阳明大肠腑热结在病机上密切相关。《伤寒论》中把胃与大肠统称为“胃家”，故吴鞠通把腑实证归属于中焦证候。

邪在阳明的证候详见吴鞠通《温病条辨》中焦篇第一条原文：“面目俱赤，语声重浊，呼吸俱粗，大便闭，小便涩，舌苔老黄，甚则黑有芒刺，但恶热不恶寒，日晡益甚者，传至中焦，阳明温病也，脉浮洪，燥甚者，白虎汤主之，脉沉数有力，甚则脉体反小而实者，大承气汤主之。”

从吴氏的这段原文分析，传至中焦的阳明温病可见胃经无形热盛的白虎汤证，也可以见肠腑有形热结的大承气汤的证。高热、面赤、汗出、烦渴、苔黄燥，脉浮洪之阳明经证总的病机为无形热盛，正邪剧争，功能亢奋。潮热、便秘、腹满，苔焦黄起刺，脉沉实有力的阳明腑实证总的病机是腑实热结，腑气不通。二者的主要区别在于脉象，即以脉象论病机，以脉象论鉴别。临床上由于腑气不通而高热不退的治法，应以通腑气，腑气一通则高热自解。

原条文中说的白虎汤证见“脉浮洪燥甚”，如何理解其“浮”字呢？吴氏对此解释说：“白虎汤之所以见浮洪燥甚，是因为‘邪气近表’”，并指出：“脉浮者不可下，凡逐邪者，随其所在，就近而逐之，脉浮则出表为顺，故以白虎金飙以退热。”吴氏所说：“邪气近表”是指“四大证”，乃为“阳明外证”，其脉浮者，亦对承气汤之脉沉者相对而言。而不可与表证之浮脉相混淆，脉象虽一，但病机不同。这里吴氏提出的脉浮者不可下，以出表为顺，则是有很好的临床指导意义的，治阳明经证用白虎汤之辛凉重剂，其意义就在于此。

邪在阳明，热势过盛，也可以出现神昏谵语的症状，称为胃热熏心。但这种神昏谵语是因高热所致。所以退热就会神清，热升而又复作。

总之，邪入阳明是邪气盛，正气不衰，正邪剧争的阶段。虽然病情严重，热势很盛，但只要治疗得当，一般预后良好。陆九芝说:“阳明无死证。”是有一定意义的。他又说：“病在阳明之经，虽大不大，一用芩连膏知而能化大为小；病在阳明之腑，不危亦危，非用硝黄枳朴不能转危为安。”病在阳明之腑“不危亦危”是因为阳明腑实容易耗伤下焦阴精，故《伤寒论》有阳明三急下，少阴三急下之证。这就告诉我们病在阳明腑是病变转化的关键，应抓紧治疗。

（2）足太阴脾

生理：运化水湿。

主湿，脾为湿土之脏。

病理：脾失健运，水湿内停。

证候表现：身热不扬，有汗不解，胸脘痞闷，泛恶欲呕，身重肢倦，苔腻，脉濡缓等。

病机分析：邪入太阴而从湿化，多为湿温病证，因为脾为湿土之脏，胃为水谷之海，故湿温之邪最易侵犯脾胃，但总以脾为主。外感湿邪，内困脾胃。

基于湿邪容易侵犯脾胃的特点，湿温为病，起病即可见明显的脾胃湿困的症状。湿温初起一般以湿为主，随着病程的进展，湿邪逐渐化热，则可见热象渐增。故其病程因湿蕴郁成热，可分为湿重于热，热重于湿，湿热并重三种类型。

邪在中焦证，一是温热性质，一是湿热性质，温热性质属阳明，分经证，腑证：湿热性质属太阴。

3. 下焦病候

下焦病候主要包括足少阴肾与足厥阴肝的病变。

（1）足少阴肾

生理：主藏阴精，内寓真阳，为水火之脏，水火既济，阴阳平衡。

病理：邪热久羁，肾阴耗伤。

证候表现：身热颧红，手足心热甚于手足背，口燥咽干，心烦不寐，脉虚神倦等。

病机分析：肾为水脏，主藏阴精，邪热久留不退，势必耗伤肾阴，故见上述肾阴亏耗，真阴耗损，虚热内生，邪少虚多的证候。

温病后期之肾阴亏耗的见证多由阳明热盛或阳明腑实证伤津耗液发展而来。吴鞠通《温病条辨》下焦篇第一条原文把“邪在阳明久羁”与“脉虚大，手足心热甚于手足背”的少阴证合为一条比较而论，吴氏对此自注说：“温邪久羁中焦阳明上，未有不克少阴癸水者，或已下而阴伤；或未下而阴竭。”

少阴诸证中有“手足心热甚于手足背”之症，吴氏解释说，这是因为“手足心主里，其热必甚于手足背主表”，此因真阴耗损，而有虚热内生，必循阴经外发，手厥阴心包经之劳宫穴在手心，足少阴肾经之涌泉穴在足心，故手足心热甚于手足背，故有五心烦热之症。真阴伤，阴津不能上承于口则口燥咽干；少阴温病见心中烦，不得卧，心烦不寐，是因为水不济火，心肾不交的缘故。心阴大亏，心神失养，则神倦欲眠。真阴耗损，脉道空虚而脉虚无力。

（2）足厥阴肝

生理：肝藏血，主筋，主风。

病理：肝经热盛，热炽筋挛，热极生风，肝肾阴亏。血不养筋，虚风内动。

证候表现：高热神昏，手足抽搐，或角弓反张，口噤，苔黄，脉弦。

甚或手足蠕动，或瘈疭，神昏，肢厥，心中憺憺大动，舌绛苔少脉虚弱等。

病机分析：温病过程中有动风之证者，每与足厥阴肝有关。因为肝为风木之脏，肝主筋的缘故。动风者，究其病机而言，必有虚实之分，所以足厥阴肝的病变，也有虚实之辨。上述所罗列症状前者高热神昏，手足抽搐，或角弓反张，口噤，脉弦，苔黄等为热极生风，或叫热盛动风是属实证。往往是痉厥与昏厥并见，薛生白说："火动则风生，而筋挛脉急，风煽则火炽，而识乱神昏。"在临床上单纯的肝经热盛比较少见，而由阳明热盛，热入营血，热陷心包等证引起肝热动风较常见，故肝热动风的证治往往散见于其他有关章节内容。

下焦足厥阴肝的病证着重指手足蠕动，甚或瘈疭，神倦、心中憺憺大动，舌绛苔少，脉虚弱等肝阴耗竭，虚风内动之证。肝为风木之脏，赖肾水以滋养，如肾阴亏耗，肝肾同源，如肾阴被耗，水不涵木，肝失所养则虚风内动。这种动风证候往往由热伤肾阴进一步发展而来。吴鞠通说："热邪深入，或在少阴，或在厥阴，均宜复脉。"吴氏自注："盖少阴藏精，厥阴必待少阴精足而后能生，二经均可主以复脉者，乙癸同源也。"

虚风内动者，除见手足蠕动，甚或瘈疭等症外，亦可循衣摸床，撮空理线，目陷睛迷，齿燥色如枯骨等亡阴失水证。由于肝肾在生理上的密切关系（乙癸同源），故在病理状态下，肝与肾亦相互影响，互为因果。有时两者很难截然分开，而统称肝肾阴伤。

舌质如何对下焦阴伤的程度、转归，预后等尤为重要。一般舌质紫黯，色如猪肝，或舌形短缩，伸不过齿，则提示肝肾阴涸，正虚甚重。实属危重之证。

邵仙根说："舌质绛不鲜，枯暗且萎，为肝肾阴涸而致，药难救。"

吴坤安说："舌形紫暗，为猪肝色，绝无津液者为枯，舌形敛缩，不过齿为萎，此肝肾已败，不治。"

三焦辨证中的下焦肝肾阴虚证对于卫气营血辨证是一个很好的补充。

（三）三焦说明温病的病理阶段和相互传变

1. 病理阶段

三焦所属脏腑的病理变化和证候表现，同样标志着温病发展过程中的不同病理阶段。

上焦手太阴肺的病变，多为温热病的初期；

中焦足阳明胃（包括手阳明大肠）的病变多为温热病的中期或叫极期；

下焦足少阴肾和足厥阴肝的病变，则多为温热病的末期。所以温病有“始上焦终下焦”之说。但是这仅就一般起于表的新感温病而言。如春温、伏暑则不然，往往起病于中焦阳明，或手厥阴心包的证候。另外，由于病邪的性质不一，其发病初期，也不一定皆始于手太阴肺经，如湿温初起，病变重心就在足太阴脾，而稍兼邪郁肌表而已；而暑风、暑厥则一开始即出现足厥阴肝、手厥阴心包的见证。可见对于上、中、下三焦的病理阶段，须灵活看，不能死看，所谓“始上焦终下焦”之说是讲其一般性，并非必然性，故不能完全拘泥此说。正如王孟英所说：“夫温热究三焦者，非谓病必上焦始，而渐及于中下也。伏气自内而发，则病起于下者有之，胃为藏垢纳污之所，湿温疫毒，病起于中者有之，暑邪挟湿者，亦犯中焦，又暑邪属火，而心为火脏，同气相求，邪极易犯，虽始上焦，亦不能必其在手太阴一经也。”所以关于三焦的病理阶段。应根据每一具体疾病而分别看待。

2. 相互传变

三焦所属脏腑的证候传变，一般多由上焦手太阴肺开始，由此而传入中焦的为顺传，如由肺传入心包的为逆传；中焦病不愈，则多传入下焦肝肾。正如吴鞠通所说：“温病由口鼻而入，鼻气通于肺，口气通于胃。肺病逆传，则为心包；上焦病不治则传中焦，胃与脾也；中焦病不治，即传下焦，肝与肾也。始上焦，终下焦。”从吴氏的原文分析可以知道，这仅是一般的传变情况，并不是固定不变的。在温病的传变过程中，有上焦证未罢而又见中焦证的，亦有中焦未除而又出现下焦证的。

（四）三焦辨证的治疗原则

辨证的目的，是为了认识疾病本质而确定治疗原则。在《温病条辨·治病法论》中有：“治上焦如羽，非轻不举；治中焦如衡，非平不安；治下焦如权，非重不沉”的论述。肺居上焦，部位高且近于表，所以需用如羽毛那样轻宣浮透，轻清宣化疏解之剂。脾胃居中，处于上下之间，是升降出入的枢纽，一升一降，用药既不能太薄，也不能过于厚重，要权衡轻重，投药适度，用中正平和的方法进行治疗，达到如衡器那样的平衡（衡者，指升降平衡）。下焦的部位最低，而且偏于里，肝肾归下，为精血之本。在治疗上无论扶正或祛邪，都要用重浊味厚之品，犹如秤锤那样沉重，才能直达病所，发挥疗效（权者，重镇之义）（表 4）。

有关具体的治疗方法，在“温病的治疗”章再详细论述。

表 4　三焦辨证表

	证型	病理	证候	辨证要点
上焦	手太阴（肺）	邪袭肺卫 肺失宣降	发热、微恶风寒、头痛口渴、咳嗽、脉浮数、苔薄白等	发热、恶寒、咳嗽、口渴、脉浮
		热邪壅肺 肺气闭郁	身热、汗出、口渴、咳嗽、气喘、苔黄、脉洪数等	身热、咳嗽、苔黄、口渴
	手厥阴（心包）	邪陷心包 心窍阻闭	舌质红绛、神昏谵语或昏愦不语、舌謇肢厥等	昏谵肢厥
中焦	足阳明（胃）	胃经热盛 熏蒸于外	发热、不恶寒、反恶热、面目红赤、汗出、口渴、气粗、苔黄燥、脉浮洪等	壮热、汗多、渴饮、苔黄燥、脉浮洪
	手阳明（大肠）	肠道热结 腑气不通	日晡热甚、便秘、溺涩、语声重浊、苔黄黑焦燥、脉沉有力等	潮热便秘、苔黄黑而燥、脉沉有力
	足太阴（脾）	湿热困脾 气机郁阻	身热不扬，有汗不解，胸脘痞闷、泛恶欲呕，身重肢倦苔腻、脉濡缓等	身热不扬，脘痞苔腻、脉濡缓
下焦	足少阴（肾）	热邪久留 肾阴耗损	身热颧红、手足心热甚于手足背，口燥咽干、脉虚神倦等	手足心热甚于手足背、口干咽燥、脉虚神倦
	足厥阴（肝）	水不涵木 虚风内动	手足蠕动、甚或瘛疭、神倦肢厥、心中憺憺大动，舌绛苔少，脉虚弱等	手足蠕动或瘛疭、舌绛、脉虚弱

四、卫气营血辨证与三焦辨证的关系

卫气营血辨证和三焦辨证，二者均为温病辨证施治的指导原则和理论基础，在很大程度上有共同的地方。

（1）就其辨证意义而言，二者都用于分析温病的病理变化，明确病变部位，掌握病势轻重，识别病情传变，归纳证候类型，判断疾病预后，确定治疗方法。

（2）就其内在联系而言，卫气营血的生理病理变化离不开三焦所属脏腑，而三焦所属脏腑的生理病理变化也同样离不开卫气营血。卫气营血辨证中有三焦脏腑之辨，三焦辨证中亦有卫气营血之辨。故有不少温病既可以用卫气营血辨证，也可以用三焦辨证，《温病纵横》是温热病用卫气营血辨证，湿热病用三焦辨证，两种辨证可以互参。

上焦→{手太阴肺 ＜ 肺卫（表）/ 肺气（里）＞ 卫、气营
　　　 手厥阴心包→营

中焦→{足阳明胃（包括肠）/足太阴脾} 气

下焦→{足少阴肾/足厥阴肝} 营血

卫气营血辨证与三焦辨证有很多共同之处，并不等于说，二者就完全相同，其中也有区别之处。

（1）从辨证方面来看，上焦证包括心肺，而上焦手太阴肺之病变。有表证的相当于邪在卫分；邪热壅肺而无表证的，则属于气分范围；热入心包的病变可归于营分范围，但其病理变化与营分不尽相同，热陷心包为痰热内闭，而营分证则为热伤营阴；前者神志病变更为明显，后者亦有神志见证，治疗上亦有区别，前者以清心开窍为主。后者以清营泄热为主。

（2）中焦足阳明胃和足太阴脾（包括手阳明大肠）的病变都属于气分范围，但邪在气分，不限于中焦胃、肠、脾三者，凡邪不在表而又未入营血的病证，都属于气分范围，故气分病范围最广。

（3）关于下焦肝肾病变与邪在血分的病变，虽然都属于病邪或深入阴分之候，但证候也截然有别，即下焦肝肾病变不等于血分证，下焦肝肾病变是热伤肝肾之阴，其证属虚，热入血分是热迫血溢动血，其证属实。由于二者辨证有这些不同之处，所以某些温病，或温病的某些阶段，对卫气营血和三焦这两种辨证方法，有选择应用的灵活性。

综上所述，卫气营血辨证与三焦辨证，两者既有联系，又有区别，即同中有异，异中有同，临床应用时必须把两者结合起来，取长补短，相得益彰，才能较全面地指导温病的辨证施治。

（刘占文）

第五章 温病的常用诊法

一、概述

正确的诊断，来源于周密的调查研究，进行周密的调查研究，必须具备正确的方法，因此，为了使大家更好地、准确地掌握温病的诊法，有效地运用于临床实践，在讲具体诊法之前，首先介绍一下对温病诊断具有普遍指导意义的两个问题。

温病诊断的基本要求：一早、二准、三全。

对温病的诊断，要力争做到早、准、全三字。

所谓早，即早期诊断。早期诊断对所有疾病都是重要的，但对温病来说就更占有突出的地位，因为温病具有发病急、传变快、变化多、传染性及流行性强等特点，所以早期诊断对于判断疾病的发展趋势，估计预后，及早采取有效的防治措施，控制疾病的蔓延和传播都具有极为重要的意义。吴鞠通说："治外感如将。"吴又可亦指出："邪贵乎早逐。"实际上都强调了早期诊早期治疗的重要性。

所谓准，即诊断要正确。这是诊断中最关键的一环，不难设想，没有正确的诊断就不会有正确的治疗，诊断不正确，早期诊断也是毫无意义的，甚至会因误诊而造成严重后果，这方面的例子是屡见不鲜的。当然，在临床上，由于种种因素和条件的限制，比如：早期症状不典型，缺乏可以确诊的特异性表现，往往不可能一下子就明确诊断，这就要求我们医务工作者具有高度的责任感，仔细调查研究，既要全面掌握疾病的发生、发展和现状，又要密切注意疾病的动态变化，尽可能早些对疾病做出比较符合客观病情的估价。华岫云讲"医道在乎识证、立法、用方，此为三大关键……然三者之中，识证最为重要。"

所谓全，即诊断的结论要完整，要能比较全面地反映出整个病情的变化。既要辨证，又要辨病。根据发病季节，临床特点分清四时温病，然后在卫气营血辨证和三焦辨证等温病学理论的指导下，明确病因、病机、确定证候类型。为什么要辨证和辨病相结合呢？因为辨病可以掌握每一种温病的发病特点和发展规律，不致贻误病机。《黄帝内经》说："谨守病机，各司其属，有者求之，无者求之，盛者责之，虚者责之，必先五胜，疏其气血，令其条达，而至和平。"辨证可以有效地论治。对于初次接触临床的医学生，更应该在完整诊断上下功夫。

温病的诊断过程是一个调查、研究、分析、判断的过程，而这一过程必须建立在一定的客观依据基础之上。就温病来说，诊断依据主要有以下几个方面：

（一）症状表现

症状是疾病的外在表现，这是诊断温病的主要依据，或者说是认识疾病的一个入门向导，无论是辨四时温病，还是辨卫气营血证候阶段都是以客观症状为依据，通过症状的分析、综合，可以在普遍性中找出其特殊性，从而认识病证的本质。在温病上，要特别注意发热、口渴、二便、神志等方面的变化。

（二）特殊体征

在温病诊断上具有普遍意义和重要价值的体征是舌的变化和斑疹的出现。舌的变化和发生斑疹在其他疾病中亦可见到，但比较而言，不如温病变化的显著和多样。在温病过程中，随着病变的发展，在卫气营血不同的病理阶段，舌苔、舌质亦出现不同的病理反映。因此辨舌可以作为辨卫气营血的客观指征。斑疹在温病中很常见，斑疹出现，本身标志着邪气已入营血。再通过察其色泽、形态、分布等情况。可以了解病邪的浅深轻重，气血的盛衰，从而为判断预后，确定治疗提供依据。从辨病方面来说，舌苔斑疹也有重要意义，根据临床观察，消化系统传染病（如沙门菌属感染）和一些病毒感染，舌苔多较厚腻，而一些化脓性的细菌感染，多表现舌红苔黄焦燥。至于斑疹分布的部位，出现的时间以及形态等则有助于某些急性传染病的鉴别诊断，如流行性脑脊髓膜炎（流脑）常见针尖大小的出血点（中医称为瘀斑），肠伤寒可见玫瑰疹等。

此外，在很多温病中都有其特殊的体征，如大头瘟头面肿胀，烂喉痧肌肤痱痧，湿温病发白㾦等。这些特殊体征是各种温病诊断的重要依据。

（三）发病季节

温病有四时温病之称，各种温病发病都具有明显的季节性，因此注意发病季节，对于辨别四时温病，确立病名，明确诊断有一定的临床意义，如风温多见于春季，暑温发于夏季，湿温多见于长夏。雷少逸说："时医必识时令，因时令而治时病，治时病而用时方。"

现代医学，对于传染病的发病季节也是非常重视的，因为了解好发季节，有助于明确诊断。

以上从中医角度讨论了温病诊断的依据，在临床上，随着中西医结合工作的开展，还应结合实验室检查，这样更有利于早期做出确切的诊断。

温病诊法也不外望、闻、问、切四诊。四诊在诊断学中已做介绍，我们这里着重讨论在温病诊断中具有特殊意义的辨舌、验齿、辨斑疹、白㾦，辨脉象以及辨常见症状等内容。

二、辨舌

辨舌即通常所说的舌诊，是中医独特的诊断方法之一，临床上广泛运用于各科，尤其在温病诊断上意义更为突出，在温病辨证中，无论是辨邪气的浅深轻重，还是辨正气的盛衰，舌苔舌质的变化都是重要的客观指征。

古代医家在长期临床实践中，对于舌诊在温病诊断上的运用，积累了丰富的经验，我们应当十分珍视古人留给我们的宝贵遗产。但是也应看到，由于历史条件的限制，这些认识都是根据客观现象所做出的理论推断，还不可能完全揭示事物的本质，随着医学科学的发展，对舌诊的研究已成为重要的科研课题，在这方面已取得了一些成绩，将适当地加以介绍，仅供参考。

（一）舌与脏腑气血的关系

在讲温病舌象之前，首先复习一下正常舌象的形成。正常舌象体柔软，活动自如，颜色淡红光泽，苔薄白。如《舌苔统志》说："舌为心之苗，其色当红，红不娇艳，其质当泽，泽非光滑，其象当毛，毛无芒刺，必得淡红上有黄白之苔气，才是无邪之舌。"中医认为这种淡红舌的形成，是气血上荣的表现。因五脏六腑皆通过经络与舌相连，如心之别络系舌本，脾脉连舌本散舌下，肾脉挟舌本，肝脉络舌本等。五脏六腑化生的气血津液都上注于舌。只有在人体气血充足，阳气和畅，血流正常的情况下，才能见到这种淡红、活泼、润泽的舌质。其舌苔乃是胃气蒸发而成，正常人的薄白苔是胃有生气的表现，章虚谷说："无病之人常有微薄苔，如草根者，即胃中之生气也。"人以胃气为本，五脏六腑皆禀气于胃，因此胃气不仅指消化功能而言，也是全身功能的体现。

现代研究认为：舌黏膜下层血管十分丰富，舌肌肉的血运十分畅通，使肌肉呈现红色，因为在红色的舌肌上还盖着一层白色半透明带有角化的黏膜面，所以，我们看到的是淡红色的舌质。舌苔的形成，是由于舌本身的新陈代谢，舌乳头的分泌物和上皮角化脱落或形成角化树，舌呈白色，由于口腔的咀嚼，吞咽动作，以及唾液饮食冲洗而被清洁，故见到的只是薄白苔。至于舌苔呈黄色、灰色、黑色，这是在疾病过程中，与口腔内优势菌株的颜色有着密切关系，一般说来，优势菌株呈什么颜色，舌苔就呈什么颜色。

总之，由于舌与机体在生理上的内在联系，从而决定了病理上相互影响，也可以说，病理性舌象是全身病理反应的一个缩影，因此温病过程中出现的各种病理反应均可表现在舌上。

（二）温病舌象变化的类型和机制

温病中，由于感受四时温热邪气不同，病程中有卫气营血四个病理阶段，因此舌的变化也比较复杂。下面将舌苔舌质的各种变化加以介绍并简单讨论一下形成的机制。

1. 变化的类型

舌苔
- 苔色：白、黄、灰、黑。
- 苔质：有无、厚薄、润燥、剥脱、腐腻、老嫩。

舌质
- 舌色：红、绛、紫、晦黯、淡。
- 舌体
  - 神气：荣枯、老嫩。
  - 形态：点刺、裂纹、强硬、震颤、痿软、卷缩、偏斜、胖瘦。

2. 形成的机制

（1）舌苔的形成

温病舌苔的变化与下列因素有关：

①外邪侵袭，邪正相争——气机紊乱

温邪侵入人体，邪正交争，导致人体气机紊乱，从而使胃气的蒸发过程失调，因此出现舌苔变化异常。

现代医学也观察到，炎症是引起舌苔变化的一个重要原因，其机理是感染时，机体内应性增强，代谢旺盛，丝状乳头产生增殖性变化，同时舌上皮内层中多有局灶性感染，而致细胞浸润，附着于丝状乳头。

②发热——蒸腾胃中浊气

舌苔乃是胃气蒸发而成，发热时胃热亦增高，由于胃热熏蒸，使湿浊、积滞等上布于舌故舌苔变厚、变黄或转黑。

现代认为，发热时代谢增高，舌之血流增多，乳头增生，加以发热时唾液分泌减少，舌之自洁作用受到影响。

③伤津——舌失濡润

温病感受的是热邪，热邪的特点是伤津，津伤不能上承于口，舌失濡润则表现舌上干燥少津。

现代认为，热病失水导致唾液分泌减少。

④脾胃运化失职——湿浊上泛

脾胃是主运化的，既能运化水谷精微，又能运化水湿，当某些原因造成脾胃的运化功能失职，使水湿内停，湿浊上泛则舌苔变得厚而腻浊。

现代医学证明，消化功能障碍是引起舌苔变厚变腻的重要因素，由于饮食减少，口腔咀嚼动作不及时，舌面摩擦作用减少所致。

（2）舌质的形成

温病中，舌质的变化主要见于病在营血阶段，其形成与下列因素有关：

①热入营血，血热炽盛，气血壅滞。此种舌质多红绛而鲜泽。叶天士说："其热传营，舌色必绛。"徐荣斋亦指出："舌见紫色，因热而瘀者，舌必深紫而赤……。"

②阴液大亏，血液浓缩成瘀，舌体失养。此舌质变化多见温病后期，肝肾阴竭。其表现多紫而晦黯，干枯无津，并有形态改变。

现代医学观察到，舌质变化主要是由于血液循环状况的改变如充血或瘀血等。导致的原因有：

①感染毒素刺激，血管扩张增生。

②高热使基础代谢增高，血管增生。

③维生素缺乏引起舌炎（血管扩张增生）。黏膜萎缩，血管易暴露。

④呼吸循环衰竭造成瘀血缺氧。

（三）温病辨舌的临床意义

辨舌主要是观察舌苔、舌质、舌津、舌形的变化。一般说来，舌苔主要反映卫气阶段的病变，即功能障碍。舌质反映营血的病变，即实质损害。舌津、舌形反映津血阴液的耗损程度。总之，可以通过辨舌来区分病邪的性质，病位的深浅，病势的进退，津液的存亡等，从而为治疗提供依据。

1. 辨别病邪的性质

由于四时温热邪气不同，致病后反映的舌象必然有异，临床上通过察舌苔的性状来区分病邪的性质。如湿热邪气致病多表现黄滑黏腻之苔。《察舌辨证新法》说："黄如腻敷舌上，湿温痰滞之候，故舌无孔而腻。"如色深黄，黏腻程度稠厚的为热重于湿；如黄色浅，黏腻程度较稀薄，是湿重于热。感受温热邪气舌苔多薄而欠润。再如感受疫疠之邪，舌苔白如积粉，若舌苔腐垢为夹有秽浊之气。

2. 区分病位之浅深

一般情况下，温病是按卫气营血四个阶段发展的，由卫到气入营入血是病变由表入里，由浅入深，由轻到重的发展过程。临床上可以通过观察舌苔、舌质的色泽等变化，来判断病位之浅深，病情之轻重。一般说来，舌苔反映卫气的病变，舌质反映营血的病变。如舌苔薄白，病在肺卫，病情较轻，苔黄质红病在里，为气分，较卫分证重。如果出现黑苔或无苔，舌质变为红绛，标志病邪已深入营血，病情较危重。

3. 分析病势之进退

温病过程中，病势的进退，决定正邪双方力量的对比，邪盛正虚则病进，邪却正复则病愈。临床上通过察舌苔的颜色、厚薄、苔质的颜色、老嫩等来判断病势的发展趋向。一般说来，舌苔由白变黄为病进，由黄转黑为病重，由薄变厚为邪盛，由厚变薄为邪衰，由有苔到无苔、光亮如镜为胃气衰败，舌上渐生薄苔为正气来复。

4. 判断津液之存亡

温病中，津液的盛衰存亡，对于疾病的预后有着十分重要的意义。所谓“存得一分津液，便有一分生机”。临床上可以通过观察舌苔舌质的润燥等情况，来判断津液的存亡。舌苔润说明津未伤。舌苔欠润为津液初伤。舌苔干燥津液已伤。舌苔焦燥，津液大伤。若舌质枯萎标志肾阴欲竭。相反若舌苔水滑，是津未伤，痰湿盛。

5. 标明病情之虚实

《黄帝内经》说：“邪气盛则实，精气夺则虚。”临床上可以通过察舌苔的厚薄；质地的老嫩等情况来明确病情之虚实，一般说，舌苔厚，质地苍老，色泽鲜甚则起芒刺属实证。舌苔剥脱或者无苔，质地虽红而娇嫩或者枯萎属虚证。

总之，在临床上要仔细观察，全面了解，综合分析，使舌诊在温病诊断中发挥更大的作用。

（四）温病舌诊辨证

1. 卫分舌象

温病在卫分阶段，邪浅病轻，舌象变化也比较单纯，其主要特点是舌质一般正常或边尖红，舌体形态根据个人体质情况略有差异，舌苔主要表现薄白苔。但由于感受邪气不同，薄白苔的情况亦有区别。归纳如下：

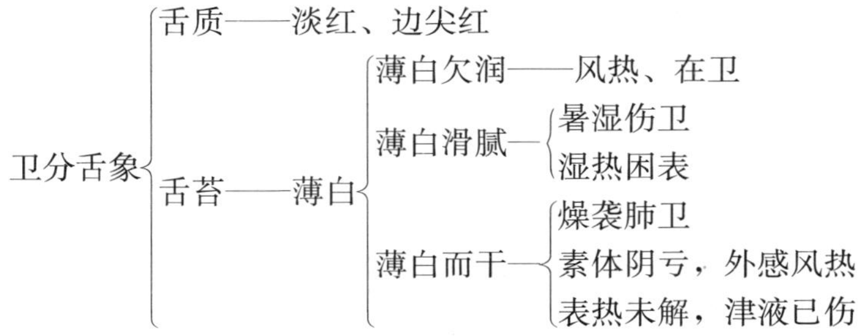

2. 气分舌象

温病在气分阶段，邪气已由表入里，此时邪正剧争，人体功能活动极度亢奋，脏腑功能失调，舌象变化比较明显。其主要特点是舌质红，舌体正常（一般情况下舌质的变化并不大）。舌苔由白转黄，黄苔是气分证最多见的一种舌苔。但因气分证范围较广，时间较长，变化较多，舌苔表现也复杂多样。归纳如下：

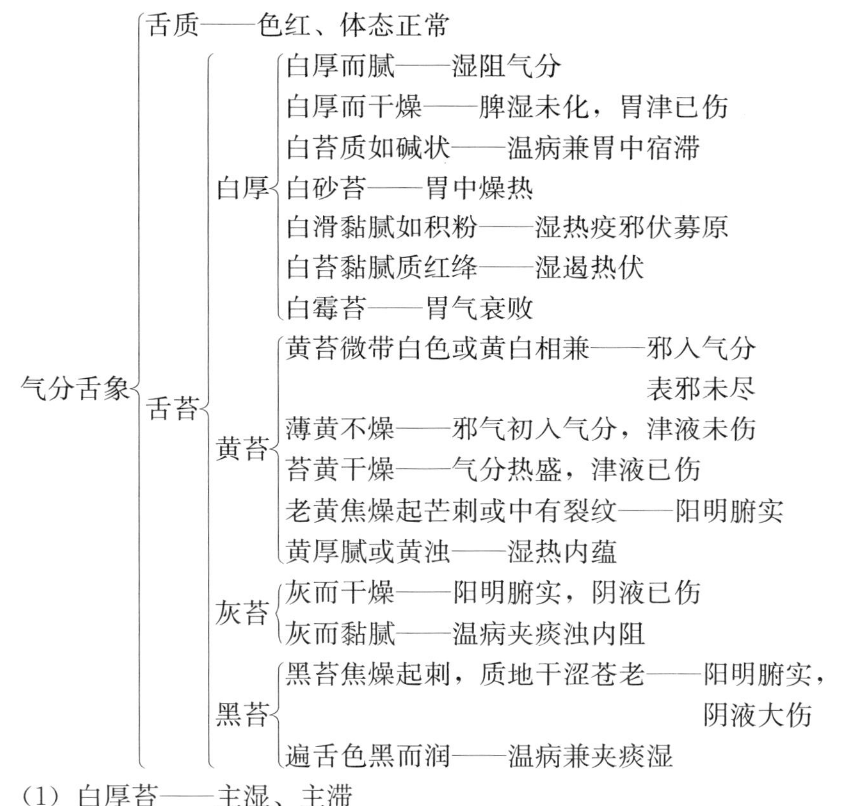

（1）白厚苔——主湿、主滞

①白厚而腻

特点：苔色白，质地厚，形状黏滑而腻。

病机：湿阻气分

辨证：厚而黏腻之苔，多见于湿温病早期。是因湿邪阻于中焦，脾湿上蒸而成。由于湿邪偏重，热邪不甚，热处湿中故舌苔色白湿为黏腻之邪，湿邪上蒸舌苔黏腻。

现代认为：其形成多因消化功能紊乱，舌的自洁作用受到影响所致。可因口腔唾液分泌过多，浸软了舌之角化细胞，使之肿胀而不易脱落，老的不脱，新的不生，使舌苔变厚。

治疗：病属湿热为患，湿邪偏重，治疗宜芳化苦燥，忌用寒凉。方用三仁汤。

②白厚而干燥

特点：色白质厚而干燥少津。

病机：脾湿未化，胃津已伤。

辨证：白厚为湿阻之征，但湿阻多厚而黏腻，今见厚而干燥则是湿未化而津液已伤。津不足的原因：ⓐ胃中有热，灼伤津液，津亏不能上潮于舌。ⓑ湿阻气郁或气不足不能布化津液。

治疗：由于脾湿胃燥并见，用药注意化湿不伤阴，生津不碍湿。苦燥、滋腻均不宜使用。如属脾湿胃热津伤当燥脾湿、清胃、生津，方用白虎加苍术汤。如属湿阻气不化津当以芳化为主，方用雷氏芳香化浊法。

③白苔如碱状

特点：苔色白，形状如碱状。

病机：温病兼胃中宿滞。

辨证：见于湿温病。湿浊内停舌苔白厚，胃中宿食积滞不化，苔面如干碱。

治疗：理气化湿，消食导滞。方用枳实导滞汤。

④白砂苔

特点：苔色白，苔垢干硬如砂皮。

病机：邪热化燥，内蒸胃腑。

辨证：这是白苔中一种特殊类型。其病机并非湿阻，而是热邪化燥，内蒸胃腑之证，由于邪热化燥迅速，舌苔未及转黄而津液被灼。

治疗：清胃生津，方用白虎汤加五汁饮。

⑤白苔厚腻如积粉，舌质紫绛。

特点：苔色白，形状厚腻，有如白粉堆积舌面。舌质边缘却见赤紫色。

病机：湿热秽浊伏于膜原。

辨证：见温疫之邪伏膜原，白厚为湿浊闭郁，如积粉乃郁热上蒸所致。舌质紫赤为热邪内郁之象。

治疗：疏利透达募原以化湿浊，并予泄热，方用达原饮。

⑥白苔黏滞而质绛

特点：苔色白，性黏滞，舌质红绛。

病机：湿遏热伏。

辨证：白而黏滞之苔为湿邪内阻之征，由于湿邪内阻，闭郁阻遏热邪不能外透，气热内迫于营，故舌质红绛，与热在营血纯绛无苔有别。

据临床观察，暑湿病可见此苔，如流行性乙型脑炎，恶性疟，中毒性痢疾可见此种舌象。

治疗：应开泄湿浊，湿开则热易透，不宜过于苦燥，亦不宜早进寒凉，以免冰伏湿邪。方用甘露消毒丹。

⑦白霉苔

特点：满舌面生白衣，其苔如霉，或生白糜小点，如细碎饭粒。有时苔质弥漫至唇。

病机：胃气衰败，浊气上泛或脾中蕴热，心火亢盛。

辨证：前者见于温病的危重阶段，正气溃散，预后不良。

治疗：前者宜养阴扶正，忌寒凉法，同时芳香化浊。方用生脉散加五叶芦根汤。属脾热心火亢当清心脾之热。方用泻黄散加导赤丹。

（2）黄苔——主里、主热、主实

黄苔，一般说来，由白苔转变而来，是热邪由表入里即由卫入气的标志。也有初起即见里热证，而见黄苔者。黄苔为气分证的常见舌苔。乃由胃热熏蒸所致。概括地说，黄苔主里、主热、主实。润泽津未伤，干燥津已伤，黏腻的有湿邪兼夹。《伤寒舌鉴》说："黄苔者，里证也。"《医学入门》指出"热深入胃则苔黄。"《舌鉴辨证》亦说："黄苔舌，表里实热证有之，表里虚寒证则无。"

现代医学观察到，黄苔的局部变化主要是丝状乳头增生角化加剧，炎症细胞浸润，血管扩张及含菌量增多，其形成与炎症感染引起的发热，消化功能障碍有关。黄色形成的机制：ⓐ局部着色作用。ⓑ产色微生物的作用。

①黄苔微带白色或黄白相兼

特点：苔色黄中带白即淡黄色，黄白相兼多表现中间黄边上白或前白后黄。

病机：表邪未尽，又入气分。

辨证：黄苔说明邪热已入气分，但仍带白色则说明卫分之邪未解，见于温热病卫气同病。

治疗：病变处于由表入里由卫入气的传变过程中，治疗时当分清表证多还是里证多，如表证重初见里证，当透表之中佐以清法。如以里证为主，当以清里为主，兼以透表。不宜纯用清里或纯用透表。方用银翘白虎汤。

吴坤安说："舌带一分白，病也带一分表，必纯黄无白，乃为邪离表入里。"

②薄黄不燥

特点：由薄白苔转化而来，苔黄但尚薄，质地并不干燥。

病机：邪初入气，津液未伤。

辨证：热初传气，里热不盛，津液未有明显受伤。多见于温热病上焦气分证。属胸膈郁热阶段。

治疗：病邪初入气分，用药宜轻清宣气，不需大剂寒凉，更忌攻下。方用栀子豉汤。

根据临床观察，呼吸系统的某些炎症如肺炎、气管炎、肺脓疡等可见此苔。

③苔黄干燥

特点：色正黄，质地干燥少津。

病机：气分热盛，津液已伤。

辨证：见于气分证的极期，正邪剧争，里热亢盛，津液已伤，常见阳明无形热盛。

邵仙根："舌苔纯黄无白，邪入胃经，热而未实，宜白虎等汤，清热凉膈。"

治疗：清热生津，方用白虎汤。

④老黄焦燥起刺或中有裂纹。

特点：舌苔色深黄，苔质较厚，质地苍老，干燥起刺甚至因干燥而成龟裂。

病机：热结肠腑。

辨证：此苔为燥热与糟粕内结肠腑之象。舌苔老黄而厚，舌质苍老起刺都说明邪热盛而有实邪内结，干燥龟裂均为津伤之象。

邵仙根说："若焦黄断裂，热入胃腑而燥实，病必腹满里痛，故可下。"

治疗：苦寒攻下，方用承气汤。

现代认为：老黄苔是炎症感染重的表现，焦燥乃体液消耗太甚，唾液分泌减少，起刺为乳头角化增剧的炎症现象，厚为胃肠功能紊乱，积滞内停所致。

⑤黄厚腻或黄浊

特点：苔色黄，苔质厚而滑润，颗粒细腻。

病机：湿热内蕴。

辨证：多由白腻苔转变而来，色黄主热，苔由白转黄标志着湿渐化热，厚为湿邪内阻之象。此苔可见于湿温病湿热并重之证。

治疗：清化湿热，二者不可偏执。方用王氏连朴饮。

根据临床观察，胃肠道感染，尤其沙门菌属感染每见此苔。

（3）灰黑苔——主热盛、阴伤

在舌诊中灰黑苔有寒热虚实之分，这里主要介绍温病中见到的灰黑苔。

灰苔与黑苔只是色泽上浅深之别，灰苔进一步发展就成为黑苔。

如温病中出现了灰黑苔标明热毒极盛，阴液耗损，病情深重的表现。在气分证和血分证中均可见到。这里主要讲气分证常见的灰黑苔。血分证的黑苔在血分证舌象中介绍。

现代认为：丝状乳头增生明显，出现棕色的角化细胞或黑色霉菌增殖等。

常见原因有：ⓐ高热脱水。ⓑ应用抗生素过多。ⓒ胃肠功能紊乱。ⓓ出血。

①灰而干燥

特点：苔色灰，苔质性状厚而糙老，干燥无津。

病机：阳明腑实内结，阴液大伤。

辨证：灰厚糙老说明胃肠热盛，有形积滞内结干燥无津表明阴液受伤较重。

治疗：滋阴攻下，方用增液承气汤。

此苔与前面老黄焦燥起刺的苔象比较，伤阴的程度更重，内结的时间亦长。

②灰而黏腻

特点：色灰苔质黏腻

病机：温病夹痰湿内阻

辨证：见于温病邪热盛，同时兼有痰浊内蕴，热盛津伤舌苔变灰。痰湿内停苔质黏腻。

治疗：清热兼化痰浊。方用小陷胸加枳实汤。

黑苔多由灰黄苔转变而来，有虚实之分，是热毒极盛，肾阴耗损的征象。《形色外诊简摩》说："黑苔者，少阴肾色也，若五六日后，热传少阴，火乘水位，亢极之火，不为水衰，反兼水化，如火过炭黑是也。"

①黑苔焦燥起刺，质地干涩苍老

特点：苔色黑，苔质较厚，上面干涩无津，舌质苍老起芒刺色红。

病机：热毒极盛，阴液大伤。

辨证：灰苔见于阳明腑实应下失下，热毒盛而津液大伤，舌苔每由黄燥而转为黑而焦燥。临床观察，热病高热失水，中毒症状严重而有明显胃肠功能紊乱者，多见此苔。

治疗：本苔虽说有津液大亏一面，但未到正气衰败之时，治疗宜急下存阴。方用增液承气汤。

②通舌色黑而润

特点：苔色黑，苔质性状黏腻而滑

病机：温病兼夹痰湿。

辨证：见于温病兼有痰湿为患。要预防痰热蒙闭心包。

治疗：清热兼化痰湿。方用小陷胸加枳实汤。

3. 营分舌象

温病邪入营分，病势较为深重，已由气分证的正邪俱盛，转为邪盛正虚，由功能障碍发展到物质基础损伤，因此温病到了营分阶段，由于营阴耗损，血液黏滞，血运失常。舌质变化较为突出。营分证的舌象特点是舌的形体偏瘦，舌质红绛，质地糙老，一般无苔或仅见黄而干焦薄苔。由于在营分证阶段，正邪盛衰的程度亦有不同，舌象变化也不完全一样，现归纳如下：

- 营分证舌象
  - 舌质——红绛
  - 舌苔——无苔或有苔
    - 红舌
      - 舌尖红赤起刺——邪初入营心火亢炽
      - 舌红中有人字形裂纹或生红点——心营热毒极盛
      - 舌质尖红柔嫩，望之似觉潮润，扪之却干燥无津——邪热渐退，气血两虚，津液未复
      - 舌淡红而干——温病后期，心脾亏虚，气不化液
    - 绛舌
      - 纯绛鲜泽——热入心包
      - 绛而干燥——热入营分，营阴受伤
      - 绛兼黄白苔——气营两燔
      - 绛而舌上霉酱苔罩有黏腻——热在营血，兼夹秽浊之气

（1）红舌标志着邪气初入营分。温病邪在卫气亦可见红舌，但多局限在边尖部位，舌面上多罩有苔垢，而营分证的红舌，是全舌纯红，舌上多无苔，临床上应注意区别。

①舌尖红赤起刺

特点：舌红色鲜尤以尖部明显，且有芒刺。

病机：邪气初入营分，心火亢炽。

辨证：舌尖为心所主，心主营，温病邪热初入营分，而导致心火亢炽，

故见舌尖红赤；芒刺为热极熏蒸所致。本舌多见于红绛舌早期。杂病中，属心火盛者可见此舌，多有口舌生疮。

治疗：清泄心营之热。方用导赤散。如兼有小便不利者，用导赤清心汤。兼有阳明腑实者，用导赤承气汤。

②舌红中有人字形裂纹或生红点

特点：舌质色纯红，中间有断裂纹理，舌面肥刺满布。

病机：心营热毒极盛，营阴被伤。

辨证：舌红生芒刺说明心营热毒极盛。热毒煎灼营阴，营阴亏损，不能上濡于舌，舌上有裂纹。

治疗：凉营解毒兼养营阴。方用清营汤。

现代认为：红舌见于感染过程中，是因毒素刺激，血管扩张增生所致，裂纹是因高热机体营养状况紊乱，维生素缺乏，导致舌黏膜萎缩，使纵纹或横纹透出表面而形成。芒刺是舌蕈状乳头增生充血。

③舌质光红柔嫩，望之似润，扪之却干

特点：舌色虽红，但质地光滑细嫩，由于舌质平滑娇嫩，如嫩鸡肉，故看上去似乎润泽，但实际上干燥无津。

病机：邪热初退，营阴未复。

辨证：这种红舌与营分热盛的红舌不同，营分热盛多表现舌质苍老有芒刺，这种红舌是红嫩的。见于温病后期，热邪刚解，营阴不足之象。阴亏则舌面干燥，阴虚则阳亢，虚火上炎，故舌色红，因非实热上蒸故红而娇嫩。

治疗：滋养营阴。方用加减复脉汤。

现代认为：在温病后期，多因维生素缺乏导致舌炎，血管扩张增生，由于舌乳头低矮，舌质柔嫩光滑。

④舌淡红而干

特点：色泽较正常为淡，缺乏荣彩，舌面干燥。

病机：气血两虚，津液未复。

辨证：色淡为气血两亏不能上荣之象，舌面干为津液不足，可因胃津不足，亦可由于气伤不能化津。见于温病后期，邪热已退，气血阴液亏损者。

治疗：补益气血，养阴生津。方用八珍汤。

总之，红舌有虚实之分。实证的红舌，为热在心营，表现红赤。虚实夹杂证的红舌，为热盛阴伤，表现红燥。虚证的红舌，为阴血亏损，表现淡红柔嫩。

（2）绛舌是营分证典型的舌象。叶天士说：“再论其热传营舌色必绛，绛深红色也。”绛舌亦有虚实之分，实证为热入营分，热闭心包，邪热炽盛；虚证见于营阴亏损，虚火上炎。

①纯绛而鲜泽

特点：多由红舌发展而来，全舌纯绛而无苔，色泽鲜艳。

病机：热入心包。

辨证：舌质由红变绛，标志着营分热毒更甚。由于心主血属营，热邪入心，血热沸腾，运行加速，舌色变绛，营阴耗伤不重，故色绛而鲜艳。

治疗：凉营开窍。方用清宫汤加三宝。

临床观察，绛舌除见高热脱水血液浓缩及感染的败血证外，不少昏迷患者如高热神昏，肝昏迷，中暑昏迷，高血压脑病等可以见到。

②绛而干燥

特点：舌色深红，舌面干燥无津。

病机：热入营分，营阴损伤。

辨证：绛为热在营分，营阴耗伤，血液浓缩所致，干燥为营阴亏虚，不能上濡于舌。叶天士说：“舌绛而干燥者，火邪劫营。”

治疗：凉营养阴。方用清营汤。

③舌绛兼黄苔或白苔。

特点：舌质色红绛而鲜泽，舌面罩有黄苔或者白苔。

病机：舌绛黄苔为气营两燔；舌绛白苔为卫营同病。

辨证：舌绛为热入营分之象，绛而无苔为纯属营分证，绛而舌苔未化，说明邪虽入营，但气分之邪未解。

治疗：气营两燔者，清气凉营。方用加减玉女煎或凉营清气汤。卫营同病者，在凉营的基础上兼以透表，不可纯用滋腻或凉血之品。方用清营汤加银翘散。

④舌绛而上罩黏腻或霉酱苔。

特点：舌质色红绛，舌面上有一层黏滞苔垢，苔色是棕黄黑混合，像果子酱一样。

病机：热在营血，兼夹秽浊之气。

辨证：绛为热入营血，黏腻似霉酱苔垢为中焦有痰浊或湿浊郁伏被营分之热熏蒸所致。亦可因素体内蕴痰湿，又感暑邪，暑热郁蒸于气分蒸酿而成。总之热邪已深入营分，秽浊之气伏于气分。

治疗：本证发展容易造成邪闭心包，因此治疗宜在清营当中兼以痰泄浊以杜内闭。如湿重方用达原饮；热重用甘露消毒丹。

4．血分舌象

血分证是温病发展的最后阶段，病情危重。血分证有虚实之分，一方面表现温毒邪热极盛，另一面表现真阴耗竭，因此舌象变化也较复杂。血分证舌象变化的特点：多是舌形与舌质的改变，舌质多呈紫绛色，甚至有瘀斑或瘀点，舌形多见干瘦、干枯、龟裂、短缩、萎软、卷缩、舌体歪斜等变化。具体讨论如下：

- 血分舌象
  - 舌质绛紫
    - 绛而枯萎或有黑燥苔——肾阴耗竭
    - 绛舌光亮如镜——胃阴衰亡
    - 焦紫起刺状如杨梅——血分热毒极盛
    - 紫黯而干，色如猪肝——肝肾阴竭
    - 紫而瘀黯，扪之潮湿——内兼瘀血
  - 舌质淡白无华，苔干黑——湿热化燥，深入营血，灼伤血络，气随血脱
  - 舌形
    - 舌体强硬，运动不能自如
      - 温热逆传心包
      - 气液不足
      - 络脉失养，
      - 动风之象
    - 舌体短缩——内风扰动，痰浊内阻
    - 舌斜、舌颤——肝风发痉之象
    - 舌体痿软，不能伸缩或伸不过齿——肝肾阴液将竭

①绛而枯萎或有黑燥苔

特点：绛舌色泽枯黯而无荣润鲜明之感，舌面有黑而焦燥之苔。萎之含义：ⓐ枯而不荣，ⓑ萎软。吴坤安讲："绝无津液者为枯，舌形敛缩伸不过齿为萎。"

病机：肾阴耗竭。

辨证：本舌见于温病后期，邪少虚多之证。"肾脉连舌本"，温邪深入血分，耗损肾阴，肾阴涸竭不能上荣于舌，故舌绛干枯无华。痿缩为肾气欲将败绝之象。

治疗：填补肾阴。方用加减复脉汤。

现代认为：此舌的形成多与内脏有严重的实质损害，重要的营养物质代谢障碍，功能紊乱，缺氧等有关。

②绛舌光亮如镜

特点：舌质色绛，舌面光滑无苔，如同镜面，望之发光，扪之干燥。

病机：胃阴衰亡。

辨证：见于温病后期，阴液大伤，胃阴衰败，胃阴衰，舌上无以生苔，故光滑如镜，此乃阴虚绛舌的一种，与实热绛舌坚敛苍老不同，亦与肾阴枯竭的绛而枯萎有别。

治疗：甘寒养胃。方用益胃汤。

现代认为：舌绛而光滑无苔，是舌乳头萎缩所致，可能与蛋白质低下，维生素缺乏有关。

紫舌在温病过程中多由绛舌发展而来，是病情危重的标志，临床见紫舌多为血热极盛，肝肾阴竭或兼夹瘀血等。

③焦紫起刺，状如杨梅。

特点：舌质紫绛而干燥，但色鲜而不晦黯，舌上生有芒刺，如同杨梅之状。

病机：血分热毒极盛。

辨证：本舌多见于血分证的极期，邪气盛而正气未衰，是血热亢炽的表现，常为动血、动风之先兆。

治疗：凉血解毒。方用犀角地黄汤或羚羊钩藤汤。

现代认为：在传染病过程中，紫舌是由于毒素刺激，血管扩张，血氧饱和度下降或凝血机制发生改变所致。舌生芒刺是维生素缺乏，细胞营养障碍，丝状乳头萎缩，蕈状乳头增多，变大，充血所致。

④紫黯而干，状如猪肝

特点：舌色紫而枯晦，呈青紫色，毫无荣彩，舌表面干燥无津，看上去如同猪肝。

病机：肝肾阴竭。

辨证：这种舌见于温病后期，其形成的机制与绛而枯萎之舌相同，只是肝肾阴竭的程度更重，是脏色外露的危重征象。多预后不良。

治疗：填补真阴。方用加减复脉汤。

现代认为：这种舌的产生，可能与脏器严重损害，功能障碍，呼吸循环衰竭、郁血、缺氧等有关。

⑤紫而瘀黯，扪之潮湿

特点：色紫黯有瘀斑，但不焦枯，扪之有潮湿感觉。

病机：温病兼夹宿伤瘀血。

辨证：本舌见于温病同时兼有宿血，血络瘀滞等证。因此虽见紫黯之舌，而临床亦无险恶症状，却常伴有瘀血表现，如局部刺痛，包块等。与肝肾阴竭的紫黯干枯之舌显然不同。

治疗：在治疗温病的同时，兼以活血。方用桃仁承气汤。

温病舌形变化除了热闭心包证可见舌謇外，其他多见于血分证，尽管有强硬、短缩、震颤、痿软等不同变化，但总的病机都是肝肾阴伤，虚风内动，治疗以大定风珠为主方。

此外，在湿热病中，湿热蕴毒上泛可出现舌体肿大，不能伸缩，此时舌苔黄腻。治疗宜清化湿热解毒。方用甘露消毒丹。

以上仅是用卫气营血的分类方法介绍了温病过程中一些常见的舌象，而温病舌诊的内容是相当丰富的，要想掌握好温病舌诊必须做到理论联系实际，在临床实践中不断研究和探索。

三、验齿

验齿包括验齿和察齿龈两部分，是温病独特的诊断方法之一。乃叶天士创立。他在《外感温热篇》中指出："再温热之病，看舌之后，亦须验齿，齿为肾之余，龈为胃之络，热邪不燥胃津，必耗肾液。"明确指出了验齿在温病诊断中的作用。在生理上，齿为骨之余，为肾所主，龈为胃之络；即胃之络脉通过齿龈，由于生理上的密切联系，病理上固然相互影响，温病热邪伤胃津，耗肾液都可以从齿和齿龈上反映出来，因此临床上通过验齿，可以判断病位之所在，邪热之轻重，津液之存亡，病证之虚实。总之，是考察先、后天精血阴液伤失的程度的重要办法。

（一）验齿

主要看前板齿，即门齿。正常人的前板齿应是潮润而有光泽的。温病过程中，由于热邪伤津，津液不足，牙齿失其濡润，而出现牙齿干燥，但因病理变化的深浅轻重不同，牙齿干燥的程度亦有区别。

1. 齿光燥如石

特点：齿面干燥而有光泽。

病机：津液不足或津不上布。

辨证：多见于温病气分阶段，胃热津伤之证。由于胃热盛而津液受伤，牙齿表面失其濡养，故见板齿干燥，但病情尚不过重，未及肾阴，所以干燥而有光泽。临床应伴有其他胃热见证。治疗当清胃生津。

若温病初起见到牙齿干燥，是由于温邪侵袭肺卫，肺卫失宣，表气不通，卫阳郁遏，津液不能敷布所致。经过辛凉清解，肺卫宣畅，表气得通，营卫调和，津液得布，则齿燥自除。

2. 齿燥如枯骨

特点：牙齿干燥无光泽，如死骨。

病机：肾精枯竭。

辨证：见于温病后期，热伤肾精，肾主骨生髓，齿为骨之余，肾精严重亏损，髓不充，牙齿得不到濡养，必然干枯无光泽。治疗宜填补真阴。

（二）验齿龈

验齿龈主要观察齿龈的出血情况及有无肿痛。

1. 出血多，色鲜红，兼齿龈肿痛为胃热。

乃由胃热炽盛，伤及血络，迫血妄行所致。治疗当清泄胃热，方用清胃散和玉女煎。

2. 出血量少，色淡，龈不肿而微痛或麻木为肾阴亏，虚火上炎。

由于虚热灼伤血络，血不循经而外渗。治疗当滋阴泻火，方用滋阴降火汤。

四、辨斑疹、白㾦

斑疹、白㾦是温病中常见的体征，在温病的诊断上占有很重要的地位，通过辨斑疹、白㾦的色泽、形态、分布、疏密等情况，可以了解病情之轻重，邪正之盛衰，对估价疾病的预后，提供治疗依据都有重要意义。

（一）辨斑疹

由于斑和疹在温病中可同时并见，故常称之为斑疹，但二者形态不同，病机亦异。

1. 形态

斑：点大成片，不高出皮肤，扪之不碍手，压之不退色，斑退不脱皮，斑出无一定顺序，以胸腹四肢多见（属现代医学讲的皮下紫癜和出血点一类）。如出血面积小也有如粟米或针尖大小的。

疹：形如粟米，高出皮肤，扪之碍手，压之则退色，疹退脱皮，疹出有一定顺序（现代医学称皮疹）。也有疹而出血者，当从斑疹同见论治。

2. 成因：

斑：外感温热，阳明受病，内迫于血，灼伤血脉，迫血妄行，外发肌肉所致（气血两燔）。

疹：外感风热，太阴受病，内迫于营，血络瘀阻，外发皮肤所致（卫营合邪）。

章虚谷说：“热闭营中，故易成斑疹，斑从肌肉而出属胃，疹从血络而出属肺。”

现代医学认为：斑疹的出现，是由于细菌毒素或病毒破坏凝血系统，损伤血管而引起充血、出血。其原因有以下几种：①传染病以及肝脏疾患使凝血功能障碍。②细菌毒素损害毛细血管，血管壁内皮细胞破裂，红细胞渗出到周围组织。③细菌在毛细血管内形成栓塞，导致管壁坏死，红细胞渗出，形成红色斑疹。④弥漫性血管内凝血。

3. 诊断意义

温病过程中见到斑疹标志着病邪已深入营血，而斑疹的出现又说明邪有外达之机，但宜见而不宜多见。临床上通过观察斑疹的色泽、形状、分布等情况，可以了解邪正的盛衰，病情的轻重等。

(1) 察色泽

红活荣润——邪气不盛，正气不衰——顺证

色红不深——热毒轻浅

深红紫赤——热毒炽盛

色黑——热毒极甚：
- 光亮——气血未衰——有救
- 晦黯——气血衰败——预后不良（古人称为胃烂）

（以上）逆证

《千金方》："斑疹黑者，九死一生。"

黑而隐之四旁色红——火郁，气血尚活，治当发之。

淡白：
- 邪浅病轻，预后良好。
- 邪盛正气大衰，预后不良。多见于出疹过程中突然疹发灰白，淡而不显。现代医学多因心力衰竭所致。

(2) 辨形态

主要看斑疹的形态是松浮还是紧束，来判断疾病的预后。

松浮洒于皮面——热毒外透——顺证。

紧束有根——热毒痼结——逆证（所谓紧束有根，即出而不透，透而不畅，余氏形容如针透履，如矢贯的）。

(3) 观分布

斑疹分布的稀密可以反映邪毒的轻重。

稀疏朗润——热毒轻浅——顺证。

稠密色深融合成片——热毒深重——逆证。

疹乍出乍没，不按顺序发出——逆证（正常顺序先头面，然后胸腹、四肢，最后手足心）。

杨士瀛说："斑疹稀疏，色常鲜红者易治；或如锦纹，隐起并搭者难治。"说明了斑疹分布的稀疏、稠密与预后好坏有着密切关系。

(4) 参脉证

斑疹的出现，是机体病理变化的反映，随着斑疹透发前后，在脉证上亦有不同表现，因此在辨别斑疹时要注意参考脉证，综合分析，更助于判断病情。

透发之前
- 壮热、烦躁、舌绛、苔黄、闷瞀异常——发斑之征
- 高热、烦躁、无汗、目赤、舌绛、苔白、胸闷、咳嗽——发疹之兆

透发之后
- 顺证——脉静身凉，神清热退，身有微汗——外解里畅　阴阳调和
- 逆证
  - 高热不退者为逆——邪气太盛，里热不清阴津亏损，水火不济
  - 神昏肢厥者为逆——正不胜邪，邪热内陷心包
  - 脉不静而躁急者为逆——里热尤盛，邪迫营血
  - 出而不透，大便干结者为逆——阳明热毒壅滞
  - 疹出腹泻不止者为逆——热毒太盛，下迫大肠
  - 疹没体温骤降者为逆——正气衰败

总之：红活荣润者为顺，紫黑晦黯者为逆。

- 松浮无根者为顺，紧束有根者为逆。
- 稀疏朗润者为顺，稠密成片者为逆。
- 脉静身凉者为顺，高热脉急者为逆。
- 神清热退者为顺，神昏肢厥者为逆。
- 疹出便调者为顺，腹泻干结者为逆。
- 疹出透畅者为顺，乍出乍没者为逆。

4. 治疗

斑疹的治疗原则：“斑宜清化，疹宜透发。”陆子贤说：“斑宜清化，勿宜提透；疹宜透发，勿宜补气。”

①斑——清气凉血化斑，方用化斑汤。

②疹——凉营透疹，方用银翘散去豆豉加细生地、丹皮、大青叶元参方。

③斑疹并见——治斑为主。

④治疗斑疹应酌情加用清热解毒、养阴生津之品。

5. 治疗禁忌

①忌辛温

斑疹的出现是温热邪气内窜营血，治疗当以寒凉之品，切忌辛温发汗，用之则助热伤阴，必致吐衄、昏痉。

②忌壅补

斑疹外透说明邪有外达之机，治疗当因势利导，宣通气机，达邪外出，甘温滋补之品，能阻塞气机，使气血壅滞热毒内闭而邪无出路导致内陷心包。

③忌升提

柴胡、升麻、葛根之类升提药物，虽能升清阳，但亦能升邪气，使气血上并，阴液下竭，造成神昏逆乱，咳呛、吐衄。

④忌大泄

如数日不大便，斑疹出而不畅，可用轻微通下，以疏通气血，透出邪热，切忌用苦寒大下，因斑疹外透，需正气鼓舞，泄下可伤阳气，阳气伤则邪气易内陷。

⑤忌过用苦寒

因过用苦寒可伤津化火，损伤脾胃。

6. 护理

避免重感外邪，忌食生冷辛辣、膏粱厚味之品。

温病中的发斑统称为阳斑。另有气虚之人亦可发斑，此为阴斑。阴斑的色泽是青紫而无光泽，并伴有全身虚寒证。如身热自汗，气短神疲，周身乏力，面色萎黄，舌淡苔白润，脉沉弱等。阴斑的形成是由气不摄血，血溢脉外而瘀于皮下所致。属内伤杂病的范畴，治疗当益气摄血。临床上二者亦不难区别。

（二）辨白痦

白痦是湿热病的特殊体征。如在湿温、暑温夹湿，伏暑病中都可见到。

1. 形态

形如粟米，高出皮肤，状如水晶，内有淡黄色浆液。一般出现在湿热病1周以后，多见胸腹和背部，四肢少见，一般数量不多，几个至几十个，偶有大片出现者，溃后有浆液流出，退后皮肤脱屑，不留斑痕及色素沉着等。发出的特点是出一次汗发一次白痦。这与白痦的形成机制有关。

应注意与水痘鉴别，水痘多见于小儿，开始见红疹，然后成水疱，最后结痂，三种现象多同时存在。以冬春二季多见。

2. 成因

湿热之邪留恋气分，湿遏热伏，蒸郁肌肤。

3. 治法

透热化湿宣畅气机、薏苡竹叶散（或三仁汤）。

4. 诊断意义

温病中出现白痦，表明是湿热邪气留恋气分，并说明邪有外达之机，临床上根据白㾦的形态可辨别湿热病的邪正消长情况。

①正常白㾦：晶莹饱满，湿热外达，气血充盛，随着白㾦透发即发热、胸闷诸证减轻，预后良好，治以清化湿热。

②㾦出空瘪称为枯㾦——气阴大伤。㾦虽出身热胸闷不减，神志不清、烦躁，为正不胜邪之征。预后不良。治疗：急于益气养阴，生脉散主之。这种情况多见病证反复发作，人体正气损耗较甚，特别是机体营养状况较差，不能及时补充水液的情况下出现。

五、辨常见脉象

脉诊是中医四诊之一，对温病来说，切脉也是温病诊断中不可缺少的一部分。临床上通过查脉象变化，可以了解病邪的性质，病位的浅深以及邪正消长等情况，下面就简略介绍一下温病的常见脉象。

1. 浮脉（主表主热）
   - 浮而数——卫分证
   - 浮而芤——热盛而津气大伤
   - 浮而促——余热未尽，气阴两伤

浮脉：指脉搏显现的部位肤浅。

特点：轻取即得，按之不足。脉书上形容：如水漂木。

形成：正邪相争，气血充于体表所致。

主病：多主表证。但由于相兼脉不同，其他证亦可出现浮脉。

分类：

浮而数：温热侵袭卫分。

温热邪气侵袭卫分，正邪交争，气血充盛于体表故见浮脉，热迫血行加速故浮中加数，治疗宜辛凉清解，方用银翘散。

浮而芤：热盛津气大伤。

此浮脉为气分热盛，正邪剧争，气分涌于体表。脉象是浮而大。芤脉属虚脉，脉大而中空，如按葱管。乃由于热盛而津气大伤脉道空虚所致。治疗宜清气热，益气阴。方用白虎加人参汤。

此脉多见于急性脱水，如剧烈呕吐，腹泻高热大汗或大出血等，由于大量水液丢失，血溶量减少，血管来不及收缩形成此脉。

浮而促：余热未尽，气阴两伤。

浮说明余热有外达之势，气血充于体表祛邪外出之象，由于邪不盛正气亦不足，这种浮脉多是浮而无力。促脉比数脉要快，快中有歇止，为气阴两伤之象。治疗宜清余热、益气阴，方用竹叶石膏汤。

2. 洪脉（主热、主实、主气）
- 洪大而数——阳明气分热盛
- 洪而芤——阳明热盛、津气两伤
- 寸脉洪——肺气热盛

洪脉：指脉搏的形态而言。

特点：来盛去衰，如波涛汹涌。

形成：气分热盛，正邪剧争，热邪鼓动气血，气血涌于体表。

主病：见于肺胃的气分热证。

分类：

洪大而数：是阳明气分热之象。

温热邪气侵入足阳明胃经，胃为多气多血之腑，正气充盛，正邪交争剧烈，热邪蒸腾于外，气血涌于体表，故见脉浮大而洪盛，热迫血行加速脉跳数有力。治疗宜大清气热，方用白虎汤。

洪而芤：热盛而津气两伤。

此脉是洪大脉发展而来，由于阳明气热未解脉象仍见洪大，但由于邪热耗损津气，津气大伤所致洪大脉中又兼见芤脉。实际上这种洪大脉按上去是脉体虽大而有空虚之感。治疗宜清泄气热，补益气津，白虎加人参汤。

寸脉洪：肺中气分热盛。

寸脉为上焦所主，寸脉候气，肺居上焦，肺中气分热盛，故寸脉洪大，尤以右寸明显。治疗宜清宣肺热，方用白虎汤或麻杏石膏汤。

3. 数脉（主热）
- 数而浮——表热
- 数而洪大有力——气分热盛
- 数而躁急——热郁于里
- 数而细——热入营血，营阴受伤
- 数而虚——气阴两亏，内有虚热

数脉：指脉搏的频率而言。

特点；脉搏跳动的频率快，一息五至以上。

形成：热邪侵入人体，鼓动气血运行加速。

主病：主热证。根据相兼脉象判断病情的表里虚实。

分类：

数而浮
数而洪大有力 }参看浮脉、洪脉

数而躁急：为里热内郁之象。

躁急是脉象不平静，有躁动不安之感。由于热邪内郁，欲发而不能故脉数而躁急。治疗本着“火郁发之”的原则，可用升降散宣畅气机，透热邪

外达。

数而细：热入营血，营阴受伤。

此脉见于热伤营阴或热邪深入下焦的肝肾阴伤证。细脉主阴血亏损，由于热入营血，阴分受伤，阴血不足，脉道不充所致。治疗如属热入营分，宜清营养阴，方用清营汤。热伤肝肾之阴的用加减复脉汤填补真阴。

数而虚：气阴两亏，内有虚热。

此脉见于温病后期，邪少虚多之证。这种数脉与实证的数而有力之数脉不同，虽然脉频率快，但细小而无力，说明虽有邪热而气阴亏虚较明显。治疗补益气阴兼清虚热。方用沙参麦冬汤和竹叶石膏汤。

4. 滑脉（主热主痰）
- 濡滑而数——湿热交蒸或痰热内蕴
- 滑数兼弦——痰热结聚

滑脉：指脉的体状而言。

特点：脉跳往来流利，如珠走盘。

形成：实邪盛于内，气实血涌，故往来甚为流利。平人脉滑是营卫冲实之象。如妇人妊娠滑脉是血气充盛而和调的表现。

主病：多见痰热邪实之证。正常人和孕妇亦可见滑脉。

分类：

濡滑而数：湿热交蒸或痰热内蕴。

此脉多见于湿温病，湿热俱盛之证。亦可见于痰热内蕴证。濡滑主痰主湿，数说明热邪内蒸。治疗宜清热化湿或清热化痰。如属湿热交蒸宜用王氏连朴饮；属痰热内蕴可用小陷胸汤。

滑数兼弦：痰热结聚。

本脉多见痰热结胸证。数主热，滑主痰，痰热互结，阻滞气机故滑数之中兼有弦象。治疗宜清热化痰散结，方用小陷胸加枳实汤。

5. 濡脉（主湿主虚）
- 濡而数——湿热交蒸
- 濡而小——湿邪内阻
- 濡细无力——气虚血少

濡脉：注意观察脉搏的部位、体状和速率。

特点：浮细而缓，软而无力，轻取即得，按之不明显，如帛在水中。

形成：湿邪的特点，重浊黏滞，阻滞气机。湿邪内侵，气血浮于表，祛邪外散故见浮脉，但浮中而弱，翩翩来迟，湿恋不去。细是湿邪困阻脉络。缓为湿阻气机，气血运行缓慢。

另外，气虚之人亦可见濡脉，主要是正气不足，脉道充盈不够，鼓动无力所致。

主病：以湿邪致病最为多见，尤其是湿温病湿重的情况下主要见濡脉。此外，久病之人气不足者亦可见到。

分类：

濡而数：湿热交蒸。

此脉多见于湿温病，湿邪偏重或湿热并重之时，如以濡为主说明湿邪偏盛，濡数相兼则湿热并重。濡为湿阻之象，数为热蒸所致。治疗宜分清湿热孰轻孰重，而用清化湿热方法。湿重者用三仁汤；湿热并重者用杏仁滑石汤。

濡而小：湿邪内阻。

见于湿温病，湿邪较重的情况下。由于湿邪困阻脉道，阻塞气机所致。治疗重在祛湿，有表湿者用藿朴夏苓汤；无表湿者用茯苓皮汤加减。

濡细无力：气虚血少。

此脉多见于久病之人，气血双亏，邪气已去。治疗重在补益气血，方用八珍汤。

6. 缓脉
- 缓而有力——正常之脉
- 缓而无力——久病脾胃气伤
- 缓而濡——湿阻气机

缓脉：指脉的体状和速率而言。

特点：正常人的缓脉是和缓而有力。病理性的缓脉，体状有不足之象，脉跳较弱，但比弱脉要强，速率较慢，但比迟脉要快。一息不足四至。

形成：一方面由于湿阻，气机失于宣畅，脉道气血运行不利。另一方面，可因脾虚胃弱气血生化不足，气阴两亏，脉搏鼓动无力所致。

主病：主湿、主虚。见于湿温病或久病体弱之人。

分类：

缓而无力：脾胃气伤，气血虚弱。

脾胃为后天之本，缓脉为脾胃本脉，久病脾胃受伤，正气未复故见此脉。

治疗当补益脾胃，方用四君子汤。

缓而濡：湿阻气机。

此脉多见于湿温病，湿盛阻滞气机所致。治疗宜宣气化湿，方用藿香正气散。

7. 弦脉
- 弦细而缓——湿阻气机
- 弦　　数——气滞热郁
- 弦劲而数——热盛动风
- 弦滑而数——痰热内蕴

弦脉：指脉的体状而言。

特点：脉搏挺然而直，弹指有力，如按琴弦。

形成：气机郁滞，气血运行受阻。

主病：弦为肝脉，弦脉多主气郁，肝胆疾患。

分类：

弦细缓：湿阻气机。

此脉见于湿温病，湿邪留恋气分。弦为湿邪内阻气机郁滞，细缓为湿困脉络。治疗当宣气化湿。

弦数：气滞热郁。

此脉多见于肝胆疾患。肝气郁滞故见弦脉，胆热内郁，脉弦而数。治疗当清肝胆之热，调畅肝胆气机，方用黄芩黄连汤加味。

弦劲而数：热盛动风。

劲：形容脉搏跳动有力，弦劲指脉跳弦而有力。肝经热炽，筋脉拘急，肝风内动故脉弦劲而数。治疗宜凉肝息风，方用羚羊钩藤汤。

弦滑数：痰热内蕴。

温病中，痰热内蕴多见此脉，滑主痰，数主热，弦为痰热内阻，气机不畅。治疗宜清化痰热。

8. 沉脉
- 沉实有力——阳明腑实
- 沉涩有力——瘀血内阻
- 沉而无力——阳明腑实兼气阴两伤
- 沉细涩——阴阳两衰

沉脉：指部位而言。

特点：重按始得。古人形容：如绵裹砂，内刚外柔，如石投水，必极其底。

形成：沉脉形成的原因有二点：①里有实邪阻滞，气血郁闭，脉象深伏而不显。②正气虚衰，脉搏鼓动无力。

主病：沉主里证，根据相兼脉象有虚实之分。沉而有力主里实，沉而无力主里虚。

分类：

沉实有力：阳明腑实内结。

此脉见于温病的阳明腑实证。由于燥屎内结，腑气不通，气血闭于内故见沉脉，属有形实邪内结，正气未虚故沉而有力。治疗当攻下腑实，方用承气汤类。

沉涩有力：瘀血内阻。

此脉多见于阳明蓄血或下焦蓄血等瘀血内阻之证。由于瘀血阻滞，气机不畅，气血运行不利，故脉来涩而不畅，瘀血乃属有形实邪，故虽脉来不畅，但有力量，应同气血虚少之涩而无力之脉相鉴别。临床上还可见到其他瘀血症状，如少腹硬满，大便色黑，紫舌有瘀斑等。治疗清热逐瘀，方用桃仁承气汤。

沉而无力：阳明腑实兼气阴两伤。

此脉见于阳明腑实，应下失下，而致气阴两伤证。沉说明里实未去，脉跳无力说明正气已虚，乃属虚实夹杂证。治疗既要攻下腑实又要补益气阴，方用新加黄龙汤。

沉细涩：阴阳两衰。

此脉见于温病后期，阴损及阳，导致阴阳两衰。沉为阳气衰，脉搏鼓动无力，细涩为肝肾精血大亏，脉道不充，气血运行不利。这种脉是无力的。治疗宜阴阳双补，用肾气丸、十味地黄丸。如属急证的脱证，用参附龙牡汤。

六、辨常见症状

在温病的发生过程中，因感受邪气的性质不同，各个阶段的病理变化不一样，产生多种多样的临床症状，有的症状相似，但病因病机有异，有的病因病机相同，可反映出不同的症状，因此鉴别温病的常见症状，对于温病的诊断是很重要的一环。其中尤以辨发热、汗出、神昏和痉厥更有意义。

（一）发热

发热是温病中最常见的症状，也是各种温病所必有的症状，没有发热就不能称之为温病。不过中医讲的发热与西医讲的发烧在概念上有所区别，西医讲发烧是指用体温计测量体温超过37℃（腋下），而中医讲的发热，不仅指客观指标的升高，也包括患者的主观感觉。

导致发热的原因很多，对温病来说，主要是感受温热邪气所引起，到温病后期，亦可因为机体本身的阴阳失调引起发热。下面就具体讨论一下发热的形成机制以及常见热型的辨证。

1. 发热的机制

为了使大家更清楚地理解病理性发热的产生，首先谈谈生理体温是如何维持的，人体在生理状态下，体温是恒定的，从不表现发热，主要是阴阳处于平衡状态。

阳气的温煦｝水火相济｝阴阳平衡——体温恒定
阴液的制约｝卫司开合｝

人体脏腑各组织器官要靠阳气的温煦，使之不寒，同时要有阴液的涵养，来制约阳气，使之温而不热，阴阳处于动态平衡之中，从而维持正常的生理功能。

对于这种阴阳平衡的调节，卫气发挥着重要作用。《黄帝内经》说："卫气者，所以温分肉，充皮肤，肥腠理，司开合者也。"卫气对阴阳的调节，主要是通过司开合作用实现的，当体内热多，汗孔开泄，散发多余的热量，当阳气不足时，汗孔闭合，保护阳气不致外散，从而维持体温的恒定。

发热的产生就是机体的阴阳平衡被破坏，阴阳失调所致。《素问·阴阳应象大论》说："阳盛则热，阴盛则寒。"发热的产生即是阳气偏盛的结果。导致阳盛的原因有以下几个方面：

①外感温热，正邪相争，功能亢奋——阴不虚而阳盛——实热

②外邪袭表，卫阳被郁，开合失司——阳郁而发热——表热属实

③阴液亏损，阳无所制——阴虚而阳亢——虚热

④邪热炽盛，阴液已虚——阳盛而阴亏——虚实夹杂而发热。

可见温病的发热有虚实之分。实证的发热多见于温病的初中期，而伴有体温的升高，主要是外感温热邪气后，机体出现的一种防御性反应，是正气祛邪的表现，是好事不是坏事。但也应看到，发热毕竟是个病理过程，会消耗人体正气，损伤津液，有时甚至导致不良后果。

虚热多见于温病后期，邪气已退或邪少虚多，余邪留于阴分。由于阴津大伤，阴虚不能制阳而阳气偏亢产生的发热。这种热不一定都有体温的升高，即使有体温升高，也多表现低热，持续的时间较长。

临床上亦可见到阴虚而阳热炽盛的虚实夹杂证，多见于温病的极期。

2. 发热的辨证

在温病过程中，由于感受邪气的性质不同，侵犯的部位有别，在不同的病理阶段会出现不同的热型，鉴别这些热型的性质对温病的辨证有很重要的意义。但并非是辨证的唯一标志，要结合全身情况综合分析，方能做出正确的判断。

发热恶寒：是温病初起邪在卫分的热型。

特点：发热与恶寒同时存在，发热重而微恶风寒。热多见中等度发热；恶寒则程度轻，须臾而过。

病机：温热邪气侵袭卫分。卫气奋起抗邪，两阳相搏，卫气郁滞不能泄越则外热，卫气抗邪不能温养肌肤则恶寒。章虚谷说："凡温病初起，发热

而恶寒者，邪在卫分。”有一分寒热就有一分表证。

寒热往来：是邪在少阳的热型。

特点：恶寒和发热交替出现，发热时不恶寒，恶寒时不发热。

病机：温热邪气，入于少阳，正邪分争，枢机不利。

少阳分足少阳和手少阳，足少阳胆主枢，为人体气机出入之枢纽。手少阳三焦为人体气机升降之枢。所谓枢机不利，是指正邪交争于枢机之间，导致气机的升降出入失调。正邪分争，阳盛则发热（阳气战胜邪热），阳郁则恶寒（邪气闭郁阳气，不能达于体表）。

这种热型可见于疟疾病人，在临床上应把温邪在少阳的寒热往来同疟疾相鉴别，主要区别点是疟疾的寒热往来发作有定时，温病的邪在少阳寒热发作无定时。

壮热：为气分证的热型。

特点：所谓壮，一指邪盛，二指热度高（高热或超高热）。病人主观感觉恶热不恶寒，用手扪之皮肤不但热而且有汗，量之体温 39℃以上。

病机：温热邪气入于气分，正盛邪实，正邪剧争，人体功能活动亢奋所致。

日晡潮热：为阳明腑实证的热型。

特点：日晡属申时，相当于下午 3 点到 5 点，每到此时热度升高，像海水涨潮一样而有定时，故称日晡潮热。

病机：日晡阳明经气主令，阳明为多气多血之经，正气充盛，抗邪有力，当高热津伤，燥屎内结阳明之时，故每见日晡潮热。

身热不扬：为湿温病之热型。

特点：①体温虽高，而患者处于抑郁状态。

②体温虽高，初扪之皮肤不热，甚至手脚发凉，久扪之则烫手。

③患者主观感觉寒热不清。

病机：湿热之邪，郁蒸于气分，热蕴湿中不能外扬所致。

身热夜甚：为营分证的热型。亦可见于血分证。

特点：昼夜发热，尤到夜间热势升高。这种热的性质是灼热（即高热而无汗）。

病机：对于身热夜甚的病机有两种解释：①温热邪气，入于营血，损伤营阴，夜间属阴，自然之阴可助人体之阴，阴得阴助，抗邪有力，正邪相争，故夜间发热较重。②卫气昼行于阳，夜行于阴，阴分之邪热得卫阳之助，两阳相加，阳盛则热增，故夜间热甚。

夜热早凉：是见于温病后期的热型。

特点：夜间发热，早上热退，热退时无汗。一般情况下热度不高。

病机：温病后期，阴液不足，余邪伏留阴分，夜间阳入于阴，两阳相搏，阴不制阳则发热。白天阳出于阴，体内的阴阳尚能维持相对平衡状态，故不发热。因邪不在表，热退而无汗。《温病条辨》说："夜热早凉，热退无汗，热自阴来，青蒿鳖甲汤主之。"

低热：是温病后期常见的热型。

特点：体温不超过 38℃或体温不高，病人自觉发热，手足心热甚于手足背，发热持续的时间较长。

病机：可能有三种情况：①温病后期，肝肾阴虚，余邪留恋不去，邪少虚多，因邪热不盛，正气已衰，正邪相争无力，故热势不高。②邪气已去，阴液亏损，阴虚则阳亢，阴阳失调引起发热。为什么这种发热手足心热甚于手足背？因为手足背属阳，手足心属阴，手少阴心经通过手心，足少阴肾经起于足心，故阴虚发热时尤以手足心发热明显。③温病后期，肺胃津伤，余邪留恋。

以上介绍了温病中常见的热型，归纳起来讲，卫、气证的发热，类型虽然不同，但总的原因都是外邪侵入机体，正气祛邪外出产生的保护性反应，性质多属实热。营血证的发热，既有邪盛正虚的虚实夹杂热，又有邪少虚多，阴虚而阳亢的虚热（表 5）。

表 5　温病发热辨证表

证型	热型	特点	病机
卫分证	发热恶寒	发热恶寒同时并见	温热袭卫，正邪相争，两阳相搏，卫气郁滞
气分证	壮热	不恶寒，但恶热，热高而有汗	温热邪邪，入于气分，正邪剧争，功能亢奋
	日晡潮热	每当申时热度上升	阳明燥热，腑实内结
	寒热往来	恶寒发热交替出现	温热邪气，入于少阳，正邪分争，枢机不利
	身热不扬	体温虽高而神态抑郁，初扪皮肤不热，久扪则烫手，病人主观感觉寒热不清	湿热邪气，郁蒸气分，热蕴湿中，不能外扬
	低热	体温在 38℃以内多见下午发热	温病后期，肺胃津伤，余邪未清

续表

证型	热型	特点	病机
营血证	身热夜甚	昼夜发热，夜间热高，扪之热势灼手而无汗	①热灼营阴：温热邪气入于营血，营阴受伤，阴得阴助，抗邪有力 ②热入血分：卫昼行于阳，夜行于阴，阴分邪热得卫阳之助，阳盛则热增
	夜热早凉		①邪伏阴分 ②蓄血证
	夜热早凉	夜间发热，早上热退，热退时无汗	温病后期，余郁留伏阴分，夜间阳入于阴，两阳相搏，阴不制阳
	低热 手足心热 甚于手足背	体温不超过38℃或病人自觉发热，持续时间较长	①温病后期，肝肾阴亏，邪少虚多，相争无力 ②温病后期，邪气已去，阴液亏损，阴虚阳亢

（二）汗出异常

1. 汗出异常的机制

首先谈谈生理汗液的形成，汗为五液之一，是津液所化生。中医谓“阳加于阴谓之汗”。说明汗是阳气蒸化津液，出于体表而形成。

生理汗液 { 津液所化 / 阳气蒸发 } 泌浊于外

健康人出汗，可以排泄废物，散发热量，调节体温。但病理性出汗，既可伤阳气，又能伤津液，因此临床上注意汗之有无，汗之多少，汗之性状，对判断病情，预测转归，有很重要的意义。

本节所讨论的汗出异常包括病理性出汗或无汗两种情况，其形成的原因常见的有以下几方面：

汗出异常：
- 卫气郁闭，开合失司
- 里热蒸腾，迫津外泄
- 湿热郁蒸，热蒸湿动
- 津液亏损，作汗无源
- 正气虚脱，津失固摄

2. 汗出异常的辨证

（1）无汗

①风热郁表

特点：无汗与发热恶寒同时并见。

病机：风热侵袭卫分，卫阳被郁，开合失司。

但邪在卫分并非都见无汗，亦有少汗而汗出不畅者。

②营阴亏损

特点：皮肤灼热无汗，同时伴有其他营血见症。

病机：温邪深入营血，营阴被劫，无作汗之源。

（2）有汗

①时有汗出：多见于湿温病。

特点：阵阵汗出，汗少而黏，汗出热减，继而复热。一般说来，湿重者，躯干多汗，汗液黏滞，触之得知。热重者，头面汗多，汗出热气蒸腾，视之可见。

病机：湿热郁蒸，热处湿中，热蒸湿动，泌浊于外。

②大汗（汗出量多）

ⓐ热盛大汗：多见于温病中期，阳明气分热盛。何廉臣说：“亦有不用表药而自汗淋漓，邪终不解者，盖自汗缘里热郁蒸而出，乃邪汗非正汗也。”

特点：蒸蒸汗出（热汗）。伴有高热，烦渴，脉洪大。

病机：气热蒸腾，迫津外泄。

ⓑ虚脱大汗（绝汗）

特点：冷汗淋漓或汗出如油。伴有体温骤降，面色苍白，四肢厥冷，脉微细欲绝。

病机：气阴两伤，气不摄津，津液外泄。

③战汗：见于温病邪留气分阶段。

原因：ⓐ邪气留恋气分不解。

ⓑ病程中始终无汗。

ⓒ早期失治，邪气未透。

ⓓ正气强盛者。

特点：病人突然周身战栗，六脉沉伏，继而大汗出。

病机：邪留气分，正邪斗争，势均力敌，正胜邪却，热达腠开。

温病战汗以后可能出现的几种情况：

①汗出热退，脉静身凉——邪祛正安。

②身热不退，烦躁不安，脉来急疾——邪热内陷。

③冷汗淋漓，脉微欲绝，四肢厥冷——邪退亡阳。

④战后病情无变——正气不足，无力祛邪，当以益胃，望其再战。

⑤战而不汗——正气不足，法当益胃，以助正气，使之作汗，祛邪外出。

总之，发战汗是好事，而不是坏事，是正气祛邪的反应，一般说来，预后良好。

在临床上一定要把战汗后，邪祛正虚的正常现象与亡阳证相鉴别，如病人战汗后，倦卧不语，汗出肤冷，而脉虚软和缓说明非亡阳之证而是大汗后阳气受伤所致，这时不必惊动病人。叶天士说："切勿惊惶，频频呼唤，扰其元神，便其烦躁。"当让病人安静休息或少饮热米粥之类，待阳气来复则自愈（表 6）。

表 6　温病汗出异常辨证表

分类		辨证	特点	病机
无汗		风热郁表	发热恶寒而无汗	风热袭表，卫阳被郁，开合失司
		营阴亏损	灼热而无汗	营血热炽，营阴受伤，作汗无源
有汗	时有汗出	湿热蒸汗	阵阵汗出 汗少而黏	湿热郁蒸，热蒸湿动，泌浊于外
	大汗	热盛大汗	蒸蒸汗出（热汗）	气分热盛，蒸腾津液，迫津外泄
		虚脱大汗（绝汗）	冷汗淋漓 汗出如油	气阴两伤，气不摄津，津液外泄
	战汗	邪恋气分	突然战栗 继而汗出	邪留气分，正邪持争，正胜邪退，热达腠开

（三）头身痛

1. 头痛

（1）机制

中医认为头为诸阳之会，诸阳经气皆交会于头部，某些原因影响了经气的运行，就会发生头痛，常见的原因有：

温邪袭表，卫气郁阻
阳热炽盛，气血上冲 } 清阳阻滞，经脉失和——头痛
湿浊内阻，清阳不升

（2）辨证（表7）

表7　温病头痛辨证表

分类	证型	特点	病机	伴有证
温热病	卫分证	头痛轻微，时有发晕	风热上扰，经输不利	发热恶寒
	气分证	头痛较重，前额胀痛为主	阳热亢炽，气血上冲	壮热烦渴
	营血证	头痛如劈	热毒充斥，上攻清窍	高热，狂躁，呕吐，舌绛
湿热病	邪恋卫气	头重昏蒙如裹	湿浊上蒙，清阳不升	脘痞，纳呆，便溏

2. 身痛

（1）机制

身痛在临床上是个常见症，温病中亦可出现，温病中的身痛主要与温热邪气侵袭人体影响了机体的经络气血运行有关。中医认为“不通则痛”。

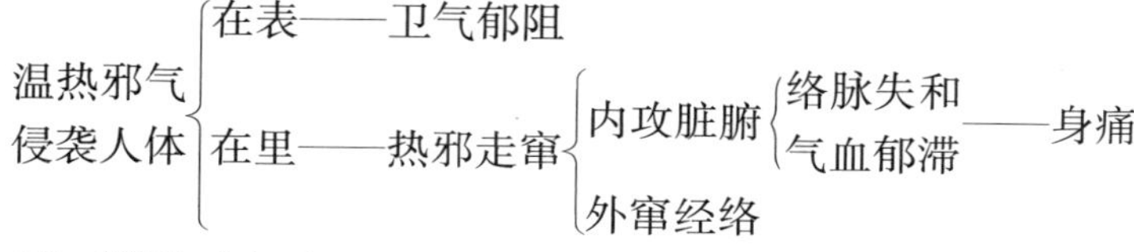

（2）辨证（表8）

表8　温病身痛辨证表

分类	证型	特点	病机
温热病	邪在卫气	身体酸痛不适	温邪袭表，卫气郁阻
	邪入气血	身痛如被杖	热毒充斥，攻冲走窜
湿热病	邪困肌表	身痛酸重困倦	湿热困阻肌表，气血运行不畅

头身痛并不是温病的特有症，辨证时必须结合全身症状，综合分析。

（四）口渴

1. 机制

热邪劫灼津液
湿阻气机，气不化津 }津液不能上承于口——口渴

温病的口渴必伴发热同时出现。其口渴是津不上承所致。承：达的意思，津液不能连续上达于口，口失濡润而感觉干渴。其原因，一是热邪伤津，津液虚少而不能连续上布于口，二是感受湿热邪气，湿邪内阻，气化功

能障碍，气不化津，津不上承。两者病机不同，治疗迥异。

现代医学认为：口渴和体液丢失有关，当高热或剧烈吐泻等原因，造成体内大量水液丧失后，没有及时补充水液或者补给盐多而补水不足，形成细胞外液高渗，这样细胞内的水液大量流到细胞外，使细胞内缺水，刺激中枢神经系统而引起口渴，即临床上所说的高渗性脱水。低渗性脱水则不口渴。

2. 辨证

（1）温热病口渴

特点：口渴欲饮。

病机：热邪伤津，津不上承。

辨证：

卫分证：口微渴。温热邪气为阳邪，特点是伤津液，因此温病初起，邪在卫分阶段，就可出现口渴。但卫分证，邪浅病轻，肺胃津伤不重，因此口渴轻微，有的病人只觉口干。

气分证：口大渴或烦渴，频频喜凉饮。气分证，是热邪已入里，里热炽盛，胃津大伤，胃开窍于口，故口大渴。有的书上记载口烦渴，其义：一指热盛津伤而致心烦、口渴；二指口渴程度重。总之气分证口渴重，而且频频冷饮以自救。

营血证：口反不甚渴饮。温热邪气深入营血，耗损营阴，口渴喜饮的程度反而不重，有的只觉口干而不欲饮水。吴鞠通说："热邪入营，口反不甚渴。"这里吴氏用了一个"反"字，是针对气分证的口大渴而言，热在气分是口大渴，病入营分，病变又加重一层，津液损伤的程度应当更重，气分证是伤胃津，营血证是伤营阴，本当口渴更甚，而实际上口渴减轻，故曰"口反不甚渴"，其原因是热邪深入阴分，蒸腾营阴上承于口所致。也有的人认为病在气分阶段，由于高热、大汗出、胃中津液急骤耗损，但此时机体尚能调节，病人表现口大渴，欲饮水以自救。到了营血证，营阴大伤，正气已虚，机体调节功能减退，另外营血证多有神志异常，病人反应性差，对口渴不敏感。无论如何解释，决不能为表面现象所蒙蔽，营血证伤阴的程度比气分证重，这是无疑的。

（2）湿热病口渴

特点：多表现口干不欲饮或饮水不多或喜热饮。

病机：湿热郁蒸，阻滞气机，气不化津。

辨证：

湿邪偏盛：一般口不渴或口干而喜热饮。湿为阴郁，不伤津液，湿邪内阻，则口不渴。但因湿邪的特点是重浊黏滞，阻滞气机，气机郁滞，不能布化津液，口中失其津液的濡润可表现口干，因非津液亏虚故口干而不欲饮水。湿为阴邪，伤阳气，有时患者喜少饮热水。

湿热并重：口干不欲饮。由于热蒸湿郁，气不化津，津不上承而口干，乃非津液受伤，故口干不欲饮。

热重于湿：口渴欲饮，饮水不多。由于热邪蒸腾，消灼津液，津伤而口渴，但因湿邪未化，虽渴而饮水量不多，与单纯的热邪伤津口渴欲饮不同。

口渴虽是温病主证之一，但临床上需结合全身情况．才能做出正确的诊断（表9）。

表9　温病口渴辨证表

分类	证型	特点	病机
温热病	卫分证	口微渴	温热袭表，津液初伤
	气分证	口大渴或烦渴 频频冷饮	热入气分，胃津大伤
	营血证	口反不甚渴饮	热入营血，蒸腾营阴，上承于口
湿热病	湿邪偏盛	口不渴或口干而喜热饮	湿阻气机，气不化津
	湿热并重	口干不欲饮	湿热郁蒸，气不化津
	热重于湿	口渴欲饮，饮水不多	热盛津伤，湿阻不化

（五）呕吐

1. 机制

邪热犯胃
湿热积滞内停
痰湿内阻
胃阴受伤 } 胃失和降
胃气上逆 ——呕吐

2. 辨证（表10）

表10　温病呕吐辨证表

类型	特点	伴有证
胃热、气逆	呕吐频繁，或呈喷射状	高热烦渴，头痛剧烈
湿热积滞内停	呕吐酸腐，吐后则舒	嗳气厌食，脘部胀满不适，便溏
痰湿上泛	泛泛欲吐	胸闷，脘痞，苔腻
胃阴亏虚、虚热上逆	干呕	舌红少苔，口咽干燥

（六）胸腹痛

1. 机制

胸——肺
胁——肝胆　邪热内侵　气机阻滞　有形实邪内结　胀痛　不通则痛
腹——胃肠　血脉瘀阻——刺痛

2. 辨证（表 11）

表 11　温病胸腹痛辨证表

类型	病机	伴有证
肺热胸痛	痰热蕴肺，肺络郁滞	咳嗽胸闷，呼吸不利
肝胆郁热，胁肋疼痛	热郁肝胆，经气不利	往来寒热，口苦，呕逆，急躁易怒
结胸脘痛	痰热互结，气机不通	脘部痞满，按之疼痛，舌苔黄浊而腻
腹实内结，腹满胀痛	热结肠腑，腑气不通	潮热，便秘
血蓄下焦，少腹急痛	瘀血阻滞，血脉不通	伴少腹硬满，小便自利舌质紫黯，神昏谵语或狂乱

（七）大小便异常

1. 大便异常

（1）机制

燥热糟粕内结肠腑，传导阻滞——便秘

湿热积滞内停
邪热蒸迫　传导失常——下利

（2）辨证（表 12）

表 12　温病大便异常辨证表

分类	证型	病机	特点
便秘	阳明腑实	胃肠燥热与糟粕相结，腑气不通	大便秘结，腹部胀满 疼痛拒按
	津枯肠燥	温病后期津液受伤，无水舟停	数日不大便并无所苦
下利	温热夹带	湿热积滞内停肠腑	大便溏滞不爽，色黄如酱
	邪热下迫	肺与大肠热盛，邪热蒸迫，津液下渗	下利热臭，肛门灼热，一日数次
	热结旁流	燥屎内结肠道，邪热迫津旁渗	纯利稀水，恶臭异常 虽下利，腹胀满，疼痛不减

2. 小便异常

（1）机制

热盛津伤
湿热蕴结 } 小便黄赤，短少尿闭
肾阴枯涸

（2）辨证（表13）

表13　温病小便异常辨证表

分类	证型	病机	特点
色黄赤	表热	热邪熏蒸	淡黄色
	里热	热邪熏蒸	深黄如茶水
	热入血分	热灼血络，迫血下行	红赤
短少尿闭	实证	湿热蕴结，阻滞下焦，气化失常	小便短少，淋漓不畅，并有尿频、尿急、尿痛
	虚实夹杂证	热邪炽盛，津液大伤	小便短少，色黄赤，伴有高热、口渴、汗出
	虚证	温病后期，肾阴枯涸	无尿，伴有低热、形瘦、神倦，舌绛无苔，口唇干裂

（八）神志异常

在温病过程中出现的烦躁不安，昏蒙，昏谵，昏愦，昏狂等，都称为神志异常。

烦躁不安：即心烦而躁动不安。

昏蒙：意识朦胧，处于昏睡状态。

昏谵：神昏，谵语。指意识丧失，语无伦次。

昏愦：昏迷不语，即深度昏迷。

昏狂：意识障碍，狂乱躁扰。

1. 机制

神志异常是温病中的常见症，鉴别各种神志异常对于温病的诊断和治疗有着重要意义。

中医认为心主神明，因此神志异常与心有密切关系。当邪气扰心或闭阻包络，使心不能主宰神明，都可造成神志失常。常见的原因有：

邪热扰心
热闭心包
痰蒙心窍 } 神明无主——神志异常
瘀热阻窍

2. 辨证

造成神志异常的原因归纳起来不外两类，一类属邪热扰心，神不守舍；一类属邪气闭窍，神灵不明。具体辨证如下（表 14）：

（1）邪热扰心

表 14　温病神志异常邪热扰心辨证表

证型	病机	特点	伴有证
卫分证	表热内闭，欲迫于营，影响心神	多见于小儿，表现神昏谵语或嗜睡，时间短暂	高热无汗，舌红、苔薄白，脉浮数
气分证	阳明胃热炽盛，上乘于心，热扰心神	烦躁，时有神昏谵语，经清热攻下邪祛则神自清	无形之热：高热汗出，口渴，脉洪大 有形热结：日晡潮热，便秘，腹满痛，拒按
营分证	热入营分，营阴被伤，热扰心神	轻者心烦不寐，重者神昏谵语，夜间较重	身热夜甚，舌绛，脉细数
蓄血证	热入下焦血分，血热互结，热扰心神	神志恍惚，其人如狂或发狂	少腹硬满，大便色黑，小便自利，舌有瘀斑，苔黄

（2）邪闭心包（表 15）

表 15　温病神志异常邪闭心包辨证表

证型	病机	特点	伴有证
热闭心包	热陷心包 灼液成痰 痰热闭窍	神昏谵语 或 昏愦不语	身体灼热，舌謇肢厥，舌绛苔黄，脉细滑数
痰蒙心包	湿热郁蒸 酝酿成痰 蒙闭心包	神识昏蒙 时明时昧 昏则谵语 醒则呆痴	身热不扬，脘痞胸闷，舌苔白腻或黄腻，脉濡滑数
痰热阻窍	热陷心包 瘀血阻络	神昏谵语	发热夜甚，舌绛或紫黯，望之干，扪之尚润

在温病的神志异常症中，重点是鉴别神昏，而神昏一症，主要当分清热闭，还是痰闭。热闭昏迷的程度多较重，见于温热病逆传心包或营血证。痰闭昏迷程度较轻，见于湿热病湿热郁蒸于气分阶段。如湿热化燥，深入营

血，也可发展成为热闭心包。

（九）痉厥

痉和厥是两种不同的症状，因在温病过程中常同时并见，故习惯上统称痉厥。

痉的含义：四肢拘急，抽搐，颈项强直，甚则角弓反张，为动风之象。

厥的含义{昏厥
四肢厥冷

昏厥即指各种原因造成的神昏不省人事，在神志异常中已介绍，故不重复。

四肢厥冷是温病中出现的一个伴随症状，形成的原因，是阴阳之气不相顺接。在温病高烧中常可见到，由于里热太甚，阳气内闭。格阴于外，出现四肢厥冷，所谓“热深厥甚”。另外阳气外脱也可出现四肢厥冷。

下面着重讨论一下痉证：

1. 发痉的机制

所谓痉，即是肝风内动之象。肝为风木之脏，藏血而主筋，当某些原因造成筋脉失养而拘急，即出现动风发痉之症。温病中导致发痉的原因有：

热邪亢盛，熏灼筋脉
肝肾阴亏，水不涵木} 筋脉挛急，肝风内动——发痉

2. 发痉的辨证

肝风内动有虚实之分，实证即为热极生风，虚证即为肝肾阴亏，虚风内动。区别如下（表16）：

表16　痉证辨证表

证型	病因病机	证候	病程	治法	方药
热极生风	邪热炽盛，风火相煽，熏灼筋脉，肝风内动	来势急剧，四肢抽搐，紧张有力，发作频繁，牙关紧闭，甚则角弓反张，两目上呆，口眼㖞斜，伴有高热，头痛，呕吐，舌绛，脉弦劲而数	温热病极期	凉肝息风	羚羊钩藤汤
虚风内动	邪热久羁，肝肾阴伤，水不涵木，虚风内动	来势徐缓，手足蠕动，甚或瘈疭，撮空理线，循衣摸床，伴有低热，神倦，或神识恍惚、形体消瘦，五心烦热，咽干口燥，舌绛少苔，脉虚细而数	温病后期	滋阴息风	大定风珠

（汤秀芝）

第六章 温病的治疗

温病的治疗，是在温病辨证论治理论指导下，根据病因病理（首先是寻找致病原因，分析人体的内在因素，注意人体正气与邪气间的辨证关系），确定治疗的基本原则，选用有效方药，以祛除病邪、调整机体（包括去除病因、消除症状、改善功能的不平衡状态，恢复机体的生理功能），从而促使病人恢复健康的治疗方法。

温病的病因，主要是外感温热病邪，其包括前面所述的六种，但按其性质可分为温热和湿热两类。

温邪侵犯人体，是由口鼻而入，其传变规律不外卫气营血和三焦传变。温热邪气犯人，一般按卫气营血规律传变，其在卫气为功能障碍，一入营血，则损伤人体的营养物质。

湿热邪气犯人，其病多按三焦传变。三焦是水液运行的道路，三焦受阻，则水道不通，所以温病根据其病因和传变规律，在其发展的不同阶段，有不同的证候类型。但其总不越卫气营血三焦辨证的内容。

清代著名的温病学家叶天士和吴鞠通创立了“卫气营血”和“三焦”辨证的理论体系和治疗方法，明确规定了卫气营血和三焦不同阶段的证候类型和治疗方法，是我们从事温病理论和临床研究必须遵循的原则。

叶天士说：“在卫汗之可也，到气才可清气。入营犹可透热转气……入血就恐耗血动血，直须凉血散血……。”

吴鞠通说：“治上焦如羽，非轻不举；治中焦如衡，非平不安；治下焦如权，非重不沉。”

“在卫汗之可也”此“汗之”，即有汗即可，并非辛温发汗之法。温病不同于伤寒，温为阳邪，最伤人体阴液，绝不可用辛温发汗之法，再度伤阴助热，否则必作昏厥之变。温病邪在卫分，邪轻病浅，只宜辛凉轻清，即辛凉清解，使邪气去，气血调，营卫通，津液布，表里和则微汗出而愈。可见“汗之”并非辛温发汗之法。

“到气”，是指卫分之邪不解，邪盛而正气不衰，正邪交争，正气抗邪有力，脏腑功能亢奋尚未伤及营血的阶段，治宜清气。清气之品多寒凉，若邪在卫分而过早用气分药，则损伤胃气，正气伤则邪进而入气分。且寒凉易于闭塞气机，所谓“寒则塞而不流，温乃消而去之”。寒凉闭塞气机，邪不得外达，必内趋而入营血。治疗卫分证，只宜辛凉轻剂、平剂，切忌寒凉之品。所谓不到气分不可清气，仍冀在卫之邪外散而消。

邪已过气而入营，则不可用清气之法，其诛伐无过，损伤正气。

“入营犹可透热转气。”入营，是指热邪深入营分，耗伤营阴，是温病发展的深重阶段，但营分证较血分证仍属轻浅。尚未伤及人体的营养物质，即肝血肾精，其已入营之热，犹可转出气分而解。

治疗营分证，应清营、养阴、透热转气。这是由营分证的性质决定的。一般说来，营分证具有营热阴伤、气机受阻的特点，所以治疗时应清营养阴、宣畅气机，使已入营之热转出气分而解，即透热转气。

造成营分证中气机不畅的原因很多。如气分或卫分不畅，痰热、湿滞、宿食、瘀血、误用温补、滋腻等皆是，因之选用透热转气之品必须根据具体病因病机而定。

赵绍琴教授对透热转气的临床运用有很多体会，具体方法我们将在相应的证候时介绍。

董建华教援认为豆豉是温病治疗中透热转气最好的药物，可用于卫气营血四个阶段。

“入血就恐耗血动血。”所谓耗血，是热邪耗伤血中津液和营养物质；所谓动血，是指热迫血行，热邪灼伤血络，出现一系列出血证和瘀血发斑证。

血分证的治疗是凉血散血。所谓凉血，是指清血分之热。散血，指养阴和化瘀血。热邪伤阴，血液浓稠，运行涩滞不畅，使血液发生流变学改变，即是新的瘀血，养阴增液，使血中津液充盛，以畅血行，所以养阴可以活血。二是化瘀，素有宿伤瘀血，复感温热之邪，瘀血阻滞气机，郁而热愈炽，故宜加活血化瘀之品、祛瘀活血，以畅血行。

所以卫气营血四个阶段中，因病理不同，治法因异。

三焦辨证，一般作为湿热病的辨证方法和治疗原则，此由湿热病的性质决定的。

湿热病是湿与热两种邪气为病，湿为阴邪水之类也。三焦是人体水液运行的道路，且湿邪黏腻，最易阻滞三焦气机，而三焦气机不畅则又易发生水液代谢障碍。《灵枢·五癃津液别》：“三焦不泻，津液不化，水谷并行于胃肠之中，别于回肠，留于下焦，不得渗膀胱，则下焦胀，水溢则为水肿。”又《沈氏尊生书·海藏》中说：“上焦如雾，雾不散则为喘满……，中焦如沤，沤不利则留饮不散，久为中满……下焦如渎，渎不利则为肿满……。”由于水有自上流下的自然属性，所以三焦辨证反映了湿热病的传变规律和辨证论治方法。

治上焦如羽，上焦者，心与肺也。湿热初起，邪在上焦肺，肺为娇脏。病轻邪浅，治宜轻清举上，微苦微辛之味。轻者清之也。

治中焦如衡。中焦脾胃，为气机升降之枢纽，脾为湿土之脏主升，胃为阳土之腑主降。脾升胃降则健。湿邪阻滞中焦，升降失权，所以治中焦湿热宜辛苦温法，即辛温开郁，苦温燥湿，辛开苦降，以恢复脾胃的升降功能。

治下焦宜重，病入下焦，肝肾阴大伤，故宜重剂滋阴潜镇。

湿热蕴郁于下焦，当用利湿之品，使湿邪下渗于外，故曰："治下焦如权，非重不沉。"

温病的治法具体有：疏卫、清气、和解、祛湿、通下、清营、凉血、开窍、息风、滋阴、固脱等，其运用不离上述原则，现分述之于后：

一、疏卫法

（1）意义：疏卫法是由具有宣通卫分作用的药物组成的具有祛除卫分之邪的一种方法。

（2）作用：疏卫法具有疏泄腠理、逐邪外出的作用。服药后可使皮毛疏通、营卫通畅、汗出邪去。

温病的卫分证与伤寒太阳病不同，伤寒太阳病为寒邪袭表，卫阳之气被郁，寒邪直犯太阳经。温病为温邪上受，首先犯肺，肺主气属卫，其合皮毛，故云在表，所以治宜辛凉清解，使邪去营卫通畅，表清里和，自然微汗出而愈。

温病初起，因感受邪气不同，因之疏卫法也因之而异。

1. 疏风泄热法

（1）意义：此即辛凉清解法，就是用辛散凉泄之剂，以疏散卫表风热之邪的一种方法。

（2）方剂的组成原则和作用：方剂由大队辛凉之品，配入少量辛温之味，以组成辛凉之剂。

其具有宣泄肺卫，透热达郁的作用。

（3）适应证：风温初起，邪在肺卫，证见：发热微恶风寒，头痛，咳嗽，口微渴，舌边尖红，苔薄白脉浮数的卫分证。即吴氏所谓太阴风温初起，邪在肺卫之证。

此辛凉清解，绝非辛温发汗之法。温病初起，即忌用辛温发汗，误用则伤阴助热，常发为昏厥之变。

2. 透表清暑法

（1）意义：此为治疗表里同病的一种方法，其为暑湿内蕴，寒邪外束，暑湿为寒邪所遏，为外寒内热之证。

（2）方剂组成及作用：由辛温与具有宣透作用之寒凉药物组成，以疏表散寒、涤暑化湿，代表方如新加香薷饮。

（3）适应证：发热恶寒，头痛无汗，身形拘急，脘闷，口渴，心烦，舌苔薄腻，脉濡数。

此因夏月气候炎热，热蒸湿气弥漫空间，人易吸受暑湿之邪，又因起居不慎，乘凉饮冷复感受寒邪，致成暑湿内蕴，寒邪外束，暑湿为寒邪所遏，其属外寒内热。

因寒邪外束，腠理闭塞，卫阳被郁，所以恶寒无汗。

因湿热弥漫，阻滞气机，见脘闷身重。

暑热内蕴，热邪耗伤津液，津伤则口渴，热扰心神则心烦。

3. 宣表化湿

（1）意义：以芳香宣透之品，疏化肌表之湿的一种方法。

（2）方剂组成及作用：由芳香宣透之品组成，具有轻开肺气，宣肺化湿的作用。

（3）适应证：湿温初起，湿热邪犯上焦，困阻肌表，肺气不开，证见：发热恶寒，身重，头目昏重，微汗胸痞，舌白，口渴不欲饮。

本证因湿邪困阻肌表，肺气失宣，卫阳被郁，卫外失司，故见恶寒发热。

湿为阴邪，其性黏滞，困阻清窍则使头目沉重，困于肌表则身重，湿热弥漫郁阻气机，则胸脘痞闷。

湿温初起，以湿邪为主，湿阻气机，津液不得上承，但津液未伤，故虽口渴而不欲饮。

治宜芳香宣透之品，轻开肺气，宣肺化湿。因肺主一身之气，气化则湿化，气行则湿行，可用藿香正气散加冬瓜子皮、丝瓜络、通草等。

4. 疏表润燥

（1）意义：以辛凉清润之品，疏解肺卫燥热之邪的方法。

（2）方剂组成及作用：由辛凉甘寒之品组成，具有清宣表邪、疏畅表气，润燥生津的作用。

（3）适应证：燥热伤肺，证见：头痛身热，咳嗽少痰，咽干喉痛，鼻干唇燥，苔薄白，舌边尖红欠润。

本证以初秋多见。因秋初气候炎热，久晴无雨，空气干燥，易形成燥热之邪。若素体阴分不足，复感受燥热之邪，耗伤津液，致使津浓重伤，所以病之初起，虽邪在肺卫，即见伤津，故除见肺卫见证外，又见咳嗽少痰，咽干鼻干唇燥等一系列燥热伤津之证。

治宜以辛凉甘寒之品，以疏表润燥，如桑杏汤之类。

临床上除上述方法外，常根据具体情况和不同兼夹证，常有不同的加减配合，如：

（1）滋阴解表

适用于素体阴虚，复感受温热之邪，因其阴分不足，汗源不充，不能作汗达邪，应以滋阴药与解表药同用。滋其阴液以充汗源，解表以达邪外出。方如加减葳蕤汤（《重订通俗伤寒论》）：

生葳蕤　生葱白　桔梗　白薇　豆豉　薄荷　炙甘草　红枣

俞根初尚有葱豉汤加童便，栀子豉汤加麦冬、生地以滋阴解表。

（2）益气解表

适用于素体气虚，复感受温热之邪，在解表同时，应加甘寒益气之品，如沙参、人参、但党参、黄芪则宜慎用。

方如人参败毒散

柴胡　前胡　川芎　枳壳　羌活　独活　茯苓　桔梗　人参　甘草

（3）解表清里

适用于卫分证未解，而邪传气分者，即卫气同病，法当解表清里，如银翘白虎汤。

（4）解表透疹

适用于卫分之邪未解，热邪波及营分，热迫营血外涌，血瘀于脉络之中而成发疹之证。方如银翘散去豆豉、荆芥穗，加生地、丹皮、大青叶、元参。

（5）疏表解毒

适用于感受温热毒邪，卫分证中同时兼见局部红肿热痛者，如初起。

方如普济消毒饮（《医方集解》李东垣方）：

黄芩　黄连　陈皮　甘草　玄参　柴胡　桔梗　连翘　板蓝根　马勃　生蒡子　薄荷　僵蚕　升麻

使用解表法应注意：

（1）伏邪内发，无表证者禁用。伏邪内发之病，本属阴伤内热，复用解表之法，则伤阴助热，变证蜂起，常发为昏厥之变。所以王履说："温病误汗，变不可言。"

（2）禁用辛温发汗，如麻桂之类。温病初起，邪在肺卫，但温为阳邪，最伤人之阴液，复用辛温发汗，汗为心液，心阴内伤，必神明内乱。所以吴鞠通说："太阴温病，不可发汗，发汗汗不出者，必发斑疹，汗出过多者，必神昏谵语。"

（3）使用辛温解表之法，应适可而止，不可过用，邪去表解，即停药。叶天士说："在卫汗之可也"，即有不可过汗之意。

二、清气法

清气法的意义和作用：清气法是以辛寒或苦寒药组成的清泄气分热邪的一种方法。属于清法的范围。它具有解热除烦、止渴生津、清热泄火，宣畅气机的作用。

应用范围：主要用于清热在气分的里热证。凡是热邪入里，未入营动血及里结成实而是热在气分，燔灼肺胃之津者皆可用之。但气分病变病位广泛，临床可分：

1. 轻清宣气（宣，透泄，疏通意）。

（1）意义：以轻清之品，透热泄邪、宣畅气机。

（2）适应证：温热病邪初传气分，热郁胸膈，未至阳明，热势不甚，证见：

身热微渴，心中懊侬不舒，坐卧不安、舌苔薄黄。

本证虽为热邪入里，但里热不甚，津液未伤，治当轻清开郁清热，宣畅气机，热郁开，气机畅，热可清。方如栀子豉汤。

若因气分余热郁于胸膈，则邪热已影响到脾胃升降功能，可见到欲呕不得呕。

心烦懊侬，为热郁胸膈，热不得发越，内扰神明之象。

2. 辛寒清气

意义：辛寒之品，大清气分邪热。

适用范围：热炽阳明气分为无形热盛之时，即可用之，症属邪盛正气不衰，正邪交争阶段，证见：

壮热、汗多、心烦、口渴、舌黄燥、脉滑数等。

柯韵伯说："邪入阳明，故反恶热，热越，故汗出，因邪热铄其津液，故渴欲饮水、邪盛而实，故脉洪大……。"阳明无形热盛，且脉洪躁甚者，邪气近表，故出表为顺。

3. 清热泻火

（1）意义：苦寒直折里热、清泄邪火。

（2）适应证：热郁气分，郁而化火。证见：身热不解、烦躁不安，口苦且渴，舌红苔黄，小便黄赤。方如黄连解毒汤。

注意：

（1）邪热未化火者不可用。

气分邪热未化火，只宜宣泄开达，使邪从外解，早用苦寒，闭塞气机，极易引邪内陷或伏冰不解。

（2）忌早用甘寒。

苦寒作用是泄热，主治实火。甘寒滋腻作用在于养阴，误用则壅遏气机，热愈炽。

（3）苦寒之品，虽有泄火之功，但用之不当，反有化火之弊，故用时应适可而止，不可过度。

清气法的加减运用：

（1）宣气透表：热邪初入气分，表证未尽，宜轻清宣气之中，加入透表之品。

（2）清热养阴：清热养阴是相辅相成的两个方面，热盛可伤阴，阴伤可致热，清热可复阴，养阴可清热，但清热重在去邪，养阴重在扶正，因而临床常常配合使用。

气热亢盛，津伤较甚，宜清气泄热之中加养阴生津之品。如清暑益气汤（王氏）方：

西洋参　石斛　麦冬　黄连　竹叶　荷杆　知母　甘草　西瓜翠衣　粳米

（3）清热宣肺：热闭于肺，肺气郁阻。宜清气泄热方中加入宣肺开气之品。如麻杏石甘汤。

（4）清热解毒：清热泄火中配入解毒消肿之品。用于热毒壅结，局部红肿热痛者。如黄连解毒汤。

使用清气法应注意：

1. 清气不可过早。到气才能清气，邪在卫分，误用苦寒，则引邪入里，寒则闭塞气机。

2. 湿热留恋气分者，不可用辛凉清气，以免遏制气机，冰伏邪气故也。

3. 素体阳虚者慎用。

三、和解法

（1）意义：和解法是八法之一，是邪在半表半里的一种治疗方法。

（2）作用：它具有和解、解郁、疏畅、调和的作用。和解法，实则具有调理之意。凡温病邪不在表而又非里结的一些证候。如热郁少阳，流连三焦，伏于募原都可使用。具有透解邪热，宣展气机的作用。

1. 清泄少阳

意义：以辛平、甘苦之味输转气机，清泄少阳半表半里邪热。

作用：清泄少阳胆经气分邪热，兼以化痰和胃。

适应证：热郁胆经，机枢不利，郁热而胆火犯胃，郁而成痰，因之胃失和降。证见：寒热往来，口苦胁痛，烦渴舌赤，脘痞泛恶，苔黄腻舌红，脉弦数等。

湿热阻滞：少阳机枢不利，卫阳不能宣发于表则恶寒，郁阳鼓动，邪正交争则发热，湿不去则寒热不止。

胆气上逆则口苦，湿热阻滞，气机不畅则胸脘痞闷。

宜蒿芩清胆汤。

2. 分消走泄

意义：分消走泄，即用流动之品（具有理气作用的药物）宣畅三焦气机，使三焦湿热之邪分道而去。就是以开上、畅中、渗下并用之法以达到宣展气机，泄化痰热，分消三焦气分之邪的作用。

三焦属少阳，为气机升降出入之枢纽，并司通行水道，所谓："三焦者，决渎之官，水道出焉"，表里之气，莫不由三焦升降出入，湿热邪气羁留于三焦，则气机郁滞，水道不利，致使痰湿内停，成湿热阻遏之证。证见：

寒热起伏、胸痞腹胀、溲短、苔腻，常用方如温胆汤加减及杏仁、厚朴、茯苓之类。

寒热起伏——少阳三焦湿热郁阻，机枢不利，正气抗邪，互有进退，故见寒热起伏。正盛则热，邪盛则寒。寒起热伏，热起寒伏。

胸痞腹胀——湿热郁阻，三焦气机不畅，故见胸痞（上）腹胀（下）。

溲短——湿阻气机，三焦不畅，气化不利，故见小溲短。

苔腻——湿盛之象。

治宜分消走泄。即叶氏所谓："气病有不传血分，而邪留三焦，亦如伤寒中少阳病也。彼则和解表里之半，此乃分消上下之势，随证变法，如近时杏、朴、苓类，或如温胆汤之走泄。"

病邪久羁，气机郁滞，水道不利，温邪夹湿痰内停。邪阻三焦气机，用杏仁、厚朴、茯苓或温胆汤，意在宣气化湿。

3. 开达膜原

意义：此为湿热病的一种特殊证型，其病机为湿浊偏甚，郁阻阳气所致。

作用：在于疏利透达膜原湿浊之邪。

适应证：湿热秽浊郁闭气分之“邪伏膜原”证。证见：寒甚热微，脘痞腹胀，苔白腻如积粉而舌质红绛。

膜原：

《湿热条辨》：“膜原者，外通肌肉，内近胃腑，即三焦之门户，实一身之半表半里也。”（薛生白）

《温疫论》：“疫者，感天地之厉气……邪自口鼻而入……舍于伏膂之内，去表不远附近于胃，乃表里之分界，是谓半表半里，即《内经·疟论》所谓横连膜原者也。”

伏膂——脊两旁曰膂，伏膂即筋脊之间。

寒甚热微——湿邪困阻，阳气郁而不伸。

脘痞腹胀——湿邪困阻，气机不畅。

苔白如积粉，舌质红绛（四边色绛——此为热伏浊闭之象）。

治宜开达募原，方用达原饮，雷氏宣透膜法。

雷氏宣透膜原法（《时病论》）：

厚朴　槟榔　黄芩　甘草　草果　藿香　半夏　生姜

达原饮：

厚朴　槟榔　黄芩　甘草　知母　白芍

使用和解法应注意：

（1）和解法适用于邪在半表半里。邪在表或已入里者，均不宜使用。

（2）清泄少阳，虽可透泄邪热，但其作用在于宣展气机，清热之力较弱，里热盛者不宜。

（3）分消走泄，开达膜原法，其作用偏重于疏化湿浊，宣展气机，热在半表半里而无湿者不宜用。

和解法与清气法作用不同，清气法，主要清气分之热，和解法，多用于湿邪留连气分。

四、祛湿法

意义：祛湿法是用芳香化湿，苦温燥湿及淡渗利湿之品，以祛除湿邪的一种方法。

作用：祛湿法具有宣通气机，运脾和胃，通利水道，化湿泄浊的作用。

由于湿邪的轻重和表里层次不同，祛湿之法也因之而变。柳宝诒说：“湿邪之证，有外感之湿，有内伏之湿……治之者，须视其湿与热之孰轻孰重，须令其各有出路，勿使并合，则用药易于着手。”

1. 宣气化湿

意义："三焦者，决渎之官，水道出焉"，水湿代谢与三焦气机功能关系甚为密切，气化则水行，宣畅三焦气机，以泄化湿邪，所谓"气化湿亦化"。

作用：宣通气机，透化湿邪。

适应证：湿温初起，温蕴生热，湿热弥漫三焦，阻滞气机。证见：

身热午后为甚，汗出不解，或微恶寒胸闷脘痞，小溲短少，苔白腻，脉濡缓。

发热微恶寒——湿邪郁表，卫阳被郁，正邪相争之故。

身热午后为甚，汗出不解——午后申时为阳明经气主令，正气抗邪有力，故发热甚。湿为阴邪，黏滞缠绵，非一汗能去，故汗出热不解。

胸脘痞闷——湿邪阻滞气机。由于湿邪弥漫，三焦气机不畅，还可见小便短少、苔白腻、脉濡缓。

治宜宣气化湿。

湿热蕴蒸，弥漫三焦，阻滞气机，气机郁闭，水道不畅，水液不行。治之必当展宣气机，化气行水，盖气化湿亦化。宣气者，开宣肺气，肺主一身之气，肺气一宣，全身之气得行。并加畅中、渗下之品，三焦宣畅、气化湿行，此即宣气化湿之法。

方用三仁汤，藿朴夏苓汤之类。

2. 燥湿泄热

意义：以辛苦温配苦寒之品，以辛温开郁燥湿，苦寒清热燥湿，合成辛开苦降之剂，以燥湿泄热。

作用：开郁、燥湿、清热。

适应证：湿温渐化化热，湿热并重，遏阻中焦之证。证见：

发热、口渴不欲多饮、脘痞腹胀、泛恶欲吐、舌苔黄腻。

在湿温病的过程中，湿热交蒸，若湿渐化热，则里热转盛，故见发热甚重，但又因有湿，所以虽口渴不欲多饮。舌苔黄而腻。

湿热内蕴，阻滞气机，故脘痞腹胀，泛恶欲吐。

湿热并重，故治宜清热燥湿，并宜用辛温开郁（如半夏、苍术等）燥湿，苦温燥湿（如厚朴等），苦寒清热（如芩连等），方如王氏连朴饮。

川连（苦寒）　厚朴（苦温）　菖蒲（辛温）　半夏（辛苦温）　豆豉（辛凉）　炒山栀（苦寒）　芦根（甘寒）

3. 分利湿邪

意义：淡渗之品利尿渗湿，使邪从小便而去。

作用：利尿渗湿。

适应证：湿热蕴蒸，阻滞于下焦，膀胱气化失司，证见：

小便短少甚或不通，热蒸头胀、苔白口渴。

因湿热郁阻于下，泌别失司，膀胱气化不利，三焦不畅，所以小便短少，甚或不通。

热为湿阻，湿郁热蒸，湿热困阻清阳，湿邪害清，则热蒸头胀。

湿邪内阻，湿阻气机，津不上承，则舌白口渴。

因湿热郁阻，故治宜淡渗之品利尿以渗泄湿邪，使湿热从小便而去。方用茯苓皮汤。

茯苓皮　生苡仁　猪苓　大腹皮　白通草　淡竹叶

以上方法各有一定的适用范围，宣气化湿适用于湿温初起，邪犯上焦，弥漫上下，但病变以上焦为主，重在宣畅肺气，透化湿邪，以气化湿亦化故也。

燥湿泄热，适用于湿温化热，湿热并重，病以中焦为主，故以辛开苦降，兼以宣气之法。

淡渗利湿，重在分利湿邪，病以下焦为主，用淡渗之品利尿，使湿热从小便而去。

因湿热病，湿热裹结，湿郁热蒸，常弥漫三焦，阻滞气机，临床上三法常配合使用，意在宣畅三焦气机，即开上、畅中、淡下并用，使三焦通利、气化水行，湿去热随之而去。

若热重者应配清热之品。

因脾主运湿，湿邪也最易困脾，所以临床上应加健脾和胃消导之品，振奋脾阳，以利湿邪消除。

湿邪最易阻滞气机。气机不畅则湿不得去，故应加理气之品，以宣畅气机，气化水行，即气化热化之意也。配合使用，常取较满意的疗效。

使用化湿法应注意：

（1）湿已化燥者忌用。湿已化燥，则变为温热病，应按卫气营血辨证进行辨证论治，误用化湿法则会伤阴助热。

（2）阴液不足者慎用。温病小便不利，常因阴伤，汗尿无源，只能用滋阴之法，所谓“湿病小便不利，淡渗不可与也，忌五苓八正散。”误用则复伤阴。

（3）温病不兼湿者勿用。温病不兼湿，证必以温热为主，不可再用淡渗以再度伤阴。

（4）湿温病用淡渗，但必须注意祛湿不伤阴的原则，所以祛湿淡渗之法不可过度使用，就是这个道理。

五、通下法

意义：通下法，即下法，是根据《素问·阴阳应象大论》："其实者，散而泄之"的原则立法的。其以泄下药物为主组成具有攻导里实，逐邪下泄作用的一种方法。

作用：其具有通导大便，排出胃肠积滞荡涤实热，通瘀破结，攻逐水饮等作用。

适应证：用于热结肠腑，胃肠积滞，血蓄下焦等有形实邪内结之证。但临床上按其作用可分为：

（1）通腑泄热

意义：以苦寒攻下之剂泄下肠腑实热。

温病不从外解，多内传阳明，热与肠中积滞相结为燥屎，成为有形之实证。叶天士说："三焦不得外解，必致成里结，里结于何？在阳明胃与肠也，亦须用下法。"阳明里结若不予通下撤热，每多致伤阴劫液。所以柳宝诒说："伏湿化热而达……若中焦挟有形食积痰浊，则邪热蕴蒸，每多乘机入胃，热结于中，而成可下之证。"证见：

潮热谵语，大便秘结，腹胀满痛拒按，苔老黄或焦黑起刺，脉沉实等。

潮热，指其热势如潮水之起伏，阳明之热一般多见于日晡时，腑气不通，有热循经上蒸心包，内扰神明，故见谵语。

燥屎内结，阻滞气机，气血壅滞，大便秘结，故见腹满痛拒按。

胃中浊热上蒸，故舌苔老黄，燥热实滞过甚则老黄之苔变为黑燥起刺。实热内结，故脉见沉实。

治宜苦寒攻下，腑实去，气机宣通则诸证悉愈。

（2）导滞通便

意义：湿热郁结或夹食滞阻于胃肠间，故以因势利导，使邪从下解。

作用：导泄郁热湿滞下行。湿热积滞不可用苦寒，防其再伤脾阳。

适应证：湿热积滞交阻胃肠，证见：胸腹痞满，噁心呃逆，便溏不爽，色黄如酱，舌苔黄浊。脉濡数。

湿热夹食滞阻滞于胃肠间。脾胃居中焦，为气机升降之枢纽，湿邪食滞阻滞，脾胃升降失常，胃浊不降，故脘腹胀满，胃气上逆则呕逆。胃肠为六腑，六腑以通为用，胃肠阻滞，气机不通，痞满因作。

湿热困阻脾胃，运化失司而致食滞内停，食滞为热蒸，色如黄酱。

治当导滞通便，泻下郁热，方用枳实导滞汤。

本证的导滞通下，祛除的是湿热积滞，与大肠燥结不同，非一下可祛，所以可以连续使用直到大便不溏，湿去热除为止，但用量宜轻，防其苦寒损伤脾胃。所以叶天士说："湿邪内搏，下之宜轻，伤寒大便溏为邪已尽，不可再下；湿温病大便溏为邪未尽，必大便硬，慎不可攻也，以燥屎为无湿矣。"

（3）通瘀破结

意义：热入血分，营阴重伤，热与血结于下焦，但证候又见阳明里实，以泄下为邪找出路。但其与通下法（泄腑实热）有所区别。

作用：驱逐瘀血下行。

适应证：下焦蓄血证：证见：

少腹硬满急痛，大便秘结，小便自利，其人如狂，漱水不欲咽，舌紫绛，脉沉实等。

本证为热与血结，蓄于下焦，是为有形之瘀结，故少腹硬满急痛，因热与血结，阻滞气机，热邪扰心，则引起神志改变。

热与血结，一般不见大便秘结，但大便黑而易，其与水液代谢无关，故可见小便自利。

热入血分，热邪蒸腾血中津液上潮，口得津液濡润，故口虽干而漱水不欲咽。

治宜逐瘀泄热，方如桃仁承气汤。

大黄　芒硝　桃仁　当归　芍药　丹皮

本方由《伤寒论》桃仁承气汤化裁而来，伤寒原方为：

桃核　大黄　桂枝　甘草　芒硝

伤寒用桂枝温通血脉，温病用丹皮辛寒，清热解散血中瘀滞，二者略有不同。

攻下法在温病治疗中是运用较多，奏效较速的一种治疗方法，此由温病的特点、性质所决定的，正如柳宝诒所说：

"胃为五脏六腑之海，位居中土，最善容纳。邪热入胃，则不复他传，故温病热经胃腑，得攻下而解者，十居六七"。又说："温病早投攻下，不为大害。"所谓早投攻下，也必须见有腑实之证方可用之。

攻下法在临床应用中，又必须根据具体情况加减变化，如：有兼肺壅痰热者，有兼心热窍闭者，有兼小便赤痛者，加在各论中介绍。

使用通下法应注意：

1. 温病虽已传里，但尚未内结成实，而属无形热盛者，或兼有湿邪而属湿热者忌用。

2. 正气虚者慎用（可用攻补兼施之法）。

3. 温病后期，因津枯肠燥而大便干者，不可用苦寒攻下，只可用增液法。

4. 温病热结，单纯使用攻下者较少，常配合养阴生津药治之。

六、清营法

意义：清营法属于“清法”的范围，是清解营分邪热的一种方法。

作用：具有清营凉血，滋养营阴的作用。

适应证：用于热邪入营，耗伤营阴而未耗血动血者。

因营分证多由气分热邪不解，肺胃之阴大伤，进一步发展则伤及营阴而渐欲入营。所以清营法可分为邪热已入营和气分之邪未罢，营中之热又起之气营两清等。

1. 清营泄热

意义：热邪已入营，营热阴伤，且有气机不畅，所以在清营养阴之中又加上轻清透泄之品以宣展气机，使已入营之热透出气分而解，即泄热，亦即透热转气（此泄非下，而是指宣透）。

作用：清营、养阴、透热转气，使已入营之热复透出气分而解。

适应证：热邪入营而尚未动血者，证见：

身热夜甚，心烦不寐，斑点隐隐，舌质红绛，脉细而数。

热邪入营，营热阴伤，营气通心，营热扰心，则心烦不寐。营分证为热入阴分，入夜阴气未复，正气抗邪力强，发热较白日为重；热邪灼伤血络，热迫血行，则见斑疹隐隐。营热阴伤，舌绛脉细而数。正如叶天士所说：“营分受热，则血液受劫，心神不安，夜甚无寐或斑点隐隐”，脉细为脏阴之亏，数乃热象。

治宜清营透热转气，方如清营汤。

2. 气营两清

意义：清营与清气同用之法。

作用：清营养阴，清气解毒，泄热。

适应证：气分证未罢热又传营者，证见：

壮热，烦渴，斑点外露，舌质红绛，苔黄燥，脉数。

壮热，烦渴，为气热炽盛，热邪伤津之象，是气分无形热盛的主要证候，若热邪扰心，则见心烦。

热迫血行，热伤血络可见斑点外露，此实为气分之热邪未罢，营中之热又炽，是为气营两燔之证，故宜气营两清之法。方宜加减玉女煎。

清营法在临床应用时，应根据营分证的兼证，与其他治法一起配合使

用，才能取得较满意的疗效。如若兼心窍闭郁者，应加清心开窍之品，如犀角、菖蒲、郁金、三宝等；如兼腑实者，应加若寒通腑；若兼动风者，应加凉肝息风之品。

使用清营法注意问题：

（1）营血分药多滋腻，可恋邪，故邪在气分而未入营者，不可用，防其腻滞，使气机不畅，逼邪入营。

（2）邪虽入营而未动血者，仍可冀其透出气分而解，因之在清营养阴之中，必加入宣畅气机之品（以透泄营热）。

若已动血，清营法即不能胜任，直须凉血散血了。

七、凉血法

意义：以凉血、清热、解毒、养阴药物组成方剂，以清解血分热毒的方法。

作用：清解血分热毒，散血中之瘀滞。凉血养阴。

适应证：热入血分，耗血动血者，临床分为两种：

1. 凉血散血

意义：以清凉之剂（由咸寒、甘寒之味组成）清解血分热毒，且以养阴增液之品以养血中之阴，并加活血祛瘀之品共成凉血滋阴，活血化瘀之剂散血中瘀滞。

作用：凉解血分热毒，活血散血。

适应证：邪热深入血分，迫血妄行，证见：灼热躁扰，甚或狂乱谵妄，吐血、衄血、便血、溲血、斑疹密布，舌质深紫等。

血分证之灼热躁扰谵妄为血热扰心的结果，各种出血见证均为热邪炽盛，灼伤血络，热迫血行之故。治之宜凉血散血，方用犀角地黄汤。血热清，血瘀散，妄行之血可止。

2. 清热解毒（大清气血）

意义：以大剂清热解毒之品，凉解气营血三焦热毒。

作用：清气凉血解毒。

适应证：温病热毒炽盛，内侵脏腑，外窜经络，充斥气血，弥漫三焦，证见：

壮热，头痛如劈，渴喜冷饮，口秽喷人，两目昏瞀，谵狂不安，骨节酸痛，腰如被杖，斑疹紫黑，或衄血、尿血，苔黄燥或焦黑，舌紫绛等。

本证临床所见，为热毒极盛，气、营、血分热炽阴伤，故治宜清气，凉血、滋阴解毒之法并用，方用清瘟败毒饮。方由白虎汤，黄连解毒汤，犀角地黄汤加养阴清热之味组成，共成消气、凉血、养阴解毒之作用。

本证因热邪炽盛，常同时兼见热陷心包，及热盛动风之证，所以凉血法中常配合开窍、息风法同时使用。

使用凉血法注意：

（1）血在营分，未动血者，不可过早用凉血之法。营分证较之血分证仍属轻浅，入营之热仍可外透气分，只宜清营养阴透热转气，即叶氏所谓：“入营犹可透热转气”，过早用凉血散血，热不得外透，常可深入血分。

（2）血热炽盛，脉络瘀滞而致出血不止者，应加活络散血之品。

（3）热毒充斥表里上下，已无卫气营血之界限可分，故治宜大剂清热解毒，大清气血，以清气血，以泄火解毒。

（4）本法非大热大毒之证不可投之。

八、开窍法

1. 清心开窍

意义：开窍法是用芳香通灵的药物以开通心窍，苏醒神志的一种治疗方法。

作用：具有清心化痰，芳香通络，开闭通窍的作用。

适应证：适用于温邪侵入心包，痰浊蒙闭清窍，证见：

灼热肢厥、神昏谵语或昏愦不语，舌謇，舌质纯绛鲜泽。

热陷心包为热邪入营，邪热灼液成痰，蒙蔽心包，堵塞心窍。心窍郁闭，气机不畅，热邪无以外达，郁热内扰心神，故见神昏谵语或昏愦不语。热邪闭塞气机，阳气不能达于四末故见四肢厥逆，以为热深厥深。

治当清心开窍，使心包之热外达，窍开气机宣通热邪得以外达，则神志转清。所以清心开窍具苏醒神志的作用，常用方如牛黄丸、至宝丹、紫雪丹等。

2. 豁痰开窍

意义：用芳香逐秽化湿清热之品以清化湿热痰浊，宣窍开闭，苏醒神志。

作用：清气化湿，豁除痰浊以开内窍。

适应证：湿热蕴郁，热蒸湿邪，酿成痰浊蒙蔽清窍，证见：

神识昏蒙，时明时昧，间有谵语，舌红苔黄腻。

胸中本为清阳之地，因湿热痰浊蒙蔽，故神明为之闭阻，而见时明时昧。

治宜清化湿热痰浊，宣窍开闭，方如菖蒲郁金汤。

开窍法是急则治标的一种应急措施。临床上常配合其他治法。如清心开窍配合清营凉血，息风及固脱等法一起使用。热陷心包，是营分证的一个类型，为营热阴伤兼有痰热蒙蔽心包，故开窍应配合清营，常以清宫汤送服三宝为佳。

血热阴伤，血浓涩滞行迟而致瘀，兼有内窍郁闭者，开窍当加凉血化瘀之品。

窍闭郁热不得外达，常致热盛动风，开窍应加凉肝息风，窍闭致脱者，当加固脱。

豁痰开窍法应用于湿热酿痰蒙蔽心包，其应与清热化湿法一起使用。

使用开窍法应注意：

（1）由于气分热盛所引起的神昏不可滥用开窍之剂。气分热炽、阳明腑实，郁热循经上蒸包络，都可引起神昏，但其舌质红而苔燥，与热陷心包，舌绛不同，只需清气分热和通下腑实即可，误用清心开窍，可引邪深入。所以叶天士说："到气才可清气。"

（2）清心开窍与豁痰开窍作用不同，临床上必须分辨。清心开窍是治疗热陷心包的方法，属营分证的治法；豁痰开窍，治疗湿热郁蒸酿成痰浊，蒙闭清窍，属于气分证的治疗方法。

（3）邪入营血而未见厥闭者，不可用开窍，热邪灼伤营阴，而渐入营，并无内窍郁闭，只要清营养阴透热。正如叶天士所说："营分受热则血液受劫，心神不安，夜甚无寐或斑点隐隐，即撤去气药。"

（4）开窍法是温病临床的一种急救措施。使用中必须根据证候表现，辨别正邪盛衰，配合其他方法使用。

九、息风法

意义：息风法是用凉肝潜镇，或滋阴潜阳药物组成，以平息肝风，制止痉厥的一种治疗方法。

作用：息风定痉。

适应证：温邪深入心包，内陷足厥阴，或热邪久羁，劫灼真阴，常见手足瘈疭或蠕动，均称为风。《素问·至真要大论》："诸风掉眩，皆属于肝。"但温病痉厥动风有虚实之别，治法各异，故分别论述之：

1. 凉肝息风

意义：用凉肝潜镇药物组成，以平息肝风的方法。

作用：凉肝、滋阴、化痰、息风。

适应证：实肝风多为温热之邪逆传心包，内陷足厥阴肝经，热极生风，证见：

身热肢厥，手足抽搐，甚或角弓反张，口噤神迷，脉弦数等。

此属热淫于肝，肝经热盛，筋脉拘急所致。故治宜凉肝以息风。

方用羚羊钩藤汤。

2. 滋阴息风

意义：以滋阴潜镇药物组成，平息肝风制止痉厥的方法。

作用：息风定痉（滋阴）。

适应证：温病后期，热邪久羁，灼伤真阴致真阴涸竭，水不涵木，肝失濡养，虚风内动。证见：

手足蠕动，甚或瘈疭，肢厥神倦，舌绛苔少，脉象虚细等。

本证之手足蠕动为瘈疭之力弱者，因温病后期，肝肾之阴大伤，真阴亏损，水不涵木，筋失其濡养所致之虚风内动，故治之宜育阴潜阳息风。方用三甲复脉汤，大定风珠。

息风法是治疗痉厥的方法，临床上应根据其病情，配合其他方法一起应用。

实风多为热邪炽盛所致，因内有实邪，故多配合清气、清营、凉血、攻下等法，以祛除引起邪热内炽的原因。

滋阴息风，用于虚风内动。因其真阴耗损血脉空虚枯涸，气血涩滞不畅，故多配合益气固脱，活血化痰等方法一起使用才能收到较好的效果。

使用息风法应注意：

1. 实风与虚风治疗方法不同，前者重在祛邪，后者重在扶正，临床上必须注意辨证，不能误用。

2. 小儿为纯阳之体，病虽在卫、气阶段，高烧亦可引起一时性抽搐，治宜清热透邪，热降即抽止，不可过早用凉肝息风之品。

3. 息风法与共他治法同用，临床上必须注意辨证。

十、滋阴法

意义：滋阴法属补法的范畴，是一种滋补阴液、调节阴阳偏颇，以恢复其相对平衡的方法。

作用：具有滋补真阴、生津养液、滋燥制火等作用。

适应证：滋阴法在温病中应用范围十分广泛，温热久羁下焦，阴液被动，或真阴欲竭，必须用滋阴法，若素体阴虚，初感受温热之邪，虽病在卫分，亦必须用滋阴解表之法。所以尤怡说：“温邪之发，阴必先伤，设有当行解散者，必兼滋阴之品于其中，昔人于葱豉汤中加童便，于栀子豉汤中加地黄、麦冬，即此意也。”滋阴法在临床上应用可分以下几种：

1. 滋阴养胃

意义：甘寒生津之品生津养液，滋养肺胃阴液。

作用：滋养肺胃之阴。

适应证：热邪渐解，肺胃之阴耗伤，证见：

口、鼻、唇、咽、皮肤干燥，干咳少痰，舌苔干燥等。

本证为热邪耗伤肺胃之阴，肺燥气逆，胃阴伤所致。治宜沙参麦门冬汤，益胃汤。

2. 增液润肠

意义：甘寒咸寒之品以生津养液，润肠通便。

作用：养阴增液，润肠通便。

适应证：热邪渐减，阴液受伤，津枯肠燥大便因之不通，即所谓大便秘结，咽干口燥，舌红而干。

本证皆因温热之邪，耗伤津液所致，其大便不通为无水舟停，故治宜增水行舟法。

方用增液汤。

3. 滋补肾阴

意义：咸寒滋润之品，填补真阴，壮水制火。

作用：滋阴壮水潜阳。

适应证：温邪久羁，深入下焦，劫灼真阴邪少虚多之证。证见：

身热面赤，手足心热甚于手足背，口咽干燥，神倦欲眠，或心中震震，舌绛少苔，脉虚细或结代。

本证一系列症状均为肝肾之阴大伤，水不制火，心神失养，血行不畅所致。故治宜加减复脉汤。方由《伤寒论》炙甘草汤，玄参、姜、桂、枣加白芍而成，方用滋阴之品，滋养阴液，以复脉中之阴。

滋阴法在温病临床上应用极为广泛，在卫气营血四个阶段中，只要阴伤津耗，均可应用，在卫分如滋阴解表，在气分如滋阴通下，滋阴清热，滋阴息风；在营分清营养阴，若阴伤甚者“甘寒润濡不厌其多”（王孟英）；在血分如滋阴息风等。

使用滋阴法必须注意：

1. 热邪亢盛者，不可用滋阴法，因滋腻之品，多使气机涩滞而有留邪之弊。

2. 湿热病不可用滋阴法，因滋腻助湿，使“病深不解”。

3. 滋阴法多与其他法配合使用，其在卫气营血四个阶段中，应配合解表、清气、清营、凉血、攻下等法。

4. 阴虚而壮火复炽者，不可纯用滋阴，应滋阴清热并用。

十一、固脱法

意义：固脱法是治疗虚脱的一种急救方法。它包括回阳救逆和益气固脱。

作用：具有回阳救逆和益气固脱的作用。

适用证：亡阳厥逆、正气暴脱之证。

1. 益气固脱

意义：是以甘温酸甘之品益气生津，敛阴止汗以固虚脱。

适应证：因误下或邪气过盛，致使气阴暴伤，阴不敛阳正气虚脱，证见：

汗多气短，体倦神疲，脉细无力等。

本证因气虚不能固表，气不敛津，致气阴俱虚。所以治当益气生津，止汗固脱，方用生脉散，生脉散方用人参、麦冬、五味子，一补一敛，合而益气阴生津止渴，固表止汗。气复津回，汗止则阴存，阴内守则气可固矣。

2. 回阳救逆

意义与作用：以辛热之品振奋阳气，固脱救逆。

适应证：因汗下太过，阴液骤损，导致阳气暴脱之证。证见：

四肢厥逆，汗出淋漓，神衰倦卧，面色苍白，脉微细欲绝。

本证因阴液骤损而导阳气暴脱，气阴大伤元气大亏，治宜急救回阳固脱，方用参附龙骨牡蛎汤。

上述两法常配合使用。因阴阳互根，阴竭则不能敛阳，必导致阳脱；阳脱则不能固阴，必致阴竭。

营热内窍闭而引起外脱，又必须配合开窍法一起使用。

使用本法应注意：

1. 本法用于病情危机之际，治疗及用药必须及肘，时间、次数、间隔都应掌握适当，并应密切观察病情，及时适当调整。

2. 此仅是一种急救措施，一旦阳回脱止即停止使用，并根据具体证候进行辨证论治。

〔附一〕温病兼夹证的治疗

（一）兼痰饮

痰饮的形成

（1）素有停痰（蓄）宿饮，复感受温热之邪，或湿热邪气留连气分，阻滞三焦气机使津液不得按正常敷布，停而成痰饮，其稠者为痰，稀者为饮。

（2）温病热邪炽盛，常可灼液成痰。

前者属痰浊内阻，后者属痰热互结。分别论述之。

1. 痰浊内阻

痰湿内停，阻滞气机，其证多见：

胸脘痞闷，泛恶欲吐，渴喜热饮，舌苔黏腻，脉濡滑。

治当于主治方中加入利气化痰燥湿之品，如温胆汤之类。意在宣畅三焦气机，气化则湿化，痰饮因津布而散。

2. 痰热互结

热灼液成痰，痰又阻滞气机，使热因痰郁而益甚，治应根据其部位及临床表现而辨证论治。

（1）痰热壅肺

肺为清肃之脏，主宣发肃降，痰热壅肺，则使肺之宣降失常，故可见：

咳喘痰黄脓，舌红苔黄脉数。

治宜加清肺化痰之品，如瓜蒌、贝母、蛤壳、竹茹等。

（2）痰热内陷，窍闭动风

此为肺热内陷心包，引动肝风，证见：昏厥、舌謇、口吐涎沫，甚或喉间痰声漉漉，舌绛，上罩黏腻黄苔。

治宜在清心开窍，清肝息风之中再入竺黄胆星、菖蒲、郁金、竹沥及猴枣散等清化痰热之品。

附：猴枣散方：

猴枣：羚羊角　天竺黄　川贝　沉香　礞石　麝香　硼砂

（二）兼食滞

1. 食滞的形成

（1）发病前宿食停积，复感温邪致病。

（2）感邪后，饮食不慎，致使食滞内停。

2. 临床表现

胸脘痞闷，吞酸嗳腐，恶闻食臭，或腹胀肠鸣，矢气频转，舌苔厚腻，脉滑实。

食滞内停，阻滞气机，胃失和降，诸证遂见。

治疗应在主治方中加消食化滞之品。

偏上者，加消食和胃之品，如保和丸。

偏下者，宜导滞通腑，如枳实导滞丸之类。

（三）兼气郁

情志失调，则气机郁而不畅，复感温热之邪，遂成温病兼气郁之证。

证见：

胸胁满闷或胀痛，善气太息，或脘痞泛恶不思饮食，脉弦涩。

治当在主治方中加入理气解郁之品，如枳壳、青皮、香附、佛手、郁金、绿萼梅等，但行气药多辛温香窜，易伤阴液，故不宜多、久用。

（四）兼瘀血

1. 瘀血形成

（1）素有瘀伤宿血，复感温热之邪。

（2）妇人适逢月经期间，温邪乘虚入血室。

（3）热入营血，灼伤血络，热迫血行，离经之血成瘀。

2. 临床表现

胸胁刺痛，或少腹硬满疼痛，或斑疹瘀紫不退，舌质紫黯，扪之潮湿。

治宜在主治方中加入活血散瘀之品，如桃仁、红花、赤芍、丹皮等。

血蓄下焦，宜桃仁承气汤。

〔附二〕温病瘥后调理

温病瘥后，虽热邪已除，但机体尚未恢复正常，因之饮食起居皆当小心，并应注意适当的药物调理。要做到：

避风寒、节饮食、调情志、远房帏。

温病瘥后，气阴俱虚，风寒之邪常会乘虚而入，“温邪多死下虚人”，因之应避六淫之邪。

温病初愈，脾胃功能俱弱，切不可过食过饮，高粱厚味，均可停滞化热致食复。且要注意精神愉快，五志皆可化火，再度伤阴，房劳伤肾，肾阴不足，则热从内生，对瘥后身体恢复均属不利。

瘥后所见，主要是体虚未复、余邪未清，所以治疗主要是调理之法。

1. 余热已除，气血未复

证见：面色少华，气弱倦怠，声音低怯语不接续，舌质淡红，脉虚无力。

治宜补气血，可用集灵膏（人参、枸杞子、天冬、麦冬、生地、熟地、怀牛膝）加减。

2. 余邪已除，气阴两虚

证见：精神萎顿，不饥不食，睡眠不酣，舌干少津。

治宜益气养液，方如薛氏参麦汤（西洋参、麦冬、石斛、木瓜、生甘草、生谷芽、鲜莲子）或三才汤（天冬、地黄、人参）。

3. 瘥后肠胃津液未复

证见：口干咽燥唇裂便结。

治宜益胃生津增液润肠，方如益胃汤或增液汤。

4. 余热未清，气阴俱虚

证见：呕逆烦渴，口干唇燥，喉干呛咳，心胸烦闷，或虚烦不眠，舌红少苔，脉虚而数。

治当清热生津、益气和胃、方用竹叶石膏汤（竹叶、石膏、麦冬、半夏、甘草、粳米、党参）。

5. 湿热病后，胃气未醒，余邪未尽

证见：胸闷不畅，知饥不食，舌苔薄白。

治宜芳香醒胃，清涤余邪，方用薛氏五叶芦根汤：

藿香叶、薄荷叶、枇杷叶、佩兰叶、芦根、冬瓜仁。

6. 病后外邪已解，脾胃虚弱运化失职，湿从内生。证见：

饮食不消，四肢无力，大便溏薄，脉形虚弱，舌苔薄白，甚则肢体浮肿。

治当健脾和中，理气化湿，方如参苓白术散。

（谢 路）

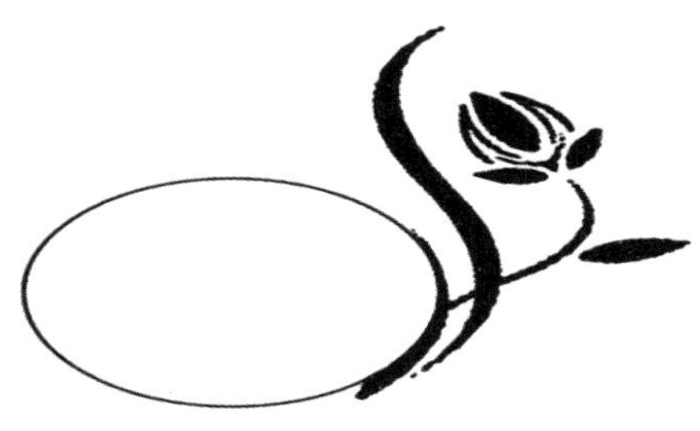

下 篇

第一章 风温

一、概述

（一）定义

风温是感受风热之邪所引起的，初起以发热，微恶风寒，头痛，咳嗽，口微渴等肺卫症状为主要临床特征的，多发于冬春两季的急性外感热病。其发于春季的称为风温，发于冬季的又可称为冬温。它是典型的新感温病，属温热病类。

这个定义从四个方面揭示了风温的本质：

1. 指出了风温的致病外因是风热之邪。风热之邪产生的季节、特点决定了本病的发病季节、病变性质和临床特点。

2. 提示了风温初起的病变部位和主要临床特征，以利于诊断和鉴别诊断。这是诊断风温最重要的依据。

3. 指出了本病的好发季节为冬春两季，可供诊断参考。

4. 揭示了风温的发病类型和病变性质。因感受风热而即发、故为新感温病，与伏气温病之春温不同。因本病一般不夹湿邪，故属温热性质的疾病。

根据这个定义，我们便可对风温的性质、特点有一个概括的了解和初步的认识。有利于对本病进行深入的探讨和研究。

（二）病名沿革及历代医家对风温的认识

祖国医学历史悠久、源远流长，医著浩繁，百家争鸣，故就病名和对风温的认识而言，亦难免不尽一致。为使大家全面了解风温病的源流及阅读有关原著方便，特将其病名沿革情况和历代著名医家对风温的认识简述如下：

1. 风温病名始于《伤寒论》，原指伏气温病误汗后的变局。

《伤寒论》第六条云："太阳病，发热而渴，不恶寒者，为温病。若发汗已，身灼热者，名风温。风温为病，脉阴阳俱浮，自汗出，身重，多眠睡。鼻息必鼾，语言难出。"从《伤寒论》这段论述，我们可以看出，它所说的风温，并非感受风热之邪所引起的新感温病。所谓"太阳病，发热而渴，不恶寒者”，完全是一派里热为主的伏气温病。本应清里热为主，决不可再用辛温发汗、解除表寒的方法治疗。若误用辛温发汗、重竭阴液，致使邪热更盛，津液大伤，而见全身高热如火灼状，并伴有脉象浮数，自汗出、身重、多眠睡、鼻息必鼾、语言难出等热盛津伤之候，此即仲景所称之“风温”。

由此可见，仲景《伤寒论》所述之风温，实指伏气温病误汗之变局，与我们讲义所讲的新感温病的风温名同而实异。因此，二者不可同日而语，相提并论，这是在学习本章和阅读原著时必须弄清的一个问题。

2. 晋代王叔和所述风温是指伏气温病更遇于风所致。

王叔和在《伤寒论》序例中指出：“冬令严寒……中而即病者，名为伤寒；不即病者，寒毒藏于肌肤，至春变为温病，至夏变为暑病……若更感异气而变为他病，当依照坏病而治之。若脉阴阳俱甚，重感于寒者，变为温疟。阳脉浮滑，阴脉濡弱者，更遇于风，变为风温。阳脉洪数，阴脉实大者，遇温热，变为温毒。”

这种伏气温病更遇风邪所致的风温也与我们所讲的新感温病的风温不同，故不赘述。

3. 隋代巢元方所论风热与风温之病因病机相似。

《诸病源候论》曰：“风热者，风热之气，先以皮毛入于肺也”，指出了风热病的外因是风热之邪，首犯部位是肺与皮毛，这与风温的外因和首犯部位相仿，但未加详细论述。

4. 宋代朱肱认为风温是伏气温病。

《活人书》认为风温之病，“治在少阴厥阴，不可发汗”。由此可见，他认为风温的病变部位在少阴和厥阴，故仍与讲义中所介绍的风温不同。

5. 清代叶天士、吴鞠通均认为风温是春季感受风热之邪所致的新感温病。

《叶香岩三时伏气外感篇》云：“风温者，春月受风，其气已温”。指出了风温是春季感受风温（风热）之邪所致。这与仲景所说温病误汗所致的风温以及王叔和所谓病中更遇风邪所致的风温截然不同。叶氏之论为新感温病中的风温的研究奠定了基础。

吴鞠通师承叶氏之意，指出：“风温者，初春阳气始开，厥阴行令，风挟温也”，与叶氏之说一脉相承。

6. 清代陈平伯的《外感温病篇》是系统论述风温病的专著。

陈氏《外感温病篇》以条文形式辨析风温证治，在内容上，风温邪在肺胃作为病机提纲，贯穿全篇始终。内容虽仅十二条，但对风温的病因，病机好发季节和常变证治等均做了系统论述和深刻分析、颇切合临床实用，甚有参考价值。本章所述的风温，在很大程度上是根据陈氏的理论而编写的。至于陈氏原文，可参考相关文献，此不赘述。

7. 清代雷少逸认为风温乃新感引动伏气所发。

雷氏遵《黄帝内经》“冬伤于寒，春必病温”之训，进而提出新感引动伏气之说。他在《时病论》中指出：“盖春温者，由于冬受微寒，至春感寒而触发。风温者，亦由冬受微寒，至春感风而触发。”又云：“推风温之病原，与春温仿佛，亦由冬令受寒，当时未发，肾虚之体，其气伏藏于少阴。劳苦之人，伏藏于肌腠，必待来春感受于风，触动伏气而发也。”雷氏虽然主张新感引动伏气而发的理论，但其所列风温初起之证，仍为肺卫之证，并非表里同病，故仍用辛凉解表法。他说：“其证头痛恶风，身热自汗，咳嗽口渴，舌苔微白，脉浮而数者，当用辛凉解表法。”可见，他与叶天士、吴鞠通、陈平伯等人对风温的认识，只是在病因和发病学说上有所差异，而在辨证治疗上是基本相同的。

综上所述，我们可以看出，在历代医家的著作中，所列风温病名相同，然其本质却迥然有别。我们这里所要介绍的风温，主要是根据叶天士、陈平伯等有关新感温病的理论和对风温具体证治的论述而编写的，与张仲景、王叔和等论述之风温截然不同，这是必须清楚的。

（三）风温与现代医学中某些疾病的关系

根据风温的好发季节和临床表现，大致与现代医学中发生于冬春季节的流行性感冒、急性支气管炎、大叶性肺炎、麻疹等急性热病相似，因此，凡上述诸病可参考风温病辨证治疗。但必须明确一点，在临床辨证施治过程中，决不可把西医的病名与中医的风温对号入座，等同起来，因为二者对疾病的诊断、分类是不一致的，所以病名之间的关系是纵横交错的，任何把西医的某病与中医的某病划等号的做法都是错误的，这是必须牢记的。

二、病因病理

（一）病因与发病

1. 致病外因

风温是一种急性外感热病，因此，必然有其致病外因。对于风温病致病外因的认识，虽然古人有所争论，但大多数认为是感受风热之邪所致。

如叶天士说：“风温者，春月受风，其气已温。”

吴鞠通曰：“风温者，初春阳气始开，厥阴行令，风挟温也。”

王孟英更明确地指出：“冬春感风热之邪而病者，首先犯肺，名曰风温。”

从以上可以看出，风温病的致病外因乃风温或风热病邪。

那么什么是风温之邪呢？它是如何产生的呢？

我们知道，风乃春季主气，温为春之常候，风和日暖，为万物赖以生长发育的必要条件。但是，如果春之气候过度温暖，或者冬令应寒反暖，气候异常，致使人体发病者，便为“风温之邪”。故“风温为病，春日与冬季居多”，正如吴坤安在《伤寒指掌》中所说：“凡天时晴暖（燥），温风过暖，感其气者，即是风温之邪。”

可见，风热之邪是本病的致病外因，天时晴燥，温风过暖，或应寒反暖、是产生风热之邪的气候条件。

2. 发病内因

风热之邪固然是本病的致病外因，但并非有风热之邪存在就一定能使人发病。是否发病，还取决于人体的正气如何。若平素人体正气充足，抗邪有力，外邪则不易侵犯人体。即使外邪一时侵入，也易被正气祛邪外出，战而胜之，不表现出病理现象。若其人素体正气不足，腠理疏松，卫外不固，或阴分不足，不耐阳扰，或起居不慎，劳倦过度，致使抗病能力低下或一时下降，此时，一遇外邪侵袭，邪正相争，发生疾病。

由此可见，风热之邪是本病的致病外因，是发病的重要外在条件，而正气不足，抗邪无力则是发病的决定性内因。正如曹炳章在《温病条辨评注》中所说：“此风虽由口鼻而入，若其人肺气肺液充足者，亦不能伤”。

（二）病理机转

1. 侵入途径及首犯部位

风温乃风热之邪侵入人体所致，然其侵入途径如何？首犯部位是什么呢？了解这个问题，对理解风温初起所见症状及与伤寒、春温等病机区别有重要意义。

关于风热之邪的侵入途径和首犯部位，叶天士基于《素问·太阴阳明论》“伤于风者，上先受之”的理论，根据风温病的初起表现，将其侵入途径和首犯部位概括为“温邪上受，首先犯肺”。华岫云认为：“此所谓温邪，乃是风温湿温之由于外感者也”。

吴鞠通亦指出：“凡病温者，始于上焦，在手太阴。”

叶、吴二人均指出了温邪的侵入途径和首犯部位，为我们认识风温的病机奠定了基础。

所谓“温邪上受”，有两种含义：一曰温邪从口鼻而入；二曰温邪犯人，上先受之。正如华岫云所说：“邪从口鼻而入，故曰上受”。吴鞠通所说：“温病由口鼻而入，自上而下”。这与“寒邪犯人，下先受之”形成鲜明的对照。

为什么温邪犯人，上先受之呢？这主要是由温邪的特性所决定的。温为阳邪，其性炎上，故上先之。尤其是风热之邪，更易先犯上焦。

那么，温邪上受，为什么首先犯肺呢？这又是由于肺的生理病理特点所决定的。肺为五脏六腑之华盖，其位最高，且与鼻相通，风热之邪由口鼻而入，肺则首当其冲。而且，肺为娇脏，不耐寒热，邪热侵袭，则宣降失常，卫外失司，表现出肺卫功能失常的病变，故曰“首先犯肺”，“在手太阴”。

2. 传变情况

（1）逆传心包：叶天士在论述“温邪上受，首先犯肺”之后，紧接着就提出“逆传心包”，揭示了温病的特殊传变规律。这种特殊的传变规律，在风温病变发展过程中较为常见。

什么叫“逆传心包”呢？对于这个问题，前人有不同的见解。

章虚谷曰：“以卫气通肺，营气通心，而邪自卫入营，故曰逆传心包也”。又曰：“心属火，肺属金，火本克金，而肺邪反传于心，故曰逆传也”。由此可见章氏所释逆传心包有两种含义：一曰邪由卫入营，不经气分阶段；一曰肺邪反侮于心，金侮火也，均称逆传。

王孟英不同意章氏所谓“肺邪反传于心”为逆传的说法，提出了“邪从气分下行为顺，邪从营分内陷为逆”的解释，后世医家多宗此说。

我们认为：所谓逆传，只是对顺传而言。风热之邪，从口鼻而入，首先侵袭上焦肺卫，引起肺卫病变。若肺卫之邪不解，渐次传入中、下二焦者，为顺传；若肺卫之邪不从下行，而骤然内陷，深入心包者，则称“逆传”，这种传变，其势凶猛，病情危急深重，不循顺序来传，故曰逆传。

为什么温邪会逆传心包呢？究其原因，有如下几个方面：

①心肺相邻，同居上焦，是肺邪易于逆传心包的生理条件。

②平素心阴不足，阳热偏亢，或痰热素盛，是导致外邪内陷的发病内因。正如叶天士所说：“平素心虚有痰，外热一陷，里络就闭”。

③邪热过盛，大大超出心包的防御功能，即正不胜邪，易于内陷。

④治疗失当，劫伤心阴，邪热乘虚而入，造成逆传。

可见，造成逆传心包的原因有生理、病理、治疗等多方面。但邪热过盛和心虚有痰则是造成逆传心包的最根本原因。

（2）热入气分，顺传阳明

肺卫之邪既不从外解，也未逆传心包，往往渐入气分，顺传阳明。

热入气分，首先多表现为肺的气分证，渐次热郁胸膈，顺传胃肠，呈现出肺、胸膈、胃、肠等脏腑的气分热证。

（3）病变后期的不同转归

风温热入气分，是病变的极期，邪正俱盛，相争剧烈，若正胜邪衰，病情好转，趋向痊愈、仅残留些肺胃阴伤的证候，而进入恢复期。若正不敌邪，邪气深入，病情可以深入营血，继续恶化。然而这种情况比较少见，只要正气未衰，治疗及时得当，一般不至于继续恶化。

以上论述了本病的病因与发病、病理机转，现将其相互关系图示如下：

风热之邪 —经口鼻→ 侵入抵抗力下降之体 → 首犯肺卫 → 逆传心包（营分）

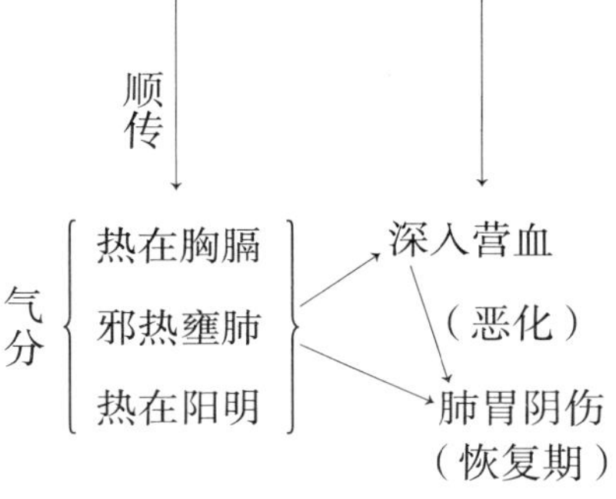

风温病因及病理机转示意图

三、诊断要点

诊断风温的主要依据有以下几点：

1. 好发于冬春二季。风温是一种季节性较强的外感热病，感冬春二季之风热病邪所发，故冬春二季所发生的急性外感热病，应考虑到本病的可能性。

2. 初起见肺卫风热之证。风热之邪、从口鼻而入，首先犯肺、肺合皮毛，故肺卫之证必见，如：发热、微恶风寒、咳嗽、口微渴，脉浮数，舌边尖红等。这是诊断风温的最主要依据。

3. 与春温相鉴别：春温亦发生于春季，但其为伏气温病，除新感引发外，一航初起不见肺卫之证，而见里热之候。

此外，风温同发生于冬季之伤寒、伏暑等病亦须鉴别，因温病与伤寒的区别以前已经介绍过，伏暑还未讲，不易比较，故此从略。

四、治疗原则

根据风温的病因病理、传变规律，其治疗大法可概括为以下几点：

1. 初起邪在肺卫，宜辛凉清解，《素问・至真要大论》曰：“风淫于内，治以辛凉，佐以苦甘。”叶天士在《三时伏气外感篇》中阐发其意，并针对风温初起的特点，明确指出：“此症初因发热而咳嗽，首用辛凉清肃上焦。”并在《外感温热篇》中指出：“在卫，汗之可也”。此处所言“汗之可也”，并非用辛温发汗，而是用辛凉轻宣之剂，宣泄肺卫邪热，使营卫畅通，微汗自出，邪解正复。因此，本病初起既不可辛温发汗以伤阴，也不可过早投用苦寒以遏表，这是必须牢记的。

2. 邪传气分，清泄气热

肺卫之邪不从外解，渐次传入气分，常见热郁胸膈、邪热壅肺、阳明热炽，肠腑热结，肠热下利等气分热证，总须辛寒清气或苦寒清热、咸苦攻下，以清泄气分邪热。

3. 清心豁痰开窍

温热之邪由肺卫逆传心包，或气分邪热深入营分，炼液为痰，痰热闭阻心包，而致身热灼手，神昏谵语，舌謇肢厥等，则宜清心豁痰开窍为先，透热外出。

4. 甘寒滋养肺胃

风温后期，邪热已退而肺胃津伤未复者，宜甘寒清养肺胃之阴，促其恢复，以善其后。

此为风温病之治疗大法，为我们治疗风温提供了一般的原则，具体治法与用药尚须根据不同的证候进行精细的辨证施治。

五、辨证施治

（一）邪袭肺卫证治

风温初起，邪袭肺卫，常表现为两种证候类型：一为风热袭卫，一为风热犯肺，二者病变部位、证候表现、治法与用药各不相同，现分述如下。

1. 风热袭卫

临床表现：发热、微恶风寒、头痛，无汗或少汗，咳嗽或胸闷胸痛，或咽喉红肿疼痛，口微渴，舌边尖红，苔薄白欠润，脉象浮数。

证候分析：本证为风温初起，邪袭肺卫而病变重点侧重于卫者。其总的病机主要为卫外失司，肺失宣降。

发热——风热之邪从口鼻侵袭肺卫，邪正相争，肺失宣降，卫气不得正常敷布，而失其温分肉、肥腠理、司开合之功能。肺卫气郁，郁而生热，故见发热。卫分阶段，正邪交争不剧，故发热不甚。不像气分之壮热，也不像营血分之身热灼手。

微恶风寒——即有轻度的恶风寒之感，这一方面是与伤寒恶风寒相比，其程度较轻，另一方面是与本证之发热相比，恶风寒则退居次要地位。风热袭卫而见微恶风寒，是由于邪正相争、肺气不宣，卫气被郁，不能正常温煦肌肤、充养腠理所致。风热毕竟为阳邪，不像寒邪之收引凝涩，遏伤卫气，闭阻气机，故恶寒较伤寒为轻。

头痛——头为诸阳之首，性喜清静，不耐邪扰。风热阳邪，上蒸于头，清阳之气被扰，气血运行失调，经脉壅塞不利，故头晕头痛。热壅头痛，其特点为胀痛。这要与风寒头痛之紧束而痛，风湿所致之沉重而痛，瘀血所致之固定刺痛等相鉴别。

无汗或少汗——正常情况下，人体津液在阳气的温化、卫气的开合作用下，随着体内外温度的变化，控制汗液的排出以调节体温。一般来说，体温正常时，皮肤只是以隐性汗出的形式保持体温相对恒定，当体温升高时，皮肤则会出现显性汗出，以散体内之热，今邪正相争，体温升高，本应汗出而散体内多余之热，然而，因肺气失宣，卫气开合失常，故见无汗或少汗，卫分阶段汗出的多少和有无，说明了卫气郁闭的程度，无汗则卫气郁闭重，少汗则卫气郁闭轻。根据这个情况，我们可以决定选用辛散药物的轻重和多寡。

咳嗽或胸闷胸痛——风热上犯，肺系首当其冲，肺失清肃宣降之常，其气上逆，故见咳嗽。然本证病变重点在卫而不在肺，故咳嗽较轻，肺居胸中，若肺气失宣，肺络不通，导致胸中大气不畅，则见胸闷胸痛。

咽候红肿疼痛——温邪上受，从口鼻而入，鼻气通于肺，口气通于胃、咽喉为肺胃之门户，是邪气必经之路。今风热袭于肺卫，上壅咽喉，气血壅滞，故红肿疼痛。

口微渴——口渴为温病最常见症状之一，因热邪灼伤肺胃津液所致，风温初起，邪热较轻，病程较短，伤津不甚。故口微渴。

舌边尖红，苔薄白久润——为风温初起邪在肺卫之舌象。舌红为有热，舌边尖候肺卫之邪，故本证见舌边尖红。苔薄白为卫分之证，欠润说明轻度伤津，这是风热袭于肺卫所见舌象特点，与伤寒初起舌色正常，苔薄白而润不同。

脉象浮数——脉浮说明邪正相争于卫分，气血充盛于体表，数乃邪热相迫，鼓动气血，脉流薄疾，故脉象浮数为肺卫风热之证。

〔治法〕辛凉清解

所谓辛凉清解，就是选用味辛性凉之品组成方剂，清宣解散肺卫风热之邪，即一般所称的辛凉解表。

辛凉清解虽然也是治疗邪在卫表的一种方法，但它是用于风热之邪袭卫之证，与辛温解表之法截然不同。辛温解表主要是通过辛散温通，开泄腠理，发汗以祛寒邪外出，解散在表之风寒，其作用重在发汗。而辛凉清解之法主要是通过辛宣肺郁，通畅营卫，清散郁热以解除卫表之风热，其作用重在轻宣散热。

因温病最易伤阴，发汗复伤其阴，则变证蜂起。故吴鞠通说："太阴温病不可发汗、发汗而汗不出者，必发斑疹，汗出过多者必神昏谵语。"虽然服用辛凉清解之剂后，可见微汗自出，但不是强行发汗的结果，而是肺气宣通，营卫畅达，津液充和，邪解而微汗自出，因此与辛温发汗之法不同，这一点必须清楚。

〔方药〕银翘散（辛凉平剂）

连翘一两　银花一两　苦桔梗六钱　薄荷六钱　竹叶四钱　生甘草五钱　芥穗四钱　豆豉五钱　牛蒡子六钱

董建华教授认为豆豉是温病治疗中透热转气最好的药物，可用于卫气营血四个阶段。

〔煎服法〕

上杵为散，每服六钱，鲜芦根汤煎，香气大出，即取服，勿过煎，病重者，约二时一服，日三服，夜一服；轻者三时一服、日二服，夜一服；病不解者，作再服。

〔方解〕

银翘散为吴鞠通所创治疗风热袭卫之代表方剂，其立法原则遵《黄帝内经》"风淫于内，治以辛凉"之剂，又宗喻嘉言芳香逐秽之说，用李东垣清心凉膈散加减而成。

方中：

银花、连翘——苦甘而寒，轻清上浮，泄热解毒。

竹叶——辛、淡、甘，寒，与银花、连翘相伍，加强清热之功。

薄荷、豆豉、荆芥——辛宣泄卫，祛邪外出。此三味均为辛散之品，除薄荷辛凉之外，豆豉、荆芥均属辛而微温之品，然其温而不燥，亦非峻汗之品，与辛凉和寒凉之药配伍，可增强泄卫透邪之功。防止寒凝之弊，亦无过汗之虑。

有人认为此方所用豆豉为辛凉之品，这是没有根据的，我们可以从吴鞠通的原文中找到内证。吴氏在银翘散去豆豉加细生地、丹皮、大青叶、倍元参方之方论中说："去豆豉，畏其温也"。寥寥七个字，清楚地告诉我们，银翘散所用豆豉性温而不性凉，而银翘散妙就妙于寒凉之中配伍辛温之品以散邪外出，防止寒凝。

桔梗——苦、辛，平，入肺经，载药上行，开提肺气，祛痰止咳。

牛蒡子——辛、苦，寒，疏散风热，利咽散结。

甘草——甘，平，清热解毒，润肺止咳，调和诸药。

鲜芦根——甘、寒，清热生津，润而不腻，无恋邪之弊，对于温病初起津伤不甚者宜之。

综上所述，本方以银翘为名，且用量较重，可知是重用清热解毒，但方中与辛散之品合用，总属清疏兼顾之剂。吴鞠通自称本方为“辛凉平剂”。所谓“辛凉平剂”，一方面是指出了本方属辛凉清解之剂，一方面是与辛凉轻剂桑菊饮和辛凉重剂白虎汤相比，其力量非轻非重，居于二者之间，故曰平剂。

本方用于风温初起，风热之邪袭于卫表之证，其不仅用药轻灵，配伍得当，而且在煎服法方面也别具一格。

其特点之一就是使用散剂短时间煎煮，且用鲜芦根汤煎，待香气大出即取服，如此煎煮，取其味薄上浮，轻清达肺，清肃上焦，不犯中下，正如吴鞠通所说：“肺药取轻清，过煎则味厚而入中焦矣。”又说：“此方之妙，预护其虚，纯然清肃上焦，不犯中下，无开门揖盗之弊，有轻以去实之能，用之得法，自然奏效。”

另一个特点就是采取时时清扬之服法，并根据病情轻重决定服药次数及间隔时间。吴鞠通指出：“病重者，约二时一服，日三服，夜一服；轻者三时一服，日二服，夜一服。”所谓二时一服，就是二个时辰服一次，相当于我们现在的四个小时一次。三时一服即相当于现在的六个小时一次。这种服药时间上的规定，是与急性外感热病的发病特点相一致的，也是与病变部位在肺卫的特点相一致的。正如吴氏所说：“盖肺位最高，药过重，则过病所，少用又有病重药轻之患，故从普济消毒饮时时清扬法。”

由此可见，正确地使用银翘散，不仅是要严格掌握其药物之配伍，而且要在煎法、服法上符合要求，才能收到应有的效果。

然而，目前临床上治疗风热袭卫之证，多服用银翘解毒丸，普遍反映疗效不佳。我们认为其疗效较差的原因有以下几个方面。其一：丸剂减缓了本方之辛散宣泄的作用。我们知道，银翘散之所以能治疗卫分风热之证，很重要的一个因素就是具有辛散宣泄作用，而这样的作用全体现在剂型、煎法、服法方面，如散剂以芦根汤煎煮，待香气大出，采用时时清扬服法，可收辛散宣泄之效。故曰：散者，散也，宣散之谓也。而丸剂以甘缓之蜂蜜为丸，减弱了原方辛散之性，故透泄外邪之力减弱，故有“丸者，缓也”之称。其二，用量不足，大家知道，原方散剂，每服六钱，而目前改用丸剂，每次服一丸，除去丸内蜂蜜，药量仅一钱半，显然剂量不足。病重药轻，不能奏效，前人早有论述。吴鞠通在原方后自注中即指出："今人亦间有用辛凉法者，多不见效，盖病大药轻之故。"其三：服药次数不合理。银翘散原方服法强调根据病之轻重调整服药间隔时间和次数，即吴鞠通所说："病重者，约二时一服，日三服，夜一服；轻者三时一服，日二服，夜一服"。而目前临床上，一般采用一日两次的服用方法，这是与外感热病的病情变化极不符合的。由于这些原因，致使"无开门揖盗之弊，有轻以去实之能"的银翘散，失去其应有的作用。为了恢复其作用，我们必须强调要在剂型，煎法和服法上严格按照原方的要求去做，不然，则失去银翘散之妙。

〔加减法〕

以上介绍的是银翘散的主证及其治法方药，然而，在临床上除主证之外，往往还兼有其他证候，或者病情演变出现新的情况。这时，仅用原方就不能适应病情需要，必须根据具体情况进行适当的加减变化。

（1）风热夹湿浊秽邪、阻滞气机而胸膈满闷者，加藿香三钱、郁金三钱，芳香逐秽，理气化浊，宣畅气机，以防湿热相蒸，酿痰蒙蔽心包，故吴鞠通用此以"护膻中"。

（2）热甚伤津，口渴甚者，加花粉以生津止渴。《本草纲目》云：天花粉"止渴润枯，微苦清热"，故适用于热甚伤津而口渴之证。

（3）风热夹毒上攻而见项肿咽痛者，加马勃、元参，清热解毒，消肿利咽止痛。《本草正义》曰：马勃"散郁热，清肺胃、是喉证良药"。《本草纲目》云：元参"滋阴降火，解斑毒、利咽喉"。故项肿咽痛者，马勃、元参为首选要药。

（4）风热上攻，损伤血络而衄血者，去辛温助热之荆芥、豆豉，加甘寒之茅根，苦寒之侧柏炭、栀子炭以凉血止血。

（5）风热犯肺，肺气膹郁，宣降失常，咳嗽明显者，加苦温之杏仁，泄肺降气以止咳。

（6）肺卫之邪未解，热渐入里，灼伤营阴，证见舌质红绛而干，心中烦扰等，宜加入甘寒清热养阴之细生地、麦门冬，以保津液。

（7）辛凉清解，甘寒生津，病仍不解，内热炽盛，津液更伤，小便短赤，此时仅加甘寒生津之品已不能胜任，可加知母、黄芩、栀子之苦寒，直折里热；并与麦冬、生地之甘寒配合，苦甘泄热，合化阴气，而治热淫所胜。

〔方证鉴别〕

银翘散证与桂枝汤证同属外感病初起之证且并列于《温病条辨》上焦篇第四条中，二证在临床上均可见发热、微恶风寒、汗出、头痛等症，故有必要将二证进行鉴别（表17），以利于临床上更准确地选择其适应证。

表 17　桂枝汤证与银翘散证鉴别表

	桂枝汤证	银翘散证
病因	外感风寒	外感风热
病机	病在足太阳，营卫不和	病在手太阴，肺卫失宣
症状	口不渴，咽不红肿	口微渴，多见咽红或肿痛
舌、脉	舌质不红，苔薄白而润，脉浮缓	舌边尖红，苔薄白欠润，脉浮数
治法	辛温解肌，调和营卫	辛凉清解，宣肺泄卫

由此可见，桂枝汤证与银翘散证在因、症、脉、治等方面都有严格的区别，临床应当仔细鉴别，不可混淆滥用。

2. 风热犯肺

临床表现：咳嗽较甚，身不甚热，口微渴，舌边尖微红，苔薄白，脉浮微数。

证候分析：本证亦是风温初起、邪袭肺卫的病变，但其病变重心不在卫，而侧重于肺。其患的病机主要是肺失宣降。

咳嗽较甚——乃风热邪气侧重于肺，肺气宣降失常所致。

身不甚热——卫气郁闭不甚，邪正相争较轻，故吴鞠通曰："病不重也"。

口微渴——热象不甚，伤津较轻。

舌边尖微红，苔薄白、脉浮微数——均说明肺卫风热较轻。

〔治法〕辛凉宣肺止咳。

〔方药〕桑菊饮。

杏仁二钱　连翘一钱五分　薄荷八分　桑叶二钱五分　菊花一钱　苦梗二钱　甘草八分　芦根二钱

〔煎服法〕水二杯，煮取一杯，日二服。

〔方解〕桑菊饮亦为辛凉之剂，然其辛散泄热之力较银翘散为轻，故吴鞠通称其为"辛凉轻剂"。

方中：

桑叶、菊花、薄荷——辛凉轻透，疏散风热。

桔梗、甘草、杏仁——宣降肺气，止咳化痰。

连翘——清热解毒。

芦根——清热生津止渴。

诸药配伍，辛凉轻透以疏风清热，宣降肺气以止咳化痰，风热祛，肺气宣，则诸证自解。

本方之剂型，煎服法与银翘散不同。因其卫气郁闭较轻，故未采用散剂短煎和时时清扬之服法。

〔加减法〕

(1) 肺卫之邪未解，邪热渐入气分，肺燥热甚，气粗似喘，加生石膏、知母以清气分之热。因肺燥津伤，不可过用苦燥之品。

(2) 兼热初入营，营热阴伤，舌绛暮热，加元参二钱、犀角一钱，以清营泄热生津。

(3) 邪热渐入血分，卫、气之邪渐解，可去辛凉泄卫之薄荷和仅入气分而清热生津止渴之芦根，加入麦冬、细生地、玉竹、丹皮各二钱，以凉血滋阴。

(4) 肺热甚而咳嗽痰黄，苔黄者，加苦寒泄肺之黄芩。

(5) 肺热津伤而渴甚者，可加花粉，以清热生津止渴。

〔方证鉴别〕

桑菊饮与银翘散均为治疗风热之邪侵袭肺卫的辛凉之剂、但二者的功用和适应证仍有差别，为了更正确地选择应用，现将二证鉴别见表 18：

表 18　银翘散证与桑菊饮证鉴别表

	银翘散证（辛凉平剂）	桑菊饮证（辛凉轻剂）
病因	感受风热之邪较重	感受风热之邪较轻
病机	卫失开合，肺气不宣	肺失宣降，卫外失司
病位	侧重于卫	侧重于肺
症状	热重：咳轻	咳重热轻
治法	辛凉清解	辛凉宣肺止咳
用药特点	用荆芥，配薄荷辛散力强； 银花、连翘清解力强； 散剂、量大 一日一夜服 3～4 次	用杏仁配桂枝、宣降肺气，止咳效佳； 煎剂、量小 一日二次

由上可知，银翘散与桑菊饮相比，辛散清解之力均强。故用于风热之邪袭卫而卫外失司，热势较重者；桑菊饮则宣肺止咳力强，故用于风热犯肺而咳重热轻者。

若在临床上既见到风热袭卫而热象较重，又见风热犯肺咳嗽明显者，可以二方配合加减使用。

以上介绍的是风热之邪侵袭肺卫的证治，在这个阶段的辨证施治应当注意以下几点：

（1）首辨风热和风寒，决定治疗大法。若为风寒束表，自当用《伤寒论》麻、桂之剂以辛温解表；若为风热侵袭肺卫，必用辛凉之剂，以宣肺泄卫。二者不可混淆。吴鞠通在银翘散方论中指出："温病忌汗，汗之不惟不解，反生他患。盖病在手经，徒伤足太阳无益；病自口鼻吸受而生，徒发表亦无益也。且汗为心液，心阳受伤，必有神明内乱、谵语癫狂、内闭外脱之变。再，误汗虽曰伤阳，汗乃五液之一，未始不伤阴也……温病最善伤阴，用药又变伤阴，岂非为贼立帜乎？此古来用伤寒法治温病之大错也。"由此可见，风热之证辨析不明，误用辛温，则酿成大错，临证不可不慎。

（2）不可早用苦寒折热，风热之邪侵袭肺卫，虽然也可见到高热，但其原因为卫气郁闭所致，并非里热炽盛，所以只宜辛凉宣郁，透邪外出，不可苦寒直折，以免凉遏，损伤正气引邪深入，故叶天士在论述温病治疗大法时强调指出："在卫，汗之可也；到气才可清气。"这里所说的"汗之可也"，就是说用辛凉宣郁，使营卫畅通，微汗自出就可以了，不可早用寒凉清气之品。

（3）注意鉴别银翘散和桑菊饮证，并严格按照原方之剂型、煎服法使用。

（4）吴鞠通于银翘散中有无元参之争，仍为悬案。从《温病条辨》上焦篇第四条银翘散原方来看，并无元参，再从其方后自注曰："项肿咽痛者，加马勃、元参"来看。也证明原方当无元参。但是，吴氏却在同篇第十六条中又曰："发疹者，银翘散去豆豉，加细生地、丹皮、大青叶，倍元参主之"和第三十八条曰："太阳伏暑，舌白口渴，无汗者，银翘散去牛蒡、元参加杏仁、滑石主之"。从这两条来看，似乎银翘散原方中应有元参。因吴氏原著即自相矛盾，因此历来争论不休，至今尚无定论。我们认为，究竟原方有无元参，只能从原著中找证据，不能凭我们主观推测，在找不到证据之前，只能作为悬案，不可强下定论。至于原方中可不可以加元参的问题，那是另一回事，我们可以根据临床经验和证候之差异决定取舍。若风温初起，津伤不甚，咽不肿痛，卫气郁闭而无汗。则一般少用元参；若见咽喉红肿干痛，口渴较甚，或发斑疹者，可加入元参。这是我们的观点，并不能强加于古人，因此，至今我们仍不能断定原方中有无元参。

（二）热入气分证治

风气邪热入气分，侵犯脏腑较广，证候因之较多，最常见者有热在胸膈（热郁胸膈；热灼胸膈，痰热结胸），邪热在肺（邪热壅肺，痰热阻肺，腑有热结；肺热发疹），热在阳明（无形热盛；有形热结；肠热下利）等，现将各证介绍如下：

1. 热在胸膈

胸膈并非一个脏腑，而是泛指从咽喉以下，到胃脘以上的一个部位，它虽不属五脏，也不属于六腑，但它内包心肺，上连咽喉，下通肠胃、肝胆，脏腑经络气血运行，三焦气机上下升降，无不与胸膈有关。若胸膈气机畅达，则有利于三焦气血升降和脏腑气血运行。相反，若胸膈部位因某种原因引起气机不畅，则不仅胸膈部位出现病理变化，而且会直接或间接地影响其他脏腑的功能而出现各种各样的病状。

热在胸膈常见的有以下三个证候类型：

（1）热郁胸膈

临床表现：身热，心烦懊侬，坐卧不安，胸闷欲吐，舌苔微黄，脉微数。

证候分析：本证为肺卫之邪化热入里过程中，未传胃肠而郁于胸膈之气分证，或阳明腑实之证，下后腑实已除，余热未尽而郁于胸膈。

身热——肺卫之邪化热入里，或阳明腑实已除，余邪郁于胸膈气分，故见身热而不恶寒。但本证邪气不重，故并非壮热，与阳明之热截然不同。

心烦懊侬，坐卧不安——热郁胸膈，不得发越，熏蒸心神，神明被扰，故见心中烦乱，坐卧不安，甚则反复颠倒，痛苦难言。

胸闷欲吐——热郁胸膈，气机不畅，故见胸闷。胸膈气郁，郁热下扰，脾胃升降功能失常，胃中浊气不降则上逆欲吐。然气机不畅则欲吐而不得吐，其苦可知。

舌苔微黄，脉微数——邪热初入气分，热象不重。

〔治法〕清宣郁热。

〔方药〕栀子豉汤（《温病条辨》）。

栀子五枚　香豆豉六钱

〔煎服法〕水四杯，先煮栀子数沸，后纳香豉，煮取二杯，先温服一杯，得吐，止后服。

〔方解〕本方为仲景所创，用于伤寒汗、吐、下后，余热不除，郁于胸膈之证。温病过程中，邪热入里亦见此证，故吴鞠通仍以栀子豉汤治之。

本证的特点：一是病在上焦胸膈之中，一是热郁而不得发越。故治疗时必须针对这两个特点，即宣上开郁，使邪从上越，正如吴鞠通所说："在上者因而越之，故涌之以栀子，开之以香豉"。

方中：

栀子——苦寒清热泄火除烦、通利三焦，降中有宣。

香豆豉——以桑叶，鲜青蒿与黑大豆炮制而成，味辛、甘、微苦而性寒，具有升散开郁之性，可宣泄胸中郁热而除烦，有“火郁发之”之功，宣中有降。与栀子配合：一宣一清，为清宣胸膈郁热之专剂。

有人认为本方中所用豆豉为麻黄、苏叶所制过的，辛而微温，宣散力强，但临床上，辛微温之豆豉多用于表邪未解者，因其解表力强。若表邪已除，热郁于内者，则以辛寒之豆豉宣郁清热除烦为佳。

仲景和吴鞠通在本方自注中均有“得吐，止后服”之说，故有人认为本方有催吐作用。其实本方并非催吐之剂，其药后吐者，乃气机宣通，热得外越也。

治疗胸膈郁热，不可单用或过用苦寒折热。因其主要矛盾在于气机闭塞，热不得越，过用苦寒，不仅郁不开而热不得泄，反而气机因寒而不流，愈加闭塞，热势更重，这是临床上必须注意的。

〔加减法〕

①表邪未净，微恶风寒无汗者，可加薄荷、牛蒡子以解表透邪。还可改辛寒之豆豉为辛微温之豆豉，加强散表的功能。

②兼津伤口渴者，加花粉以清热生津止渴。

③兼中虚气少者，加甘草补脾益气，培胸中阳气之不足。

④兼胃阳受伤，气逆呕吐者，加姜汁和肝而降胃气，胃气降，则不呕矣。若胃热而吐者，用姜竹茹以清热降逆止呕。

⑤兼咳嗽者，加前胡、桔梗、桑叶宣肺清热止咳。

（2）热灼胸膈

〔临床表现〕身热不已，烦躁不安，胸膈灼热如焚，唇焦咽燥，口渴，甚则咽红肿痛，口舌生疮，或大便秘结，舌红苔黄或黄白欠润，脉滑数。

〔证候分析〕本证为邪热入于气分，气分火热炽盛，灼于上焦胸膈所致。其特点为火热炽于上焦胸膈气分。

身热不已——即身热较甚，持续不退，乃邪热由卫入气，里热无盛之征。

烦躁不安——热扰心胸，神气不宁，故烦躁不安。

胸膈灼热如焚——火热盛于胸膈，故胸膈部位如火之灼烧一样难受。

唇焦咽燥、口渴——胸膈热甚，灼伤津液。

咽红肿痛、口舌生疮——火性炎上，熏灼咽喉口舌所致。

便秘——热灼津伤，大肠失其濡润，大便干燥，腑气不降，故见便秘，但腹部并不硬满胀痛，脉象并不沉实，苔未至黄厚干糙的程度，故与阳明腑实之大便燥结有别。

舌红、苔黄——为气分热证之征。若见黄白欠润、则初势较轻浅。

脉滑数——病不在表，乃气分之征。

〔治法〕清泄膈热。

〔方药〕凉膈散（《太平惠民和剂局方》）。

大黄（酒浸）二两　芒硝一两　甘草六钱　山栀子炒焦八钱　薄荷七钱　黄芩酒炒一两　连翘一两

〔煎服法〕研为末，每服四五钱至一两，加竹叶十五片蜜少许，清水煎，去滓温服。日三夜二，得利下，住服。

〔方解〕本方原载《太平惠民和剂局方》，是有效的清泄上焦胸膈之热的方剂，为后世医家广泛应用和加减化裁。

方中以连翘、薄荷、竹叶、山栀、黄芩从上清散胸膈之热；大黄，朴硝从下通腑泄热，引邪外出；甘草、白蜜缓急清火，生津润燥，调和诸药。诸药配伍，上清下泄，使胸膈之热从上下二途解除。

本方虽有硝黄通腑之功，但意在引热下行。以除上焦胸膈之热，而不在泻阳明之热结，因此，即或无便秘而有热灼胸膈之证者，亦可使用。当然，热灼胸膈而微兼腑实者，用之更宜。

（3）痰热结胸

〔临床表现〕面赤身热，渴欲凉饮，饮不解渴，得水则呕，胸脘痞满，按之疼痛，大便秘结，小便短赤，舌红苔黄而滑腻，脉滑数有力。

〔证候分析〕本证为邪热入于气分，与痰相搏，结于胸脘，阻滞气机所致。

面赤身热——邪正相争于气分，故身热而不恶寒，但恶热。火性炎上，气血上涌，故面见红赤，甚或头晕胀痛。

渴欲冷饮、饮不解渴，得水则呕——痰热内阻，津液不得上承，故渴欲冷饮，饮不解渴。水津不布，痰饮停于胸脘，胃失和降，则得水即呕。

胸脘痞满，按之疼痛——为痰热结胸的主要特征，因痰阻热壅，气机不畅所致，是本证辨证之关键。

大便秘结，小便黄短——为里热伤津之象。

舌红苔黄而滑腻，脉滑数——均为痰热之征。

〔治法〕清热化痰开结

〔方药〕小陷胸加枳实汤（《温病条辨》）

黄连二钱　栝蒌三钱　枳实二钱　半夏五钱

〔煎服法〕急流水五杯，煮取二杯，分二次服。

〔方解〕本方为吴鞠通在仲景小陷胸汤的基础上加枳实而成。

方中以黄连苦寒清热燥湿；瓜蒌苦寒，清热化痰，上清下润，宽中散结；半夏辛苦而温，燥湿化痰，降逆散结和胃止呕；枳实味苦微寒、降气开结，吴鞠通谓其："苦辛通降，开幽门而引水下行也。"

本方辛苦合用，辛开苦降，以清热化痰，开痞散结，宣畅气机，使痰热除，结胸自愈。

本方与《伤寒论》小陷胸汤同治痰热结胸之证，因其加入理气开结之枳实，故临床效果确较单纯小陷胸汤为佳，足见吴氏师古而不泥古，为我们正确对待和继承前人经验树立了榜样。

〔方证鉴别〕

热郁胸膈之栀子豉汤证，热灼胸膈之凉膈散证及痰热结胸之小陷胸加枳实等证，三证均为邪在胸膈，但其具体病因病机、主证、治法与用药各不相同，现鉴别见表19：

表19　热郁胸膈证、热灼胸膈证、痰热结胸证鉴别表

	热郁胸膈证	热灼胸膈证	痰热结胸证
病因	郁热	火热	痰热
病机	无形之热郁于胸膈，气机不畅，热不得越	气分炽热灼于上焦胸膈，热盛津伤	无形之热与有形之痰相搏，结于胸脘，阻塞气机
主证	心烦懊憹，起卧不安，胸闷，苔微黄，脉微数	胸膈灼热如焚，唇焦咽燥甚或咽红肿痛，口舌生疮，便秘，脉滑数	胸脘痞满，按之疼痛，渴饮饮水，饮不解渴，水入则呕，苔黄滑而腻，脉滑数
治法	清宣郁热	凉膈泄热	清热化痰开结
方药	栀子豉汤	凉膈散	小陷胸加枳实汤

2. 邪热在肺

邪热在肺是指肺卫之邪化热入里，壅盛于肺脏。因肺既与卫气相通而主皮毛，又为五脏之一，所以不仅风温初起可见风热犯肺之卫分证，而且在邪热入里之后可见邪热壅肺之气分证，这里所说的邪壅在肺，主要是指肺之气分热证。现就临床上常见之邪热在肺之证分别叙述如下：

(1) 邪热壅肺

〔临床表现〕身热汗出或汗出不畅，烦渴，咳喘气急，或胸痛，咯吐黄痰或痰黏不爽，舌红苔黄，脉数有力。

〔证候分析〕本证为风热之邪由肺卫入于肺之气分，肺热壅盛，灼液为痰，阻塞气机，肺失宣降所致。

身热——邪入气分，故身热较甚，其不仅不见肺卫之微恶风寒证，而且热象比肺卫之热明显增高。

汗出或汗出不畅——里热蒸腾，玄府开通迫津外出，则蒸蒸汗出。若肺气不宣，皮毛开合不利时，则汗出不畅。

烦渴——渴之甚也，为肺热伤津之候。

咳喘气急——乃邪热壅肺之特有症，火性炎上，金受其克，宣降失常，故气逆而咳喘；火性急，肺必促其呼吸而泄其火，故喘促气急，小儿可见鼻翼煽动。

胸闷胸痛——痰热壅肺，气机不畅，故轻则胸闷不舒，重则咳引胸痛。

咳吐黄痰或痰黏不爽——肺热灼津，炼液为痰，黄黏为热。

舌红，苔黄，脉数——均为气分热象。

〔治法〕清宣肺热。

〔方药〕麻杏石甘汤（引《温病条辨》）。

麻黄三钱　杏仁三钱　石膏三钱　甘草（炙）二钱

〔煎服法〕水八杯，先煮麻黄，减二杯，去沫，内诸药，煮三杯，先服一杯。

〔方解〕本方原为仲景所创，治疗伤寒邪热壅肺、汗出而喘者。原方麻黄与石膏的比例为 1∶2，吴鞠通用以治疗喘咳息促，吐稀涎，喉哑，脉洪数之热饮证，并将麻黄与石膏比例改为 1∶1。无论是汗出而喘，还是喘促吐涎，只要是因邪热壅肺，肺失宣降所致者，本方均有显著的疗效。

方中以麻黄宣肺气而平喘，开郁闭而泄热；石膏辛寒、质重而气清轻，合麻黄而宣泄肺中之郁热；杏仁苦降肺气，合麻黄以利肺之宣降，增强止咳平喘之功；炙甘草甘以缓急，补土生金，扶助正气，调和诸药。

本方药虽四味，但配伍严谨、立意精妙，世代称奇。其主要特点就在于麻黄与石膏相配，麻黄为辛温发汗解表之品，多用于感受风寒而表闭无汗者，然本证为邪热壅肺，汗出而喘，却为何要用麻黄呢？这就是本方配伍之妙，仲景在这里并不取麻黄发汗解表之功，而独用其宣肺解郁平喘之长。为制其辛温助热之性，特重用辛寒之石膏。同时，石膏辛寒清气，借麻黄宣肺开郁之力则增强其达热出表，清透郁热之功，如此一寒一温，一宣一清，宣郁而不助热，清热而不凝寒，相反相成，功效倍增。

吴鞠通应用麻杏石甘汤，其麻黄与石膏比例为 1∶1，其立意侧重于宣肺平喘，用于肺气郁闭较甚，喘而无汗或汗出不畅，肺热较轻者为宜。若肺热重而郁闭较轻，喘而汗出者，则可减少麻黄用量，加重石膏用量，麻、石比例为1∶5或1∶10。

〔加减法〕

①痰黄稠者加黄芩、瓜蒌、浙贝母以清化痰热。

②咳吐脓痰腥臭者，可配合千金苇茎汤以清肺化痰，逐瘀排脓。

③咳引胸胁痛甚者，加丝瓜络，枇杷叶以化痰降气，通络止痛。

（2）痰热阻肺，腑有热结

〔临床表现〕潮热便秘，喘促不宁。痰涎壅盛，脉滑数，右寸实大，苔黄腻或黄滑。

〔证候分析〕本证为手太阴肺与手阳明大肠同病。一般是先见痰热阻肺，肺失宣降，邪热下灼大肠之津，肠失濡润，腑气不降，大便燥结，而形成肺与大肠同病之证。

潮热便秘——为热入阳明而形成腑实之证的标志。因阳明经气旺于日晡则邪正剧争而呈潮热现象。因热灼肠液，肠失濡润，腑气不降，运化迟缓，则大便秘结不通。

痰涎壅盛，喘促不宁——热壅于肺，灼津为痰，故痰涎壅盛。痰阻肺气，致使肺失宣降，且火热刑金，欲泄其火而为快，故喘促不宁。

脉滑数，右寸实大——脉滑数为里有实热之象；右寸实大说明肺中邪热为甚，与单纯阳明腑实证不同，体现了本证的特点。

苔黄腻或黄滑——为痰热内蕴之象。

〔治法〕宣肺化痰，攻下泄热。

〔方药〕宣白承气汤（《温病条辨》）。

生石膏五钱　生大黄三钱　杏仁粉二钱　栝蒌皮一钱五分

〔煎服法〕水五杯，煮取二杯，先服一杯，不知再服。

〔方解〕本方为吴鞠通所创加减承气汤之一，是治疗痰热壅肺，腑有热结的有效方剂。

肺与大肠为脏腑表里关系，二者在生理上相互联系。肺主气，司呼吸，主宣发与肃降；大肠主传导糟粕，以降为顺。肺气正常宣降，有利于大肠传导通畅，而大肠传导通畅，反有利于肺气之宣降。然而，在病理情况下，二者又互为因果，相互影响。痰热阻肺，肺失宣降，则腑气难通；而腑气不通，邪无去路，则热邪上蒸，使肺中痰热益甚，肺气益加上逆而不降。因此，在治疗时，单纯清热化痰或攻下泄热，都会影响其治疗效果。正是由于这种情况，吴鞠通在总结前人经验的基础上，找出本证乃肺气不降，里证又实，是造成腑气不通的原因，故采用宣肺攻下之脏腑合治法，解决了临床治疗中的一大难题，开辟了攻下法的一条新的途径。

方中以生石膏之辛寒，清宣肺热，达热出表；杏仁苦降肺气，止咳平喘；瓜蒌皮苦寒，宽中利气，清热化痰；生大黄苦寒攻下，通腑泄热。诸药配伍，清宣肺热，通降腑气。因肺在五色属“白”，故名宣白承气汤。

〔方证鉴别〕

本证与邪热壅肺之证均有身热、口渴、咳喘、胸闷等证，故须鉴别，见表20：

表20　麻杏石甘汤证与宣白承气汤证鉴别表

	麻杏石甘汤证	宣白承气汤证
病因病机	邪热壅肺	痰热阻肺，腑有热结
病位	在肺	肺与大肠同病
症状	以喘为主	痰涎壅盛，大便秘结
舌脉	苔黄脉数	苔黄腻或黄滑，脉右寸实大
治法	清宣肺热	宣肺化痰，攻下泄热

（3）肺热发疹

〔临床表现〕身热、咳嗽、胸闷，肌肤红疹。或兼微恶风寒。

〔证候分析〕本证多因手太阴肺经卫气分之热，郁而不泄，波及营分，迫血外涌，瘀于皮肤脉络所致。故又称为“气营合邪”或“卫营合邪”。

身热——为邪正相争于肺经气分之征。

咳嗽胸闷——热邪郁闭，肺气不宣，故咳嗽胸闷。

肌肤红疹——肺经郁热不透，波及营分，窜于血络，迫血外涌，瘀于皮肤所致。它与因阳明热盛，内迫血分，血液溢于脉外，瘀于皮下而发斑者不同。正如陆子贤在《六因条辨》中所说：“斑为阳明热毒，疹为太阳风热”。二者病因病机、临床表现，治法方药都不相同，临床诊治时必须严格鉴别。因风温以肺为病变重心，故在病变过程中，肺经郁热，不得外透，内逼营分，易外发红疹，这是本病的特点之一。

微恶风寒——肺卫之邪未净，若完全入于气分，则不恶风寒。

〔治法〕宣肺泄热，凉营透疹。

〔方药〕银翘散去豆豉、加细生地、丹皮、大青叶、倍玄参方（《温病条辨》）。

连翘一两　银花一两　苦桔梗六钱　薄荷六钱　竹叶四钱　生甘草五钱　荆芥穗四钱　细生地四钱　大青叶三钱　丹皮三钱　玄参一两

〔煎服法〕参照银翘散。

〔方解〕本方为银翘散加减而成。银翘散为辛凉清解，宣肺泄热之剂，用于风热袭于肺卫之证，本证无论有无恶寒表证，只要是热郁于肺，肺气不宣，疹发于肌肤，总宜辛凉清透，使邪热从肺卫而解，故取银翘散辛凉解肌，透邪外出，因表邪基本解除，且热波营分，故去辛温解表之豆豉，恐其温而助热伤阴，正如吴鞠通所说："去豆豉，畏其温也"。因热邪已波及营分，气血沸腾，瘀于血络，损耗营阴，且有血溢脉外而发斑之虑，故加生地，倍玄参，甘寒、咸寒相配，清营凉血而滋养营阴；丹皮辛寒透血中伏热，畅血中之气而活血行瘀；大青叶苦寒清热而解毒。诸药合用，共奏宣肺泄热，凉营透疹之功。

治疗风温发疹，吴鞠通提出忌用升提壅补之法，他说："斑疹，用升提，则衄，或厥，或呛咳，或昏痉，用壅补则瞀乱。"因斑疹之邪已入血络，只宜轻宣凉解。若用柴胡、升麻等升提之品，直升少阳，使热血上壅损伤清道之血脉则衄；过升则下竭，下竭者必上厥；肺受热毒熏蒸则呛咳；心受升提之摧迫则昏痉，而补则使邪无出路，邪毒攻心则必致瞀乱。此外，不可用麻黄、桂枝等辛温发散之品，亦不可过用寒凉遏阻气机，损伤正气。这些都是需要注意的，一有疏忽，则会铸成大错。

3. 热在阳明

阳明者，胃与肠也。因此，热在阳明系指邪热炽于足阳明胃与手阳明大肠。其常见证型有阳明无形热盛、有形热结和肠热下利三种，现分述如下：

（1）无形热盛

〔临床表现〕高热汗多，面赤心烦，渴喜凉饮，苔黄而燥，脉洪大或滑数。

〔证候分析〕本证为邪热入于足阳明胃经。胃为水谷之海，乃十二经气血之源，主肌肉而多气多血，有经络与肺经相通，肺之邪热不解，每易顺传于胃。邪热入胃，未与糟粕相结，多表现为无形邪热弥漫之象，故称无形热盛。

高热——为邪入阳明胃经，正气奋力抗邪之象，因阳明之经多气多血，与邪相争最为剧烈，故其热势甚高，称为高热、大热或壮热，此时不仅不恶寒，反而可见恶热现象，即一般所说："但恶热，不恶寒"，这是阳明经热之特点。

汗多——或称大汗，乃里热蒸腾，迫津外泄所致。

面赤心烦——阳明经脉行于面颊，火性上炎，赤乃热象，故面赤为阳明之热，热扰心神则心烦不宁。

渴喜凉饮——大渴喜凉饮，亦为阳明经热"四大"症状之一，因高热、大汗、胃津被伤，故引冷而自救。

苔黄而燥——黄为热象，燥乃津伤，故苔黄而燥为里热津伤。

脉洪大或滑数——阳明热盛，气血沸腾，故脉流疾数、势如波涛汹涌。

综观诸症，总属气分炽热，充斥阳明，弥漫周身，邪盛正旺，交争剧烈，胃津受伤。

〔治法〕清热生津（辛寒清气）

〔方药〕白虎汤（引《温病条辨》）

生石膏（研）一两　知母五钱　生甘草三钱　白粳米一合

〔煎服法〕水八杯，煮取三杯，分温三服，病退，减后服，不知，再作服。

〔方解〕白虎汤为仲景所创治疗阳明经热之名方，吴鞠通又将其用于肺经气分热证。方中用生石膏大辛大寒之品，入肺胃二经，清泄气分，达热出表，为方中主药，配知母苦寒性润之品清热养阴，泻阳明独胜之热而保肺之化源，知母配石膏，可增强清热止渴除烦之力。生甘草泻火解毒，配粳米可保养胃气，以防寒凉败胃，配石膏则又甘寒生津，以救焚沃焦。四药相配，清泄阳明胃经之热。滋养肺胃已伤之津，热退津复则诸症自除。本方辛寒清气，达热出表，吴氏称为辛凉重剂。

〔白虎汤应用禁忌〕白虎汤为治疗温病之名方，具有明显的清热效果、为临床所常用，但必须严格掌握其适应证和禁忌证。吴鞠通在《温病条辨》中指出："白虎本为达热出表，若其人脉浮弦而细者，不可与也；脉沉者，不可与也；不渴者，不可与也；汗不出者，不可与也；常须识此，勿令误也。"此白虎之禁也。

所谓"脉浮弦而细者，不可与也"，主要指阴虚外感之体，虽有热象，不可用白虎汤。

所谓"脉沉者，不可与也"，有两种情况：一为沉实有力之脉，多见于阳明腑实证，治当攻下，非白虎汤所能及，故不用白虎汤。一为沉而无力，多见于肾阳衰微，火不归源，真寒假热，故不可用白虎汤再伤其阳。

所谓"不渴者，不可与也"，主要有两种情况。一为湿热未化燥伤阴，故口不渴，治疗不能用白虎汤，以防冰伏湿邪。一为热已入营，营热阴伤，不可再用白虎清气。

所谓"汗不出者，不可与也"，亦有两种情况。一为伤寒表不解，虽见高热，不能用白虎。一为温病津液大亏，无源作汗，治当甘寒生津，亦不能单用白虎大寒清热之剂。

总之，白虎汤是治气分炽热之良剂，但非大热、大渴、大汗、脉洪大

者，不可与之。若用之不当，为患亦深。正如吴鞠通所说：“应手而愈者固多，应手而弊者亦复不少。”

〔加减法〕

阳明热盛，汗多而津气耗损，除见大热、大汗、大渴、苔黄燥以外，又见背微恶寒，气短而喘，神疲乏力，脉洪大而芤，可加人参以益气生津，扶助正气。正如吴鞠通所说：“惟白虎退邪阳，人参固正阳，使阳能生阴，乃救化源欲绝之妙法也。”

（2）有形热结

〔临床表现〕日晡潮热，时有谵语，大便秘结，或纯利稀水，腹部胀满硬痛，甚则拒按，舌苔黄燥，甚则灰黑而燥，脉沉有力。

〔证候分析〕本证多由肺经邪热不解，顺传阳明，与肠中糟粕相结而成阳明腑实之证。亦多在阳明无形热盛的基础上发展而成。

日晡潮热——日晡即午后申时，约下午 3～5 点钟；潮热即发热定时，如潮水涨落有信。日晡潮热即每天午后 3～5 点热象较盛，这是阳明腑实证的热型特点。因阳明经气旺于申时，每于申时，邪正交争剧烈，故热势亦随之增高。

时有谵语——阳明里结，腑气不通，胃腑之热循别络上蒸心包，心神被扰，故时有谵语。

大便秘结或纯利稀水——为阳明腑实特有之征。因热入阳明，灼伤肠液，肠失濡润，运化滞涩，糟粕内停，热与糟粕相结而成燥屎，阻塞气机，使腑气不通，大便秘结不行，轻者几日不便，重者十几日，几十日不行。但有时亦可因燥屎内结，热迫津液从旁隙渗下，纯利稀水，气味恶臭，肛门灼热，称为“热结旁流”，其现象虽为纯利稀水，但本质却是腑有热结，临证必须与肠热下利及虚寒下利鉴别。

腹部胀满硬痛——燥屎内结，腑气不通，气壅而不行，故腹部胀满；有形积滞内阻，气血运行不畅，腑气不得通降，不通则痛，故腹部硬痛，甚则拒按，其痛多以脐周为中心。

舌苔黄燥，则灰黑而燥——为里热伤津之象，病在气分。

脉沉有力——脉沉主里，有力为邪盛正气不衰。因热结肠腑，气机受阻，邪正交争于里，故脉沉有力。其至数可数，亦可迟，但必须沉而有力，方为里实。

〔治法〕软坚攻下泄热（咸苦攻下）。

〔方药〕调胃承气汤（引《温病条辨》）。

大黄三钱　芒硝五钱　生甘草三钱

〔方解〕调胃承气汤与小承气汤、大承气汤合称三承气，均为仲景所创，是治疗阳明腑实之剂。所谓承气者，即通胃结，救胃阴，承胃腑本来下降之气也，因“胃之为腑，体阳而用阴，若在无病时，本系自然下降，今为邪气蟠踞于中，阻其下降之气，胃虽自欲下降而不能，非药力助之不可”，故立承气诸方。因腑实之证有轻重缓急之异，故方有大、小、调胃承气之别。一般而言，温热之邪初结于胃肠，应用调胃承气汤的机会较多，其重而急者，亦可用大、小承气汤。

调胃承气汤中重用芒硝之咸寒，软坚润燥，以解热结；大黄苦寒直降，走而不守，斩关夺门，通腑泄热，荡涤热结，炙甘草缓硝、黄急趋之性，使之留中解结，除燥屎而祛郁热，以免硝、黄急趋直下，一荡而过，郁热不除，反伤胃气。正如吴鞠通所说：“结不下而水独行，徒使药性伤人也。”

〔加减法〕

①腹部胀满甚者，可去甘草，加枳实、厚朴，即小承气汤，加强行气破滞之力，特别是用于温热夹湿患者，尤为适用。若津伤甚者，则枳、朴温燥之品宜慎用。

②除腹部胀满较甚外，还见燥屎坚硬不行，脐腹硬痛拒按，即“痞满燥实”俱全，证候重而且急，则用大承气汤（硝、黄、枳、朴），软坚破结，消痞除满，峻下实热。但大承气汤势峻力猛，易伤正气，“非真正实热闭痼，气血俱结者，不可用也”。

③若苔灰黑而燥，舌质红绛，乃津伤较甚，可以硝、黄与元参、麦冬、生地相配，即增液承气汤，以滋阴养液，攻下泄热，使攻下而不伤阴，同时又有利于通腑泄热。

（3）肠热下利

〔临床表现〕身热下利，肛门灼热，苔黄，脉数。

〔证候分析〕本证病位虽在大肠，但与热结大肠截然不同。热结大肠乃热与糟粕相结，致使大便秘结不通，而本证乃肺胃邪热下移肠，蒸迫肠中糟粕津液暴注于下。

身热——邪在阳明，故身热不退。

下利——即腹泄非滞下也，乃热迫肠中糟粕津液下注所致，其来急迫，次数频繁，与虚寒泻泄不同。

肛门灼热——热利之象，可与虚寒腹泄鉴别。

苔黄、脉数——均为里热之征。

〔治法〕苦寒清热止利。

〔方药〕葛根黄芩黄连汤（《伤寒论》）。

葛根半斤　甘草（炙）二两　黄芩二两　黄连三两

〔煎服法〕上四味，以水八升，先煮葛根，减二升，纳诸药，煮取二升，去滓，分温再服。

〔方解〕本方原是《伤寒论》治疗太阳病误下，邪热入肠而致的协热利，后世用于治疗肠热泻利之证，疗效甚佳。

方中重用葛根甘辛性平，解肌清热，生津止渴，升发清阳而止泻利；配黄芩，黄连，苦寒清热，厚肠坚阴止利；炙甘草甘缓和宁，调和诸药，使苦寒清热而不伤正气，诸药合用，使肠热清而泻利自止。

〔加减法〕

（1）秽浊犯胃，恶心呕吐者，可加藿香，姜竹茹芳香辟秽，和胃降逆而止呕恶。

（2）肠鸣腹痛者，可加白芍，与甘草相配，以缓急止痛。

〔注意事项〕

（1）本证为肠热下利，非气虚下陷之证，忌用益气升阳举陷之法。

（2）本证暴注下迫，因火热性急之故，非滑脱不禁，故忌收涩止泻。

（3）因非水渍大肠而作泻，故忌用分利之法，以免重伤津液。

〔方证鉴别〕

本证与热结旁流均可见下利热臭，肛门灼热之证，故须鉴别（表 21）。

表 21　热结旁流与肠热下利鉴别表

	热结旁流	肠热下利
病因病机	大肠燥屎内结，热迫津液从旁隙渗下	邪热蒸迫肠中糟粕津液俱下，未有燥屎
症状	纯利稀水无粪便。 腹胀硬满拒按	大便黄臭稀溏，并非纯利稀水，腹胀满较轻，痛而按之无硬块
治法	软坚攻下泄热	苦寒清热止利
方药	调胃承气汤	葛根芩连汤

（三）热陷心包证治

邪热深入心包，病在营分，不属气分阶段，故特另作论述。风温病热陷心包，主要有两种情况，一种为逆传心包，不兼其他证候；一种为热入心包，兼有阳明腑实之证者，二者证治不同，故分别论述如下：

1. 逆传心包

〔临床表现〕身热灼手，神昏谵语，或昏愦不语，舌謇肢厥，舌质红绛，脉象细数。

〔证候分析〕本证称为逆传心包，一是标志其病变部位在心包，一是突出其传变方式是逆传。所谓逆传，即肺卫邪热，不顺传阳明气分，而是直接传入手厥阴心包。肺主气属卫，心主血属营，由卫及营，不经气分，故曰逆传，即叶天士所谓："温邪上受，首先犯肺，逆传心包。"造成逆传心包的原因，有心肺相邻的生理条件；有心阴不足，痰热素盛体质因素；有邪热过盛，正不胜邪的致病外因，又有治疗失当，引邪深入的医源性原因，这些均在风温的传变中论述过，故此不再赘述。

身热灼手——为热入营血，阴液被耗的象征。因邪热仍盛，故身热较甚；因热伤营阴，作汗无源，皮肤干烫，故摸之灼手。

神昏谵语，或昏愦不语——为热闭心包的典型症状。因热入心包，扰乱神明，又兼邪热炼液为痰，或素日痰热内盛、热蒸痰阻，闭塞包络，心窍被阻，故神志昏迷，言为心声，心神内乱，故时时谵语，重者心窍严重阻闭，则昏愦不语。

舌謇——舌之运动不灵，言语艰涩不利也。舌为心之苗，心之别络上系舌本，因心包痰热上蒸，阻塞舌本，脉络不利，故舌謇言涩。

肢厥——四肢逆尽之谓也。因营分热盛，气机闭阻，阳气内遏，不达四肢，故身体灼热而四肢厥冷，此即热厥，热壅气机所致，且厥冷的程度与热壅气机的轻重成正比，即所谓"热深者，厥亦深；热微者，厥亦微"。

舌质红绛——为热传营分，正如叶天士所说："其热传营，舌色必绛。"

脉象细数——细为阴伤，数乃热象，故脉细数反映了营热阴伤的病理变化。

综观诸证，主要可分两大组症状，一是营热阴伤的表现，即身热灼手，舌质红绛，脉细数等，一是痰热阻闭心包的表现，即神昏谵语，或昏愦不语，舌謇，肢厥等。这就是本证热在营分，痰热阻闭心包的特点。

〔治法〕清心豁痰开窍

〔方药〕清宫汤送服安宫牛黄丸或紫雪丹、至宝丹。

清宫汤（《温病条辨》）

元参心三钱　莲子心五分　竹叶卷心二钱　连翘心二钱　犀角尖二钱（磨冲）　连心麦冬三钱

〔方解〕清宫汤为吴鞠通所创清膻中之方也，"谓之清宫者，以膻中为心之宫城也"。方中用五心一尖，尖亦即心也，故俱为用心，取心能入心之意。吴氏曰："俱用心者，凡心有生生不已之意，心能入心，即以清秽浊之品，便补心中生生不已之生气，救性命于微芒也"，明确道出其用"心"之目的。

火能令人昏，水能令人清，本证神昏谵语，为水不足而火有余，又有秽浊之气。方中用元参色黑，味甘苦而寒，滋阴养液，补离中之虚，泻火解毒。犀角尖亦味咸而寒，清心火而辟秽解毒，善通心气，且色黑补水，亦能补离中之虚，故二药为方中君药。莲子心甘苦咸寒，倒生根，由心走肾，能使心火下通于肾，又回环上升，能使肾水上潮于心，故以为使，清心包邪热。连翘象心，透邪外出，以退心热。竹叶心锐而中空，能清心通窍，故以为佐。连心麦冬，甘苦微寒，养阴清热，散心中秽浊之结气，故以为臣。诸药合用，清心养阴，辟秽解毒，对于一般的心包热甚而神昏谵语者比较适用。但因其豁痰开窍之力不足，故对于痰热阻闭心包之昏迷重证则效果不佳。因此，在临床上，对于痰热阻闭心包患者，常以清宫汤送服“三宝”，以增强清心豁痰开窍之功。

安宫牛黄丸、紫雪丹、至宝丹，素称中医治疗温病高热神昏之“三宝”，均具有清热解毒，开窍醒神之功，同属“凉开”之剂，主治略同，但具体功效又各有侧重，各有所长。

安宫牛黄丸优于清热解毒，豁痰开窍，故用于高热神昏，痰涎壅盛者为佳。

至宝丹优于芳香辟秽而开窍醒神，故用于秽浊之邪所致昏迷而热象不甚者为佳。

紫雪丹长于清心泄热，凉肝息风，故对于热盛神昏而兼动风痉厥，大便秘结者为佳。

按其清热解毒之力而论，“大抵安宫牛黄丸最凉，紫雪丹次之，至宝丹又次之”，临证须仔细斟酌选用。

在温病临床上，因“三宝”为贵重短缺之药，故常常不能满足需要。因此，若痰热阻闭心包而无“三宝”时，可在清宫汤中加竹沥、胆南星、菖蒲、郁金等豁痰开窍之品；若见热盛动风抽搐者，可加羚羊角、钩藤，以凉肝息风止痉。

2. 热入心包兼阳明腑实

〔临床表现〕身热神昏，舌謇肢厥，大便秘结，腹部硬满疼痛拒按，口渴引饮，饮不解渴，舌质红绛、苔黄燥，脉数有力。

〔证候分析〕本证为手厥阴心包（或手少阴心）与手阳明大肠同病，一般多由热闭心包日久，上焦邪热不解，又传阳明，灼伤大肠津液，热与糟粕相结，致使腑气不通，大便秘结，上下同病。

身热——多为高热，邪在心包与阳明，气营两燔，故身热较甚。

神昏，舌謇——热闭心包，痰阻舌本之象。

大便秘结，腹部硬满疼痛拒按——阳明腑实，燥屎内结，腑气不通所致。

口渴引饮，饮不解渴——气营热盛，消灼津液。

舌红绛——热在血分
苔黄燥——气分热盛 } 气血两燔

脉数有力——里热炽盛之象。

综观上证，一是有热闭心包之候，一是见阳明腑实之征，与单纯之热闭心包和单纯的阳明腑实之证均不相同，因此在治法与用药上有其独特之处。

〔治法〕清心开窍，攻下腑实

〔方药〕牛黄承气汤（《温病条辨》）

即用安宫牛黄丸二丸，化开，调生大黄末三钱，先服一半，不知再服。

〔方解〕牛黄承气汤亦为吴鞠通所创加减承气汤之一，方中以安宫牛黄丸清心开窍，使心包邪热外透以免下灼大肠；生大黄攻下腑实，通腑以泄大肠热结，引邪从下而解，不致上蒸心包。相互配合，上开手少阴心之闭以醒神，下泄手阳明大肠热结以通腑，且可救足少阴之阴，以防内闭外脱，肾液消亡，故吴氏称其为“两少阴合治法也”。

〔加减法〕

①大便燥结不通，津液损伤甚者，可加滋阴润燥软坚攻下之品，如元参、芒硝等。

②如心包邪热较甚，神昏窍闭较重，而大便燥结较轻，虽有便秘，但无腹痛拒按之象，可先予安宫牛黄丸清心开窍，有时服牛黄丸后，内窍开，大便亦随之而下，故吴鞠通谓“牛黄丸亦有下大便之功能”。若服牛黄丸后，大便仍不下，窍闭仍不开者，则须根据腑实轻重加用调胃承气汤，甚或大承气汤。

③服牛黄承气汤后，大便得通，神志仍不醒者，去大黄，仍服安宫牛黄丸清心开窍。

（四）余热未净、肺胃阴伤证治

〔临床表现〕低热或无热，干咳或稍有黏痰，口干舌燥而渴，舌红少苔，脉细略数。

〔证候分析〕本证多见于风温后期，壮热已退，余邪未净，肺胃阴伤未复。

低热或无热——邪热退而未净，故见低热；如邪已退净则不发热。

干咳或稍有黏痰——肺燥阴伤，其气膹郁上逆，故干咳或稍有黏痰。

口干舌燥而渴——胃阴伤，无津以上承，故口干舌燥而渴。但其渴不像白虎汤证那样大渴饮冷，而是渴不多饮，说明胃热不甚也。

舌红少苔、脉细略数——均为肺胃阴伤之象。因肺胃阴伤，血液黏稠浓缩，故舌红；胃阴不足，无以滋润，胃气生发无权，故舌上苔少，阴伤而余热未净，虚阳偏亢，故脉细略数。

〔治法〕滋养肺胃阴液、兼以清透余热。

〔方药〕沙参麦冬汤（《温病条辨》）。

沙参三钱　玉竹二钱　生甘草一钱　冬桑叶一钱五分　麦冬三钱　生扁豆一钱五分　花粉一钱五分

〔煎服法〕水五杯　煮取二杯，日再服。

〔方解〕本方为滋养肺胃之剂，且有清透肺中余邪之功，故多用于温病后期余热未净而肺胃阴伤之证。方中以沙参、麦冬、花粉、玉竹大队滋养肺胃津液为主，配扁豆、甘草以扶养胃气而益生化之源；用一味桑叶轻清宣透，泄肺中余热而止咳，合之以共奏润肺止咳、泄热和胃之效，使余热退、阴液复、诸证自除。

小结

本章论述了风温的定义、病名沿革、病因病理、诊断要点、治疗原则及具体证候的辨证施治，使我们对风温有了一个较全面的了解。

一、风温是冬春季节感受风热之邪引起的。初起以肺卫证候为主要临床特征的新感温病。

二、风温病名，创自仲景，但仲景所述风温是指伏气温病误汗后之变局，与本章所述风温截然不同，这是必须明确的。

三、本病病理机转为由表入里，由浅入深，具体表现为温邪上受，首先犯肺，顺传阳明，逆传心包等。

四、本病治疗，初起宜用辛凉清解，顺传气分，则宜清气保津；逆传心包则应清心豁痰开窍；恢复期以滋养肺胃阴液、清透余邪为治。

（李刘坤）

第二章 春温

一、概述

1. 概念

春温多发于春季或冬春之交，它是感受了温热邪气所引起的，发病初起以高热，烦渴，甚则神昏痉厥等里热证为主要特征的急性热病。

在概念中明确四个问题

①季节性——春季或冬春之交。

②病因——感受温热邪气。

③发病初起的临床特点：发病急骤，传变快、变化多、病情重。这是感邪性质所决定的，正如叶氏所说："温邪则传变最速。"

④主要病机为里热伤阴：所谓里热有两种表现，一是气分证，二是营分证。

2. 性质

古人都认为本病是伏气温病，所谓"冬伤于寒，春必温病"，但三版教材认为是新感温病，它认为，本病是春季感受温热之邪即发病，因感邪较重，易于入里，故初起即见里热证，因之按三版教材认为，本病是新感温病的里热证。在此，我们依三版教材的意思按新感温病来介绍。

3. 范围

现代医学的重型流感，流行性脑脊髓膜炎等证都可参考本病进行辨证论治。

4. 源流

(1)"伏气温病"说：这种提法最多

①《黄帝内经》"冬伤于寒，春必温病"，认为冬天感受了寒邪，潜伏体内郁而化热，过时而发的温病叫伏气温病。这是有关伏邪成温最早的记载，也是历代医家定春温为伏气温病的理论依据。

②晋代王叔和重编《伤寒论》认为邪伏肌肤："冬令严寒……中而即病者，名曰伤寒，不即病者，寒毒藏于肌肤，至春变为温病。"意思是感受即

发为伤寒，感而不发藏于肌肤，至第二年春发病者为温病。

③隋代巢元方认为邪伏于肌骨：他说："不即病者，寒毒藏于肌骨，至春变为温病。"

④元代王安道：说法基本上与王叔和相同，只是详细一些，并无新论据。他讲："夫伤于寒，有即病者焉，有不即病者焉，其即病者，发于所感之时，不即病者，过时而发于春夏也，即病谓之伤寒，不即病谓之温与暑。"

王叔和与王安道二人所说的温病，仅局限于伏气温病的范围，即病是感而即发的，专指伤寒而言，不即病是逾时而发的，乃指温病而言，很明显地把伤寒属于新感，温病属于伏邪。

从《黄帝内经》到王安道，都把春温视为伏气温病，但都无提出春温这个病名。

⑤清代大多数医家均把春温确立为伏气温病。其理论根据是《黄帝内经》："冬伤于寒，春必温病。"

邵仙根讲："冬受寒邪不即病，至春而伏气发热者，名曰春温。"他对本病的病名解释很清楚。

叶天士讲："春温一证，由冬令收藏未固，昔人以冬寒内伏，藏于少阴，入春发于少阳，以春木内应肝胆也。"叶氏也仍然认为是冬季感寒而至明春发病的伏气温病。

为何寒邪藏于少阴呢？因精为少阴所主，少阴不藏精，必虚也，古人有云："至虚之处"便是藏邪之处"即是，少阴先不藏精，寒邪才能乘虚而入，寒邪伏于少阴，郁而化热，到来年之春，少阳升发之气当令，春木与肝胆相应而发病。

以上均认为春温是伏气温病。

（2）"新感温病"说

这个观点是明代汪石山提出的。他说"有不因于冬伤寒而病温者，此特春温之气，可名曰春温，如冬之伤寒，秋之伤湿，夏之中暑相同，此新感之温病也。"所谓"春温之气"实质上是当令之暖。汪氏正式提出了春温病的病名，但他提出的是新感温病而不是伏气温病。

（3）"新感引动伏邪"说

这个看法由清代柳宝诒提出，他说："盖以肾气先虚，故邪乃得凑之，而伏于少阴，迨春时阳气内动，则寒邪化热而出，其发也，有因阳气内动而发者，亦有时邪引动而发者。""伏温兼挟外感者，则以新邪引动伏气为温。"

伏气温病初起以发热为多，但发热类型有别，理当区别。柳宝诒认为：

①但发热不恶寒为单纯的伏气温病，是伏气外出阳明。

②发热兼恶寒为伏邪兼有新感，是伏气外出太阳。

③初起寒热往来为类疟，是伏气外出少阳。

从历代医家来看，春温属伏气？还是新感？其看法不一，但总不外乎上述三种观点，近代医学亦争论不一，我们认为新感与伏邪温病两种学说，作为对温病初起发病类型的一种分类方法，亦未尝不可，但是，温热病皆按其卫气营血的规律传变，不论是新感还是伏气温病，我们按卫气营血辨证论治就行了，可以不拘泥新感、伏气之说。

二、病因病理

（一）病因与发病：每个病的发生不外乎两个因素：

外因：外感春令温热邪气，春天阳气升发，万物争荣，若气候过暖，温热邪气由此而生。

内因：阴精损伤，而有内热。

《素问·金匮真言论》："夫精者，身之本也，故藏于精者，春不病温。"从正面来讲，只要藏精者是不会发生春温。相反，若不藏精者，就要得温病。什么是不藏精呢？吴鞠通讲："不藏精三字，须活看，不专主房劳说，一切人事之能，摇动其精者，皆是。"凡喜怒不节，烦劳多欲，过度劳作，汗出过多，都可摇动其精。正因精气有伤，水不制火，内热由生，若温热邪气袭体，同气相求而易发春温。

春温发病有两种类型

①新感诱发，引动伏热而发病——病初可见里热证兼表证，故称"新感引发"。

②若属春阳发泄，内热外达——病初单纯见里热证的称为"伏邪自发"。

本教材观点春温是新感病，是阴精不足内有伏热而感受了春令温热邪气发病的。

若遵古人之言，春温之发病应为：

冬令 < 肾气先虚，精气不藏（内因）；寒邪内伏，寒邪化热（外因） > 春令 < 时邪诱发引动伏热（诱发）；春阳发泄，郁热外达（自发） > 春温

柳宝诒说："冬伤于寒，正春月病温之由，而冬不藏精，又冬时受寒之由也。"可见"冬不藏精"是"冬伤于寒"的依据，而"冬伤于寒"又是春

温致病的条件。发病因素除上述“冬伤于寒”“冬不藏精”外，柳还认为有“时邪引动而发”的诱因。他说：“盖以肾气先虚，故邪乃得凑之，而伏于少阴，迨春时阳气内动，则寒邪化热而出，其发也，有因阳气内动而发者，亦有时邪引动而发者。”意思是由于种种原因造成了精室的空虚，冬令寒邪乘虚而入，伏于虚处，伏寒化热，待春阳气升发，天气温暖之时或自发或诱发而发病，谓之春温。可见前人均认为春温为伏气温病。

我们认为：

春季——素有内热〈时邪引动／郁热自发〉春温

所谓内热可有多种原因产生：素体阴虚，宿食积滞化热，感冒余热未净，过食肥甘厚味辛辣生热，郁热内蕴，极而致病，可诱发，也可自发。

（二）病机传变：附下图：

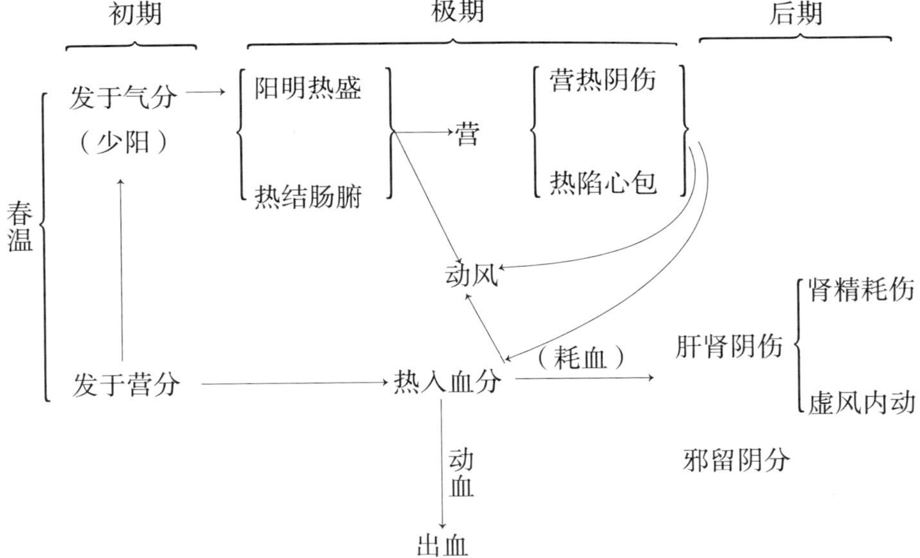

由于人体体质强弱的差异以及感邪轻重的不同，因此初起虽皆为里热见证，但有邪在气分和邪在营分之别。

邪在气分为正盛邪实，热郁胆经，不解时可见气分阳明热盛或热结肠腑证，再进一步发展即为营分证，或为热伤营阴，或为邪闭心包，营熟不解就可深入血分；发于营分证的同样也可深入血分，入血就可动血而见出血证，耗血即消灼血中津液导致肝肾阴竭。由于春温为里热炽盛，故热邪不论在气分、营分、血分都可因热极而致动风，这阶段为春温的极期。

到春温的后期主要表现为两类：肝肾阴竭或邪留阴分。这和风温不同，风温主伤肺胃之阴，而春温则主伤肝肾之阴，故后期治疗也不同。

三、诊断要点

1. 季节：春季或冬春之交的外感热病。

2. 初起见里热证：高热，心烦，口渴，有汗不解等证。少数病例虽伴有恶寒，少许或无汗等表证，但历时短暂。很快见纯里热证。

3. 初起与风温鉴别：因为二者同是发生于春季的感受温热邪气引起的急性热病。

风温——初起见表热证，病变是由表入里，由浅到深，由轻至重。

春温——初起见里热证，即有表证也短暂，起病急，病变快，变化多，易深入营血。

4. 病程中易见斑疹，痉厥：因里热炽盛，易引起动血动风之故。

四、治疗原则

总则：清泄里热，保津透邪。

1. 发于气分（少阳）——苦寒泄热 } 若见表证
   发于营分——————凉营透热 } 辅以解表

2. 热盛阳明　无形热盛——辛寒清气
   有形热结——苦寒攻下

3. 热盛动血（见出血或斑疹）——清热凉血解毒

4. 热盛动风——凉肝息风
   要分清动风原因，与他法配合应用
   营血热盛动风——配合清营凉血
   阳明热盛动风——配合辛寒清气
   阳明腑实动风——配合苦寒攻下

5. 肝肾阴伤——滋填肝肾

五、辨证施治

（一）初发证治

1. 发于气分

病因病机：温热入里，蕴郁胆经。

证候分析：

五证：
- 身热不恶寒——热盛于里
- 口苦——热郁胆经，热蒸胆汁，胆气上逆
- 口渴、小便短赤——热在里，热盛伤津
- 心烦——胆气通于心，胆热上扰心神。
- 舌红、苔黄、脉弦数——均为里热盛之象，弦脉示热郁在胆。

本证初起若见头痛，恶寒，无汗或少汗等则为新感引动伏邪，与风温初起在卫分易于区别。

本证与白虎汤证都属气分证，而病机、证候亦不同。

- 白虎汤证——肺胃热炽，邪热蒸腾，故表里俱热。见大热，大汗，大渴，脉洪大。
- 本证——热郁胆经，是郁闭之热，郁而不达，不得发越于外，里热盛而不外扬，故见口苦，心烦，干呕，脉弦数等证。

正因本证是郁热在胆，不属蒸腾之热，故不能用石膏达热出表，而要苦泄折热。

治法：苦寒折热。

方药 ：黄芩汤（《伤寒论》）。

黄芩——苦寒直清里热。

甘草——甘，苦甘泄热，炙甘草偏温补，可改用生甘草。

白芍——酸甘化阴，生津养阴。

大枣——甘温，偏于温补，可去而不用。

诸药相配，酸苦甘相合：苦甘泄里热，酸甘化阴。酸苦涌泄。

本方在《伤寒论》中原为治疗少阳病不解，热邪下迫阳明下利或呕之证。

本方有清热坚阴的作用，无透邪之功。内有郁热，既要清，又要透，方能早愈。故具体应用时要加入豆豉、麦冬等品，增其透邪和生津之效，临床单用本方较少。

若兼有表证，可加葛根、豆豉、薄荷等以辛凉宣透表邪。

若呕吐者加黄连、竹茹。

前人论治伏温外发，热郁少阳胆经之证，多主张用黄芩汤，而用于临床效果不佳，逊色于吴鞠通的黄连黄芩汤。

黄连＞苦寒折热。
黄芩
郁金——辛寒，疏通少阳，清其郁热。
豆豉——性平和，宣发郁热，祛邪达表。

四药相配，清中有宣，使邪热有外达之机。本方清热解郁之力强，而保津之力逊。若阴伤甚者，可于上方中加入：

玄参——养阴清热。

白芍＞酸甘化阴，养阴生津。正如柳宝诒说："治伏气温病，当步步
甘草　顾其阴液。"

2. 发于营分

病因病机：邪热入营，热伤营阴，心神被扰。

证候分析：

身热夜甚：昼夜发热，以夜间热重。

身热——全身发热，邪热入营之故也。
夜甚——①邪热入营，耗伤营阴，入夜阴盛，阴得阴助，正邪抗争有力。
　　　②卫阳之气昼日行于阳，夜入于阴，阴分本有邪热，阳入于阴，二阳相遇，助长了邪热之势。

心烦躁扰，时有谵语：

①营气通于心，邪热入营，营热扰心。

②心主血藏神，热伤营阴，营阴伤不得藏神。故轻则烦躁，甚则神昏谵语。此心烦躁扰、神昏谵语与阳明腑实不同，阳明腑实之神昏谵语，兼有腹满痛拒按，便秘，苔老黄焦燥起刺，而本证不然，无腹痛便秘，舌绛无苔，临床上不难鉴别。

咽干，口反不甚渴饮：热邪入营，蒸腾营阴上潮，口得津液濡润，故不甚渴饮。邪入气分，气分高热消耗肺胃津液，胃阴不足。需引水自救，故渴重饮冷。于此，不能以口渴之轻重来标志病情的轻重，即不能认为口渴轻而病轻，口渴重而病重，实质上营分证比气分证的口渴轻，然病却深一层，重一层了，表明邪热蒸腾血中津液越重而越不渴，实际上是病情进一步发展，最后可导致津液枯涸，肝肾阴竭。

舌绛无苔：舌绛为热耗血中之津，血液浓稠之故。苔是热蒸胃浊所致。章虚谷说："脾胃为中土，邪入胃则生苔，如地上生草也。"热邪入营，胃中无邪故无苔。

脉细数：血中津液亏损，经脉不充，故细，营热鼓动加快血流则脉数。

若春温发于营分而兼有表邪的，可伴见恶寒、头痛、无汗或少汗等证。

治法：清营透热，养阴生津。

营分证的特点是营热阴伤兼气机不畅，所以治宜清营，养阴，透热转气。

方药：清营汤。

《素问·至真要大论》“热淫于内，治以咸寒，佐以苦甘。”

犀角——咸寒。入心，清心营之热。

黄连——苦寒，入心肝胃大肠，助犀角有清心热之功，然苦性燥，虽能清热，但燥伤津，故不宜多用，只用一钱五分。上二味主为清热凉营。

生地——甘寒
玄参——咸寒
麦冬——甘寒
丹参——苦，微寒

（以上四味）甘寒配咸寒，凉营滋阴，扶正不留邪。

竹叶
银花
连翘

（以上三味）性凉质轻，轻清透泄，宣通气机，使入营之热透出气分而解，此谓“透热转气”。

本方为治疗营热阴伤证候之主方。

“透热转气”并非单指银花、连翘、竹叶三味药而言。凡营分证兼气机不畅者，皆可在清营基础上，加入宣畅气机之品，使营热有外泄之路。造成气机不畅的原因颇多，凡属气分之邪不能从气分清除而逼邪入营者皆是。如湿浊、痰热、燥屎、食滞、瘀血等。在清营养阴的基础上，针对上述原因配入相应药物，祛湿、化痰、攻下、消导、活瘀等，使气机通畅，则营热能透出气分而解。这些均为“透热转气”之用。

个人理解：凡属气热盛逼邪入营的营分证。必须在凉营养阴的基础上撤除气热，这是治疗的关键。

加减法：

①渴与不渴，是营阴伤的程度不同。不渴者，说明营阴伤甚，防苦燥更伤阴而要去黄连。吴氏《温病条辨·上焦篇第十五条》“太阴温病，寸脉大，舌绛而干，法当渴，今反不渴者，热在营中也，清营汤去黄连主之。”

②如兼有表证，可佐以透表，酌加薄荷、豆豉、牛蒡子等以宣透表邪。

方证鉴别：与白虎汤。

相同：均有高热、舌红、脉数。

不同：病机、主证不同（表22）

表 22　白虎汤证与清营汤证鉴别表

	白虎汤证	清营汤证
病机	肺胃炽热 表里俱盛	营热盛 营阴伤
热型	壮热有汗	身热夜甚，灼热无汗
口渴	大渴饮冷	口干反不甚渴饮
神昏	无	心烦躁扰，甚或神昏谵语
舌	舌红苔黄	舌绛无苔
脉	洪大	细数

（二）热结肠腑证治

风温。春温均有腑实证，在此不重点讲，主讲兼证。

1. 腑实兼阴液亏损

病因病机：素体阴亏或温热伤阴，温热之邪入于阳明与大肠糟粕相结。

证候分析：

①腑实证：

身热（即日晡潮热型），腹满、便秘、苔焦燥、脉沉。

②阴伤证：

口干唇裂，苔燥脉沉。

本证特点既有腑实，又有阴伤，阴愈亏而热愈炽，肠愈燥而阴愈亏，相互因果，造成恶性循环，成虚实夹杂之证。

治法：滋阴攻下

方药：增液承气汤

玄参、麦冬、生地——为增液汤。咸甘寒，滋阴养液，润肠通便，补阴而不腻。

大黄、芒硝——苦寒配咸寒，泻热软坚通下。

此是一个攻补兼施之方，且是寓攻于补之中，以补药之体作泄药之用。本属腑实当攻，但又阴亏，纯攻则有伤正之弊，故以增液甘寒配咸寒，养阴清热，生津润肠，增液通便，以大黄、芒硝苦寒攻下，热结除，胃得通降，诸证皆除而愈。

本方用于既有邪热又有阴伤之证。若邪热已去，仅见津液亏损而引起的肠燥便秘，即属“无水舟停”之证，需用“增水行舟”之法，方用增液汤，三味药均属生津养阴之品，故名“增液”。邪退可用，邪不退不可用。

本方不局限于温病，习惯性便秘、老年性阴衰之体均可用之。

2. 腑实兼气液两虚

病因病机：阳明腑实，应下失下，伤津耗气，腑实未去，气阴两伤。

症候分析：

①腑实证：身热、腹满、便秘、苔黄或焦黄。

②气虚证：倦怠少气、脉沉弱或沉涩。

③阴亏证：口干咽燥。

《温病条辨·中篇·第十七条》“阳明温病，下之不通，其证有五……应下失下，正虚不能运药，不运药者死，新加黄龙汤主之。”温病下不厌早，有腑实即当下之，迟则伤阴。本证为应下失下，热结耗气伤津，致腑实未去而气阴二虚，气阴二虚而胃肠受纳，传化功能低下，以至“不能运药”，药不能运，其证实危，正如吴氏所说：“此处方于无可处之地，勉尽人力。”处于徒攻邪，则伤正，徒补正，则留邪，攻补两难，只得扶正祛邪并用，于攻补兼施中求生之望，尽革命人道主义之责，同时将病危情况告诉家属。

治法：攻下腑实，补益气阴。

方药：新加黄龙汤。本方由陶节庵的黄龙汤加减变化而成，故名新加黄龙汤。

大黄、芒硝、甘草（调胃承气）——攻下——去邪

玄参、麦冬、生地（增液汤）——益阴
海参——————————————滋阴软坚
人参——————————————补益元气
当归——————————————养血润燥
姜汁——————————————鼓舞胃气
（以上五项）——扶正

本方诸药相配，祛邪而保其正，扶正而助攻邪，寓攻于补，寓补于攻，互相包含，相互为法，相辅相成，攻补兼施。

方证鉴别：本方与增液承气汤证均为攻补兼施之法，二者有何不同呢？见表23：

表23　增液承气汤证与新加黄龙汤证鉴别表

	增液承气汤证	新加黄龙汤证
病机	腑实兼有阴液亏损 邪实阴亏的程度轻	腑实兼有气阴两亏，邪实气阴俱虚，程度重，病情亦复杂，攻下腑实，补益气阴
治法	滋阴攻下	攻下腑实，补益气阴

3. 阳明腑实，小肠热盛

病因病机：邪热入里，大肠燥结，阳明腑实，小肠热盛，二肠同病。

证候分析：

阳明腑实

身热——阳明热盛

大便不通——腑实阻滞，腑气不通。

烦渴甚——里热甚伤津，津伤不能上承而渴，热扰心神而心烦。

苔黄燥，脉沉数——里热熏蒸之故。

小肠热盛

小便涓滴不畅——涓滴，水点也，此当微小之意。

溺时疼痛

尿色红赤——均为小肠热盛，下注膀胱，膀胱热盛，消灼津液之故。

小肠的功能是泌别清浊。小肠上接于胃，接受由胃传化来的水谷，作进一步消化，并把它分成清浊二部分。清者为水谷精微，浊者为糟粕，清者吸收后，通过脾传输至全身起营养作用，其代谢剩余的水液即下注膀胱，浊者下注于大肠。

由于小肠热盛，泌别失利，则热与水结，必影响膀胱的气化功能，膀胱为州都之官，气化则水行，热与水结于膀胱，又因阴伤，水液浓稠，行而涩滞不畅，所以小便涓滴不畅，尿时疼痛，且尿色红赤。

此病不仅在小肠，也在膀胱，更为确切地讲，病变在膀胱为妥。临床多见泌尿系感染。本证为大、小肠同病。

治法：攻下热结，清泄小肠（或膀胱）

方药：导赤承气汤

本方由导赤散合调胃承气汤加减而成。

大黄、芒硝——攻下大肠腑实。

黄连——苦寒，清中上焦之热 ⎫ 清三焦之热，
黄柏——苦寒，清下焦之热 ⎭ 膀胱之热必清。

生地——甘寒，滋阴清热。

赤芍——凉血活血，止痛利尿。

诸药同用，苦甘泄热而滋阴，清下焦之热又滋下焦之阴，攻下热结，达到通大便之秘，又起到清小肠之热的功效。

（三）热在营血证治

1. 热盛动血

病因病机：血热炽盛，迫血妄行，热扰心神。

证候分析：

全身证

灼热无汗——热入血分，消耗血中之津故表现为灼热无汗。

躁扰不安，甚或昏狂谵妄——心主血藏神，血分热甚，内扰神明，轻则心烦，重则神昏，甚则昏狂，谵妄。

舌质深绛——血热阴伤，血液黏稠之故。

出血证——吐、衄、便血，斑疹紫黑。热入血分，血热过高、灼伤血络、迫血妄行，血不循经，溢于脉外，可见各种出血证，损伤清窍为吐、衄血；损伤浊窍为便血，或非时经血。若热灼血络，血溢于脉外，瘀于皮下可见发斑，若血在脉中可发疹，热毒深重，耗伤津液亦重；则斑疹紫黑。

本证病势比热入营分深重，主要表现为较重的神志证和出血证。

治法：清热解毒，凉血散血。

方药：犀角地黄汤。

犀角——咸寒，入心，清心凉血
生地——凉血养阴去血中瘀滞。
赤芍、丹皮——凉血活血

清热解毒
凉血散血

吴鞠通讲：“犀角味咸，入下焦血分以清热，地黄去积聚而补阴，芍药去恶血，生新血，丹皮泻血中伏火。”此芍药理当指赤芍为宜。四药相配，清血中之热，兼养血中之阴，血热清而宁，则无耗血之虑：凉血而又兼散瘀则血止而无留瘀之弊。故可奏凉血散血之功。

叶天士讲：“入血就恐耗血动血，直须凉血散血。如生地，丹皮，阿胶，赤芍等物。”

凉血：是指用咸寒，甘寒之品（如犀、地）直清血分邪热，兼以养阴清热。因热邪入血，引起耗血中之津，又迫血妄行而动血出血，故清除血中之邪热用凉血养阴之法是治疗耗血动血证的根本方法。

散血：其含义有二，其一是活血而消瘀，其二是养阴而通畅血流。

活血针对瘀血，瘀从何来，原因有三：

（1）血热致瘀：热郁血中，消灼血中津液，致使血变黏稠而瘀。

（2）凉药易致血凝：因血热过高致耗血动血，则要用凉血养阴之品治之，凉血之品，大多寒凉，血遇寒则凝滞不行。

（3）离经之瘀血：血热引起出血，离经之血瘀于体内，阻滞血行，亦可导致血不循经而溢于脉外，如发斑、蓄血。此是因瘀血之证，又致出血之患。

有瘀必须用活血化瘀之品，散而消之，保证血行的畅通。方中赤芍、丹皮即是此义。

养阴：血热耗津又动血出血之证，如发斑，蓄血等。故治之要养阴清热，如生地。吴鞠通说："地黄去积聚而补阴。"其去积聚者，因生地滋阴清热，使血中津充液增，而血行畅，积聚则去，故能活血也。

在此，止血和散血并用，使止血而不留瘀，去瘀而助止血，相辅相成，两全其法。

注意点：本方所治出血之证是因血热所致，故要重用凉血之品。不宜采用炭类止血药，防其涩滞留瘀，使热邪闭于内，热更甚而血愈溢，导致更大的出血，事与愿违。

加减法：根据出血部位不同，可选加适当相应之品。

(1) 若吐血或发斑：方中加鲜茅根（1～2 两)，白头翁五钱，知母二钱，茜草三钱清热解毒，活血化斑。

(2) 若衄血者：方中加侧柏叶三钱，白茅根五钱，牛膝一钱，以凉血止血。

(3) 若便血者：方中加槐花三钱、地榆五钱、白头翁四钱凉血止血。

(4) 若尿血者：方中加白茅一两，小蓟一两，清热凉血。

2. 气营（血）两燔

病因病机：阳明热盛，内迫营血，气营（血）热盛、迫血妄行致成各种出血证。

证候分析

气分证：壮热，口渴，头痛，苔黄脉数均为气分热炽之证。

营血分证：烦躁不宁，肌肤发斑，甚或吐血，衄血，舌绛。

本证特点是既有气分证，又有营、血分证，与单纯的气分热盛或入营入血不同。故称气营（血）两燔。治当气、营、血兼顾。

治法：清气凉营（血)。

方药：清气凉营——加减玉女煎，
清气凉血——化斑汤加减。

加减玉女煎：由张景岳玉女煎加减而来。原方是熟地，知母，石膏，麦冬，牛膝，原治少阴不足，阳明有余之证。吴氏去牛膝，加玄参，改熟地为生地组成。

石膏、知母——清气分热 } 共 清气凉营
生地、麦冬、玄参——凉营滋阴 } 生津养阴

若临床上见到斑疹显露成片时可用化斑汤。

白虎汤——清气热、保津液。 } 清气凉血
犀角、玄参——清心凉血、滋阴解毒 } 解毒化斑

气血两燔重症：又称暑燥疫（疫：证情重，传染性强，症状广泛）。

病因病机：瘟疫火毒，内侵五脏六腑，外窜十二经络，热毒充斥表里上下。

证候分析

(1) 足阳明胃，足太阴脾经病变：壮热，汗出，大渴饮冷，咽喉肿痛，甚则面肿，呕吐，发斑，吐血，脉洪大。

(2) 手少阴心，手太阳小肠病变：神昏谵语或昏愦不语，小便短赤，尿血。

(3) 足少阳胆，足厥阴肝病变：头晕，四肢抽搐，颈项强直，角弓反张。

(4) 手太阴肺，手阳明大肠病变：喘息气促，痰涎壅盛，大便秘结或腹泻，便血。

(5) 足少阴肾和足太阳膀胱经病变：头痛如劈，骨节烦疼，腰痛如被杖。

总之，本证的病势严重，病位广泛，由疫疠毒邪引起的气血两燔重症，故治当气血两清。

治法：清气凉血，泄火解毒。

方药：清瘟败毒饮。

本方由白虎汤、黄连解毒汤、犀角地黄汤三方加减而成。

本证虽是气血两燔证，热毒充斥脏腑经络，上下表里，但热毒之根本在于足阳明胃，故方中重用石膏为君，直清胃热，临床上病情要分轻重之别，大剂可用到6～8两；中剂2～4两；小剂8钱～1.2两。

为什么要重用石膏清胃热呢?

因为胃为水谷之海，十二经气血之源，胃热清，气血之热必自消。正如余师愚说："重用石膏，直入胃经，使其敷布于十二经，退其淫热。"又说："石膏性寒，大清胃热；味淡而薄，能表肌热；体沉而降，能泄实热。"石膏清胃热，又能透肌表之热，故要重用之。

石膏，知母，甘草：白虎汤法，清热生津，达热出表
连翘，竹叶：性凉质轻，轻清宣透
} 清透气分表里之热毒

黄芩，黄连——清上中焦之热
栀子——清三焦之热
} 清气分上下热毒

犀角、赤芍、丹皮、生地——犀角地黄汤、凉血散血解毒

玄参——增其养阴凉血解毒之功

桔梗——开肺气，载药上行，促药力之行散

甘草——配桔梗，清利咽喉以生者为佳

本方药多力猛，为十二经泄火解毒之峻剂。

加减法：

（1）热盛动风者：加羚羊角粉1～2分（冲），钩藤五钱，菊花三钱，以凉肝息风。

（2）有腑实者：加大黄三钱（后下），芒硝一钱（冲），以攻下热结。

（3）神昏谵语者：加牛黄丸以清心开窍。

3. 热与血结

病因病机：热邪深入下焦，入于血分，热与血相搏结，蓄血少腹，血结部位有人认为在血室（胞宫），有人认为在肠。

证候分析：

少腹坚满：有急迫难耐之感，甚或坚硬，胀满，疼痛，拒按。血热灼津，血液黏稠凝结成瘀，其瘀血停于少腹。少腹有有形之瘀，阻滞气机，故坚满拒按。

大便色黑，小便自利：均为瘀血之象，血与热结在肠故便黑，并非在膀胱，故小便不受影响而自利。这和蓄水证做了鉴别。

神志如狂，或清或乱：热与血结虽在少腹，但热可上扰，引起心神病变。

脉沉实或沉涩：血瘀阻滞，气血不畅之象。

舌有瘀斑：也为血瘀之征。

治法：攻下泄热，活血逐瘀。

方药：桃仁承气汤。

本方为《伤寒论》桃仁承气汤加减而成。《伤寒论》方由调胃承气加桃仁、桂枝组成。

大黄：苦寒，凉血活瘀，攻下热结 ⎫ 攻逐热结，荡涤邪热
芒硝：咸寒，软坚、润燥、通下 ⎭ 导瘀热下行
桃仁、丹皮：活血逐瘀
当归、赤芍：养血活血，当归辛温，血中之气药，使气率血行，加强活血化瘀作用。

诸药相配，共起凉血清热，攻逐瘀热之功。

方证鉴别：与承气汤

共同点：都有腹满、痛拒按之证

不同：见表24：

表 24　承气汤与桃仁承气汤鉴别表

	承气汤	桃仁承气汤
病因 病机	热与大肠内糟粕相结	热与下焦（大肠或胞宫） 血分相搏结
主证	腑实证，潮热便秘腹满或热结旁流 舌红苔燥	主见瘀血证：便色黑，大便易，舌有瘀 斑或紫黯

（四）热盛动风证治

病因病机：热入血分，邪热亢盛，引动肝风，热极生风，雷少逸认为“金被火刑，木无所畏，风从内生”。暑天热邪极盛，易伤肺金。木火无制则亢盛，风因之而内生。

证候分析

壮热——热邪内盛之征。

头晕胀痛——热极生风，风借火势，火助风威，风火相煽，上扰清窍，头部气血逆乱，热盛风扰，故头晕胀痛。

手足躁扰，甚则瘈疭——躁，谓“不安静”，扰，乱之意。躁扰即手足乱动不宁。瘈疭即抽搐，筋急引缩为瘈，筋缓纵伸为疭，手足时伸时缩，抽动不止为瘈疭。

此皆因热盛淫于肝，肝主筋，肝经热盛，筋脉拘急，故手足躁扰，甚则瘈疭。

狂乱痉厥——痉指痉挛，强直。厥，是指厥逆，肢厥，此为热甚引起气机闭郁，阴阳不相顺接，阳气不达肢末而致肢冷，为热深厥深。热上扰心神，神明内乱，故神昏谵狂。

舌红苔燥——热盛伤津之象。

脉弦数——热盛肝风内动之故。

本证特点是热邪炽盛，引动肝风，临床上主见抽风证，此属实肝风。

治法：凉肝息风

方药：羚羊钩藤汤

羚羊角——咸寒，凉肝息风。

钩藤——甘微寒，平肝息风，质轻透散肝热 ｝清散

桑叶、菊花——甘苦微寒，轻清宣透，疏散肝热 ｝肝热

川贝——苦甘微寒，化痰通络。痰由肝热炽盛，灼液而成，痰阻脉络更增筋脉之拘急加重动风，故用川贝。

竹茹——微寒，清肝胆郁热，且并能化痰通络。

生地
白芍 }酸甘化阴，滋阴增液，缓筋脉之拘急。
甘草

茯神木——甘平，宁心定志安神。

诸药相配，为凉肝息风，增液舒筋之剂，本方主要是凉肝散热，肝热清，风自止，故云为凉肝息风之剂。

加减法：

（1）兼气分热盛者而有“四大”证，可加生石膏，知母清气热。

（2）兼邪闭心包而有神昏谵语者，可加紫雪丹清心开窍，泄热息风。

（3）兼腑实便秘者可加大黄，芒硝攻下泄热。

（4）兼动血发斑者可加犀角、生地、丹皮、赤芍等凉血散血。

方证鉴别：与营热动风（表 25）

表 25　热盛动风与营热动风证鉴别表

	热盛动风	营热动风
病机	肝热炽盛，热炽筋挛热极生风	邪热耗损营阴、营热盛、营阳伤，引动肝风
病位	肝	心
性质	实证（实肝风）	虚实夹杂
主证	动风为主	身热夜甚，舌绛，心烦神昏为主兼动风
治法	凉肝息风	清营透热为主佐凉肝息风
方药	羚羊钩藤汤	清营汤加羚羊角、钩藤、丹皮

还可与气热动风作鉴别

气分热炽，或无形热盛，或有形热结，均可淫热于肝，导致肝经热盛，筋脉拘急，而致动风。针对病机，相应用药，故清热生津或攻下热结，佐以凉肝息风。用白虎汤或调胃承气汤加羚羊角、钩藤、菊花、僵蚕。

（五）热灼真阴证治

1. 阴虚火炽

病因病机：久病温热，耗伤肾阴，水不济火，心火亢盛而形成的心肾不交，水火不济之证。吴鞠通讲：“少阴温病，真阴欲竭，壮火复炽。”

证候分析：

身热口干：火炽伤阴之故。

心烦不得卧：这需从人体的正常生理功能讲起，心肾本是水火之脏，心火在上，光照于下，温煦肾水，使肾水不寒；肾水在下，上济于心，使心火不亢，心肾相交，水火既济，以维持人体正常的生理活动。今温热邪气久羁，上助手少阴心火，下灼足少阴肾水，致使心火亢于上，而不能下交于肾，肾水亏于下，不能上济于心，形成阴虚水涸火炽之势，邪热扰心，心肾不交，阳不入阴，故心烦不得卧。吴鞠通讲："阳入于阴则寐，阴出于阳则寤"（寐即睡，寤即醒）又讲："心中烦，阳邪挟心阳独亢于上，心体之阴，无容留之地，故烦杂无耐；不得卧，阳亢不入于阴，阴虚不受阳纳，虽欲卧得乎！此证阴阳各自为道，不相交互，去死不远。"

舌红，苔黄，脉细数——均为阴虚火旺之征。

本证的主证是心烦不得卧，其病机是心火亢于上，肾阴亏于下，故治既要泻心火又要滋肾阴。

治法：育阴清热（又称泻南补北）

方药：黄连阿胶汤

本证为阴虚火炽之证。火虽炽，但阴又亏，若纯用苦寒清热。则有苦燥伤阴之弊；若纯用育阴，则有腻滞留邪之嫌，所以应清热育阴并用。方中：

黄连，黄芩——苦寒，清邪热，泄心火。吴鞠通说："以黄芩从黄连，多泻壮火而内坚真阴。"即泻邪热，坚真阴。

阿胶，白芍——滋补肝血肾精，养其真阴。

吴鞠通云："以芍药从阿胶，内护真阴而外捍亢阳。"即护真阴捍亢阳。

鸡子黄——滋补心肾。

诸药相配，实为攻补兼施，上清心火，下滋肾水，育阴泄火并用，水足火平，阴阳相交，水火既济，自可安然入寐。

方证鉴别：与栀豉汤。

共同点：皆有心烦，卧不安。

不同：见表 26：

表 26　栀子豉汤证与黄连阿胶汤证鉴别表

	栀子豉汤证	黄连阿胶汤证
病机	热郁胸膈，气机失畅	心火亢、肾阴亏、心肾不交
主证	心烦懊侬，其卧不安 热势轻、苔微黄不燥脉数而不细（懊侬：虚烦之剧，自觉心中闷乱不宁）	心烦躁扰不卧，舌红、苔燥，脉细数
性质	纯属实证	虚实相兼
治法	清宣郁热	育阴泻火，攻补兼施

2. 肾阴耗损

病因病机：温邪久羁，深入下焦，耗损肝肾之阴，邪少虚多。

证候分析：

身热不甚，久留不退——温病后期，邪少虚多，阴虚热自内生故身热不甚，即低热或自觉热。

手足心热甚于手足背——肝肾阴亏，虚热内生，热循阴经外发，因手厥阴心包经之劳宫穴在手心，足少阴肾经之涌泉穴在足心，故手足心热甚于手足背。

口干，舌质干绛少苔，甚则紫晦而干——均为阴分津液不足，无液上济于口之故。

神倦心悸——肾水亏不能上济于心，心阴不足，而心悸神不守舍，致使神倦，甚则神昏。

耳聋——肾开窍于耳，肾精大伤不能上荣于耳致耳聋，此非暴聋。若属风热上扰少阳之耳聋，一般均属实证，多见暴耳聋，并兼有少阳经证，如两胁疼痛，口苦咽干等证。

脉虚大或迟缓结代——真阴耗损，脉道空虚，气无阴制而虚大。肾精不迫，血流不充，其行涩滞，时行时止，故迟缓或结代。

本证乃属肾阴大亏，热由虚生，故治疗以滋补肝肾之阴为主，阴复热自清。

治法：滋阴清热。

方药：加减复脉汤。

本方由《伤寒论》中的炙甘草汤加减化裁而来。炙甘草汤也称复脉汤。

炙甘草汤（复脉汤）

人 桂 生 大 炙 生 麦 阿 麻 白
参 枝 姜 枣 草 地 冬 胶 仁 芍

加减复脉汤

《伤寒论》曰：“伤寒，脉结代，心动悸，炙甘草汤主之。”炙甘草汤和加减复脉汤都可治心悸，脉结代，有何不同呢？两者病因病机不同，故治疗亦异。

炙甘草汤证：伤寒指感受了寒邪，损伤心阳，心阳不振，心气不足，鼓动无力乃致悸动不安，呈结代脉。故治当通心阳，复脉中之阳为主，用人参、桂枝、生姜、大枣，并配合麦冬、生地、阿胶、麻仁滋阴养血，合以复脉。

加减复脉汤证：温病之脉虚大或迟缓结代为热邪消灼真阴，阴亏血液浓稠黏滞血行不畅所致，其病之本在阴亏，故应复脉中之阴，不可再用阳药。因此，由《伤寒论》之炙甘草汤去参、桂、姜、枣加生白芍组成。这也是吴鞠通，以伤寒方为本，反其义而灵活用之的范例。

炙草、白芍——酸甘化阴增液

生地、麦冬、阿胶——滋阴补血

麻仁——养血润燥

方中白芍、生地、麦冬皆属寒凉之品，阿胶、麻仁属平性之药，炙草虽偏于温，然药性平和，且于大队寒凉药中配用，是取其甘而制其温。诸药相配，为养阴清热润燥以复脉，因温病之复脉，复其阴也，阴液充盛，脉自复也。

柯韵伯《伤寒来苏集》认为方中麻仁应当是枣仁，他从心动悸的症状上看出麻仁是古书流传时抄写的错误，是有一定见解的。他说："枣仁以安神，结代可和而悸动可止矣。"但现在治疗温病，仍要取用甘能益气，润可去燥的麻仁（甘平，归脾、胃、大肠经）。当然我们认为柯氏说的也有一定道理。

本方药属滋润，必肝肾阴亏，热由虚生，方可用之，若邪热仍盛者，不可用，防恋邪。

3. 虚风内动

病因病机：久病温热，真阴耗伤，肝血亏损，水不涵木，虚风内动。

证候分析：

热深厥甚：热耗真阴，血脉枯涸，气血运行不畅，致使阴阳气不相顺接，阳气不能达于四肢，则四肢厥冷。此指热深并非是高热。而是指部位深，肝肾属下焦也。

舌干齿黑，唇裂：阴虚内热，津液大亏，胃无液上荣则舌干唇裂，肾无液上济则齿干。

脉沉细数：沉指部位，病在下焦，细为阴精亏，数乃热象。

手指蠕动，甚或瘛疭：蠕动，是轻微之抽动，如同小虫在爬动，是肝肾阴损，筋失濡养，筋脉拘急所引起的虚风内动之初象。瘛疭为重的抽动，有力者为实，热极生风引起，无力者为虚，虚风内动之象。

心中憺憺大动：憺，震动，形容心脏剧烈跳动之感觉。热入下焦，真阴亏而心阴不足所致。

神倦：真阴耗损，心阴亏乏，神失所养而致。

脉虚，舌绛苔少，时时欲脱：亡阴之征，阴阳即将离决的危象。

总之，临床上表现一派阴精虚竭的征象。

治法：滋阴息风。

方药：三甲复脉汤或大定风珠。

三甲复脉汤：

加减复脉汤——滋补心肾之阴
牡蛎、龟板、鳖甲——滋阴潜阳，养心安神

大定风珠、三甲复脉汤——滋阴潜阳息风
鸡子黄——血肉有情之品，增强滋阴息风之效
五味子——酸敛，留阴敛阳防脱

二方使用的不同是虽都为虚风内动之证，但大定风珠证要重于三甲复脉汤证，并有时时欲脱之变，故用药重于三甲复脉汤证。需纯虚无邪时方可用之。

加减法：

（1）兼喘息气微，为肺气欲绝之兆，急加人参益气固本。

（2）兼自汗，是气虚不能固表，将成阴阳两脱之势，故加龙骨、人参、浮小麦以益气敛汗固脱。

（3）兼心悸，是心阴心气大伤，故加人参、茯苓、浮小麦以益气、养心安神。

方证鉴别：与热盛动风（表 27）

表 27　热盛动风与虚风内动鉴别表

	热盛动风	虚风内动
病机	热极生风	真阴耗竭、水不涵木
性质	实肝风（抽搐有力）	虚肝风（抽搐无力）
病期	温病极期	温病后期
伴见症	高热，肢厥，神昏，苔燥，渴饮，脉弦数等症	神倦，齿黑，舌燥，目陷睛迷，舌绛苔少，脉虚结代等症
治法	凉肝息风——羚羊钩藤汤	滋阴息风——三甲复脉汤或大定风珠

本证与热盛动风证虽均为肝风内动，但病机不同，性质亦异，故在临床上不难鉴别。何秀山讲：“血虚生风，非真风也，实因血不养筋，筋脉拘挛，伸缩不能自如，故手足瘈疭，类如风动，故名内虚暗风。温热病末期多见此证，以热伤血液也。”

加减复脉汤是炙甘草汤发展变化而来的。吴鞠通把加减复脉汤作为治疗下焦温病的主方，在临床上可根据具体的证情灵活应用。在此，做一简单的归纳：

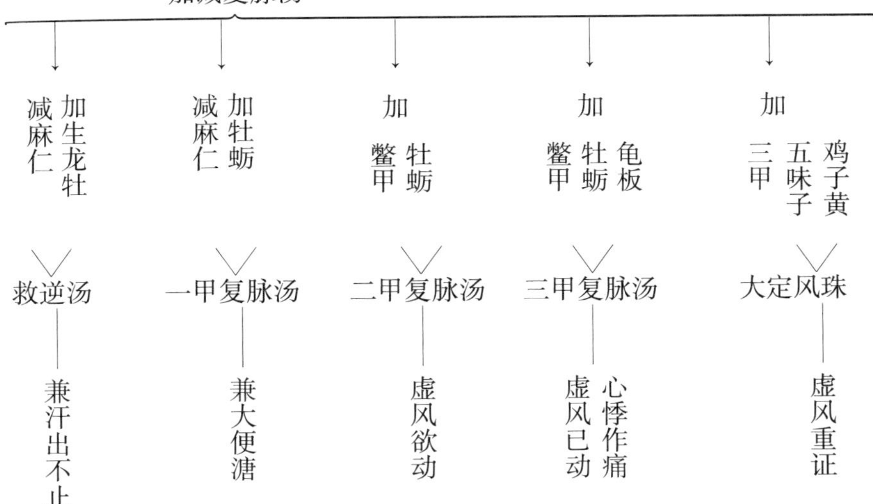

（六）邪留阴分

病因病机：温病后期，余邪留伏阴分耗伤阴液。

证候分析：

夜热早凉：一指白天不发热，夜间有低热。人体阳气日行于表，夜入于里，阴分有伏热，阳气入阴则助长邪热，两阳相得，阴本亏而不制阳，故入夜身热。晨起阳气出于阴，行于表，则热退身凉，此邪热很少，所伏部位较深，故白天不烧。

热退无汗：白天热虽退，而邪热仍深伏阴分，不从表解，故热退无汗。

能食形瘦：邪伏阴分，不在胃肠，因而能进食，此谓能食，与病中不能食相对而言，仍不同于正常人。邪热内伏，虽不多而消耗正气极大，饮食精微不能充养肌肤，故虽能食而形体消瘦，且精神倦怠。

舌红少苔，脉细略微：余热内伏，阴液被耗之象。

本证为余热深伏阴分，混处于气血之中，不能纯用养阴，纯用养阴，则滋腻留邪，又非壮火，热邪不盛，亦不能纯用苦寒，纯用苦寒，则乃化燥伤阴。必须以养阴透邪并用，使阴液复而足以制火，邪去而热自退。

治法：养阴透热。

方药：青蒿鳖甲汤。

青蒿——苦寒芳香，清热透络，导邪外出

鳖甲——咸寒，滋阴除热，入阴搜邪退虚热

上二者为方中主药。吴鞠通云："以鳖甲蠕动之物，入肝经至阴之分，既能养阴，又能入络搜邪，以青蒿芳香透络，从少阳领邪外出……此方有先入后出之妙，青蒿不能直入阴分，有鳖甲领之入也；鳖甲不能独出阳分，有青蒿领之出也。"

生地、知母——助鳖甲益阴清热

丹皮——辛凉，助青蒿透阴分伏热

本方滋中有清，清中能透，养阴不留邪，祛邪不伤正，为养阴透热，清除阴分余邪之方。

方证鉴别：与黄连阿胶汤证，加减复脉汤证相鉴别。

共同：皆有阴虚低热

不同：见表28。

表28　黄连阿胶汤证、加减复脉汤证、青蒿鳖甲汤证鉴别表

	黄连阿胶汤证	加减复脉汤证	青蒿鳖甲汤证
病机	热耗肾除 心火亢盛	真阴耗损 虚多邪少	邪伏阴分 耗损阴液
特点	阴有伤，热仍盛	虚热内生	邪虽少，伏位深
主证	身热、心烦不得卧， 舌红苔黄、脉细数	低热、手足心热甚于手足背、 神倦、耳聋、心悸， 脉结代或虚大	夜热早凉， 热退无汗， 能食形瘦
治法	育阴清热并用，攻补兼施	滋阴清热	养阴透热并用

上三方均有养阴之功，但其证的虚实程度不同，邪之多少不同，故其应用也有区别，正如吴鞠通所云："壮火尚盛者，不得用定风珠复脉。邪少虚多者，不得用黄连阿胶汤。阴虚欲痉者，不得用青蒿鳖甲汤。"其意是虽有真阴耗损，但邪热也盛，即"壮火尚盛者"，是虚中有实，当滋阴降火并用，黄连阿胶汤为宜。不可用定风珠、加减复脉汤一类纯补之剂，以防恋邪。

若"邪少虚多"，有两种情况，如属余邪深伏阴分，要用蒿鳖甲汤养阴透热。如属真除耗损的要用加减复脉汤养阴增液。黄连阿胶汤是清热滋阴并用之方，其药苦寒，徒伤正气，又无透邪之功，故不可用之。

若“阴虚欲痉者”，“欲痉”乃水不涵木，虚风内动之兆，故宜用加减复脉汤、定风珠之类方剂，以滋阴息风。不可用芳香搜剔的青蒿鳖甲汤。

吴氏从病机上论述了三方之不同，临床应用要加以区别。

（古 洁）

第三章 暑温

暑温是临床上常见的一种温病，为了使同学们对暑温有一个概括的了解，先介绍一下暑温的基本概念。

一、概述

(一) 定义

什么叫暑温？简单地讲，就是夏季感受暑热邪气所引起的急性热病。具体地讲，暑温是夏季感受暑热病邪所引起的，起病急骤，初起以阳明气分证候为特征，病机传变迅速，易伤津耗气和多闭窍动风之变的一种急性热病。

从上述这个定义中可以明确如下几个问题：

①指出了暑温的发病季节是在夏季，发于暑气当令的时节，说明其有严格的季节性；

②明确了病因是感受了暑热病邪；

③提出了其发病特点为起病急骤，来势迅猛，要比风温、春温发病更急。这是由暑热邪气的性质所决定的，暑为火热之邪，侵犯人体传变最速；

④说明了其临床特点，发病初起即见里热证，与其他温病不同，如风温初起是以肺卫表证为主，暑温一般很少有卫分证，初起即见阳明气分证，所以叶天士说："夏暑发自阳明"，"暑伤气分"，由于暑性炎热酷烈，易伤津耗气，病程中易致津伤气脱，暑有火性，热变最速，易陷营血，闭阻心窍和引动肝风。

凡是发于夏季，又具有上述特点的急性热病都称为暑温。由此可知，暑温不是一个病，而是包括了一类病证。

(二) 暑温的范围

暑温的范围是根据暑温的特点结合现代传染病学确定的。

①发生于夏季的某些急性传染病，如发生于夏季的乙脑、钩端螺旋体病等，这些传染病可以参照暑温进行论治。

②其中包括发于夏季的某些急性热病，如中暑、夏季热，这些病从发病

季节和临床特点上都具有暑温的一些特征，所以都属于暑温的范围。实际上古代文献记载中有相当一部分暑温是指中暑。

（三）暑温的分类

在定义中我们介绍了暑温的一些特点，这些特点都是指典型的暑温病。但在临床上有一些暑温病不是单感暑热邪气而又兼感其他邪气，如兼感寒邪或湿邪，发病后临床表现也比较复杂。另外有一些病证，由于邪气所伤部位不同，表现不同的临床特点，为了更好地指导临床辨证施治，将暑温进行一下分类，大致划分为三个类型：

1. 暑温本证——暑入阳明。暑温病过程中出现的病变特点又可见到暑厥、暑风、暑瘵中暑等类型。

所谓暑温本证是指典型的暑温病，从病因、病理、临床表现都具有暑温病的典型特点，初起即表现暑入阳明。

另外：暑厥是邪气直中心经，以突然昏厥，心窍闭阻为临床特点。

暑风是暑邪直中厥阴肝经，以痉厥抽搐为特点。

暑瘵是暑邪伤肺，以咳嗽、咯血为特点，由于邪气所伤的部位不同，所以表现出不同的临床特点。

2. 暑温兼证——{暑温兼湿
暑温兼寒}

所谓暑温兼证是指在感受暑热病邪的同时又兼感寒邪或湿邪所致的病证。暑温兼湿在临床上更较多见。

3. 暑温类证——暑秽、冒暑

所谓暑温类证，这些病证既具有暑温本证的一些特点，但同暑温本证又不完全相同，故称为暑温类证。

暑秽是兼感秽浊之气而致的一种病证，其病机和临床表现都比较特殊，在后面辨证论治中将专门介绍。

冒暑虽然也是感受了暑热病邪，但在病机和临床特点上都与暑温本证不同，也将在后面专门讨论。

关于暑温的分类，历来认识也不太一致，而且分类的方法也较复杂。这些分类仅供大家学习参考。

（四）暑温的源流

为了使大家对暑温的来龙去脉有一个大概的了解，简单介绍一下暑温的源流。

暑温病名的确立是在清代由吴鞠通定名的。但有关暑温的记载最早见于《黄帝内经》，以后不少医家也有很多论述，下面分述之。

1.《黄帝内经》中关于暑病的论述

在《黄帝内经》中已初步认识到了暑病的病因，发病季节和临床特点等。

《素问·热论》记载了暑病的发病季节，指出："先夏至日为病温，后夏至日为病暑。"

《素问·刺志论》记载了"气虚身热，得之伤暑。"说明暑邪致病，强调了内在因素是气虚，主要表现是发热，同时也指出了暑邪致病特点易于伤气，造成气虚。

《素问·生气通天论》中指出："同于暑，汗，烦则喘喝，静则多言。"记载了其症状表现及暑邪伤气伤津的病机特点。

从这些论述中可以看出在《黄帝内经》时期就有了关于暑邪致病的一些零散记载。

2.《金匮要略》对于暑温的论述

随着医学的发展，人们对暑病的认识也不断深化，到了东汉末年，仲景的《金匮要略》明确提出了暑病的因证脉治。

《痉湿暍病篇》指出："太阳中热者，暍是也。汗出恶寒，身热而渴，白虎加人参汤主之。"

"太阳中暍，身热疼痛，而脉微弱，此以夏月伤冷水，水行皮中所致也，一物瓜蒂汤主之。"

前条论中暑伤气阴邪热亢盛的证治。暑为阳邪，阳邪伤人，热性开泄，腠理开，汗出，身热，这里的恶寒，不是太阳表不解，也不是少阴里阳虚，而是阳明里热盛，汗出太多，气阴两伤，气虚而腠理空虚所致，以背部恶寒为特点，身热，汗多伤津，所以口渴，用白虎汤清热生津，加人参以益气阴。

后条论中暑偏湿的证治，夏天汗多气虚，过食生冷或乘凉冷浴，郁遏身之阳气则见发热，由于伤冷水后，水气停留于肌表，阳气不运，肢体疼重，暑伤气阴，又有湿阻，故脉微弱，用瓜蒂一味，苦寒有毒致吐，本草云主治四肢浮肿，散皮肤中水气，但临床不常用。

后世理解前一条是暑热，后一条是暑湿，尽管《金匮要略》的认识是朴素的，但为后世的治疗学奠定了基础，特别人参白虎汤仍为临床常用。

3. 元、明医家具体划分了暑病的类型

隋、唐很长一段时间都是停留在《金匮要略》的认识上，到了元、明时期有了很大的发展，一些医家根据暑病进行了分类。

朱丹溪把暑病分为三类：冒暑、伤暑、中暑。

张洁古、张景岳，把暑分为两类：阳暑、阴暑。

4. 吴鞠通首创暑温病名，并确立其证治

随着温病学的发展，到了清代温病学已形成完整的体系，人们对暑病的认识也逐步深入。

吴鞠通在《温病条辨》中不仅确立了暑温的病名，而且对暑温的因证脉治都做了较系统的论述。这时暑温已成了一个独立的病证，成为四时温病的一大类型。

此外，历代医家对暑温的认识源源流长，如清代雷少逸的《时病论》，吴坤安的《伤寒指掌》，周扬俊的《温热暑疫全书》等对暑温都有较详细的论述。

由于论述暑温的著作比较多，各家的认识也不完全一致，学习时要广泛阅读各家之说以资比较研究。

5. 关于暑温中几个概念的争论

(1) 中暑、中暍

目前一般认为这两个概念含义是相同的，即暑等于暍，但明清一些医家认为这二者有区别。大致有以下两种情况

①以新感伏邪分暑、暍

中暑——伏气

中暍——新感

代表人物有周禹载《温热暑疫全书》，柳宝诒《温热逢源》。

这种分法的理论根据是来自《黄帝内经》："凡病伤寒而成温者，先夏至日者为病温，后夏至日为病暑。"

②以兼湿与否分暑暍

中暑——兼湿

中暍——不兼湿

代表人物有：邵仙根

但亦有不同认识，王肯堂说："中暑、中暍、中热，名虽不同，实一病也。"

(2) 阴暑、阳暑

古代一些医家认为暑病有阴阳之分。

①以动静分暑之阴阳

静而得之——中暑——阴暑

动而得之——中热——阳暑

(代表人物：张洁古)

静而得之，夏天气候炎热，避暑乘凉感受暑邪，在安静状态下患病为阴暑。动而得之，暑热天劳动、旅行等活动时患之为阳暑。

②以寒热分暑之阴阳

因暑而又受寒——阴暑

因暑而又受热——阳暑

（代表人物：张景岳）

张氏的划分对临床有一定的指导意义。他认为暑当分寒热，暑夏避暑，如乘凉、冷饮而发病为阴暑，为寒证；暑天受暑热之邪而病为阳暑，为热证。至于暑分阴阳从概念上分是不科学的。因为暑即热，二者本是同属，暑本身就是阳性邪气，原无阴阳性之可分。王孟英对六气属性辨对暑性认识很深刻，暑无阴阳可分。

③关于兼湿

暑是否兼湿，古人认识不一致。一种认为暑兼有湿的成分，另一种认为暑不兼湿，暑与湿是两回事。

代表人物：

暑必兼湿：叶天士："长夏湿令，暑必兼湿。"

章虚谷："火湿合化而成暑。"

暑不兼湿：王孟英："暑令湿盛，必多兼感，故曰挟……非谓暑中必有湿也。故论暑者须知为天上烈日之炎威，不可误以湿热二气并作一气始为暑也，而治暑者须知其挟湿为多焉。"

王孟英认为，二气虽易兼感，但暑之与湿，毕竟不是一体。故云暑多兼湿则可，若云暑必兼湿则不可。故"暑多挟湿"，非"暑必挟湿"的说法是比较正确的，即暑温兼湿只有可能性，而无必然性，王氏之观点澄清了过去的一些模糊认识。

二、病因病理

（一）病因

1. 外因——感受时令暑热病邪

2. 内因——人体正气不足

由于夏季气候炎热，易产生暑热病邪，因此外界的暑热邪气侵犯人体是引起本病的主要原因，但外因要通过内因而起作用，所以人体正气不足是导致外邪侵袭而发病的重要因素。夏季暑气当令，气候炎热，若人体正气素亏，体质虚弱，多感而患病。引起正气不足的原因很多，如素体多病，体质虚弱，如产妇、幼儿、老年人正气都是不足的。或是劳倦过度，特别是在夏季劳动时出汗过多，使腠理空虚，则暑热邪气乘虚侵入而发病。

古代医家非常强调正气在暑温发病学上的作用。《黄帝内经》上说："气虚身热，得之伤暑。"李东垣说："暑热者夏之令也，人或劳倦或饥饿，元气亏乏，不足以御天令亢热，于是受伤而为病。"都说明了暑温的发生原因是内因正气不足，外因暑热之邪。在临床上常见到一些体质素虚的人，在睡眠休息不好的情况下易发中暑，也是一佐证。

但是应该指出："这里强调正气不足，并不是所有患暑温的人都是正气亏虚。这里边有一个邪正双方力量的对比问题，有些人虽然受邪不重，但由于正气亏虚，可以导致发病，有些人平素体质很好，但由于感邪太重，超出生理的防御能力也可能发病，这样的例子还是不少的。

暑温发生的原因虽然是有内因和外因两个方面，但是否发病，发病后表现轻重，取决于正邪力量的对比变化。邪盛正虚易发病，发病后病情也比较重，邪少正气不足不易发病，即使发病也较轻。

（二）病理

暑热之邪侵入人体的主要病理变化有这样几个阶段：

暑邪侵入人体→
- 初期：暑入阳明，邪正剧争，蒸腾内外，表里俱热
- 演变期
  - 邪留气分：伤津耗气，津气外脱
  - 内陷营血：闭窍动风
- 后期：津气两伤，余邪内恋

暑热之邪为何初起就入阳明？由于暑性炎热，传变最速，这是其一；暑热外蒸，腠理开泄，暑邪直入肌肉，病在肌肉，肌肉属阳明，这是其二。热盛阳明，故其侵犯人体，多直入气分而无卫分过程，初起即见阳明气分证候，高热、烦渴，汗多等。叶天士说："夏暑发自阳明"，即概括指出了本病的发病特点。病在阳明阶段，邪气盛，正气不衰，邪正交争，出现里热蒸腾于外；表里俱热证。在此应该指出，这种表里俱热并非表里同病，表里同病是邪既在表，又在其里，而暑温则不同，病邪在肌肉，在里，阳明热盛，里热外蒸，而引起肌肤皆热，并无表证。

暑温要注意与春温里热相鉴别，都是里热，但春温是里热内郁，表热不明显。

如果暑入阳明不能得到及时或正确治疗控制，病情则发生转化，其转化趋势大致有二：

一种是暑邪继续留于气分，壮热耗津，大汗伤气，极易造成津气两伤，病程中每常出现气伤津耗很重，严重的可导致津气外脱的危重证候。

暑为阳热之邪，伤津液比较好理解，伤气就比较难理解。历代的很多医

家在论述暑温病的时候都指出了暑易伤气的特点。薛生白说："暑月热伤元气，气短，倦怠，口渴，多汗……。"暑邪为什么能够伤气？暑为热之极，即热盛，《素问·阴阳应象大论》曰："壮火食气"，可见壮火除伤津外，而又伤气，其原因是因为暑热病邪的蒸腾使腠理开泄，造成大量汗出。气随汗泄，出汗是造成伤津耗气的主要原因。叶天士说："暑伤气分……汗则耗气伤阴，胃汁大受劫烁，变病由此甚多，发泄司令，里真自虚。"汗是津液所化生，《灵枢·决气》说："腠理发泄，汗出溱溱是谓津。"津属阴守于内，气属阳，护于外，"阴在内，阳之守也，阳在外，阴之使也。"阴阳是平衡协调的，故《黄帝内经》曰："阴平阳秘，精神乃治。"在病理状态下，津液不能内守，气也随之外泄，即所谓津随汗泄，气随津脱，结果造成津气两伤，过量出汗可造成津气外脱的重证。

第二种情况，如果暑入阳明未能及时得到控制，化火内传，陷入营血，则生痰生风，导致气营两燔或气血两燔，痰热闭窍，肝风内动等严重病理变化。在闭窍动风的病理变化中，热、痰、风则是病理变化的关键。邪热灼液为痰，痰热上蒙，心窍闭阻；邪热煎灼津液，筋脉失养则发生痉挛抽搐。临床上见到的乙脑病人常符合这样一种病理变化，病人主要表现高热、昏迷、抽搐，因此，在治疗时应抓住清热豁痰开窍，平肝息风这样几个关键问题。

本病后期一般表现为邪热渐解，津气未复，而常表现出津气两虚，或兼余邪留恋的证候，若病程中曾出现动风闭窍之变的，且昏痉时间持续较长者，则病愈后可因痰热留于包络，窍机不利而出现痴呆、失语、耳聋等后遗证；也可因风痰恋滞经络，筋脉失利而呈手足拘挛，强直或瘫痪等后遗证候。

暑温的病理变化大体可分为这三个阶段，但我们在临床上见到的实际病例，不一定按这样的规律发展，如果治疗及时，病变可终止于阳明阶段，也有的病例开始就见热入营血闭窍动风之变，大多数病例经治疗不留后遗证。

暑温虽属阳邪，但往往易兼夹湿邪为病。因为夏令暑气既盛而湿气也重，故暑湿每多兼感而成暑温夹湿之证。表现在临床上除有暑热见证外，又伴有湿邪困阻的证候。

又因为夏令气候炎热，人们每喜贪凉饮冷而导致暑湿之邪易被寒邪所遏，而成暑湿兼寒之证，临床表现初起多属卫气同病。

三、诊断要点

暑温诊断要点有下述四点：

1. 有明显的季节性，多发生在夏季暑气当令之时，这是诊断暑温最重要的依据。

2. 从发病特点上讲，暑温起病急骤，传变迅速，因为暑温是感受暑热之邪所引起的急性热病。包括现代的一些急性传染病，所以发病急，来势迅猛，演变也快。初起就以壮热汗多、心烦、口渴、苔黄、脉洪数等邪入气分的见证为典型表现。

3. 从临床特点上讲，病程中变化较多，易见津气欲脱、内闭、动风、动血的严重证候。暑邪侵犯人体有两个特点，一是暑易伤气，二是暑易入心。暑易伤气有两种含义：①指暑邪易损伤正气，出现津气受伤，津气外脱的证候，②指暑温初起即进入阳明气分，出现壮热，多汗，口渴，脉洪数等阳明气分热盛的表现。

暑易入心，暑邪为何入心呢？暑为火热之邪，心为火脏，同气相求，易于侵犯，此为其一，暑病多汗，汗为心液，多汗则伤心液，故暑易入心，这是其二。不少暑温病初起即见暑热闭窍、神昏谵语、动风、动血之证。王孟英就提出暑邪易侵犯人之心脏，治疗从清心入手。

4. 暑易兼湿，兼寒，诊查中如患者伴有脘痞苔腻或恶寒无汗等症，则为暑温兼湿或暑湿兼寒之候。

因为夏季阴雨多，湿气盛，暑多夹湿，易暑湿相合而致病，表现胸闷脘痞，苔腻等兼湿现象。又因夏季炎热，人们喜贪凉饮，暑湿之邪易为寒邪所遏，而表现恶寒无汗等证，此为暑湿兼寒。在辩证时要注意分清有无兼夹湿邪或兼寒之候，以便确定治疗原则。

四、治疗原则

暑为火热之邪，故暑温的治疗原则：

1. 基本治疗大法——清暑泄热。

2. 随证施治
   - 生津益气
   - 清营解毒
   - 开窍息风
   - 化湿透表

暑温的这些治疗原则是根据“审证求因”，“审因论治”，辨证施治的原则提出来的。暑温是感受暑热邪气而发病的，故清暑泄热是暑温病的基本治疗原则。但又根据病程中的不同阶段，所在的病位和病理变化不同，采取不同方法。

发病初起，病在气分表现气分热盛当清气泄热，目前治疗温病比较强调用解毒方法，因为温病大多数由病原微生物感染所引起的。中医的解毒药，大多有抗菌消炎作用，所以夏季治疗热性病比较强调用解毒方法。

在清暑泄热这一原则指导下，再根据具体证候适当配合其他方法。

如兼津气两伤的当配合生津益气法。但使用这种方法应注意病情的虚实情况，不能过早、过多；在邪气很盛，正虚不重时，当少用生津益气之品，防止造成“闭门留寇”。

如热在营血时，就应当清营凉血解毒，若有神昏谵语、抽搐的，当在清营凉血的基础上配用开窍息风的方法。使用开窍法应注意分清是热闭、痰闭。热闭的以清热开窍为主，痰闭的应当豁痰开窍，息风时要分清实风、虚风，实风以清热息风为主，虚风又当以养阴息风为主了。

另外暑温兼盛湿邪的当化湿，有表证的当解表，在应用化湿法时要注意应用甘淡利湿和清热利湿之品，但暑温易伤津，虽夹湿邪，甘淡用之要适可而止，又要忌用辛燥，因为暑温是以热为主，辛燥药能助热，不利于祛邪。

总之，暑温的不同阶段，不同的临床表现，在清泄暑热的大法指导下，随证施治。尽管暑温在传变过程中千变万化，但总的原则不外乎这几个方面。

古代对暑温的治疗原则认识比较全面的有张凤逵。他提出：“暑病首用辛凉，继用甘寒，终用甘酸敛津，不必用下。”他讲的“首用辛凉”不是辛凉解表，而指辛寒清气，因为暑温是发于阳明气分，当以辛凉重剂白虎汤大清气热。病情进一步发展，出现津气损伤的情况就要在辛寒清气的基础上加用甘寒之品，因为甘寒之药既能清热又能生津，故曰“继用甘寒”。严重的病例，若见到津气外脱的应当用酸甘敛津的药物挽救虚脱。甘能益气，酸能敛津，酸甘又能化阴，达到守阴留阳，气固津敛的目的，代表方为生脉散。由于暑温易耗气伤津，腑实结滞较少，尽管有些病例在后期可见便秘，这种便秘是津气亏损造成，一旦津液恢复，大便也就通了。所以不必用通下的方法（但是如果确实出现腑实证时，应当用时还当用增液攻下方法，总之要辨证施治）。不可拘泥暑温“不必用下”一语。

应当指出，张凤逵的这些治疗原则，仅适用于气分证，并不适用于暑温的全过程，故应用时一定注意掌握适应证方可。

另外，王纶《明医杂著》也提出了一些治疗原则。他说：“治暑之法，清心利小便最好。”从临床实践来看，对暑温内郁兼有湿邪的较适合。暑热之邪易入心营，所以当清心热。“治湿不利小便非其治也。”治疗暑湿亦当利小便使湿邪从小便而解。总之，是对暑热入心兼有湿邪的情况谈的，对暑温的治疗不是普遍原则。

古人关于暑温的治则，都有一定的针对性，使用也有一定的局限性，不能一见暑温就用这些方法治疗，那样就不符合中医辨证施治的原则了。因此，在应用古人的这些治疗原则时一定要注意掌握其适应证。

关于暑温的一些具体治疗方法在辨证施治中介绍。

五、辨证施治

（一）暑温本病证治

1. 暑入阳明

〔临床证候〕高热，心烦，口渴，汗多，头痛且晕，面赤气粗，舌苔黄燥，脉象洪数。

〔病机分析〕本证乃暑热邪气，入了气分，暑热伤气，热炽阳明，表里俱热之候。典型的暑温初起壮热，心烦，口渴，大汗，脉洪数等症状，这与其他病的阳明经证基本上是一致的。

高热心烦——热盛阳明，暑为火热之邪，燔灼阳明，阳明热盛，蒸腾于外，则表现高热。特点是热蒸腾于外，肌肤俱热，但恶热不恶寒，热扰心神则心烦不宁。

多汗口渴——里热蒸腾，腠理开泄，迫津外泄则多汗，这种汗是病理性多汗，虽见大汗，但热不为汗衰，邪不为汗解，往往由于过汗导致病情的演变恶化。由于汗液大量外泄，再加上邪热煎灼，使胃阴大伤，故而大渴，这种口渴特点是口渴引饮，喜冷饮。

头痛且晕——里热上蒸，气血涌于头部清窍，则头痛且晕，这种头痛的特点是胀痛，严重的头痛如劈欲裂。

面目俱赤——阳明经多气多血之经，并循于面，阳明热盛，故面目红赤，这种面赤特点是满面通红，同阴虚的两颧潮红不一样。

呼吸气粗——里热内盛，热壅气机，上迫于肺，则呼吸急促粗大。

脉洪大而数——阳明热盛，热迫血行，血液运行加速，气血涌于脉道所致（用现代医学观点讲，在高热情况下，心搏的输出量增加，心率加快，因此出现洪大而数的脉）。

苔黄而燥——阳明热盛并有津伤之象。

综观诸证，此属热盛阳明气分，充斥内外，其特点是邪气盛而正气不衰，表现正邪交争，斗争剧烈，里热蒸腾于外，表里俱热，以阳明热盛为主，并有津伤之势。

〔治法〕清暑泄热。

〔方药〕白虎汤（方见风温章）。

暑入阳明，表里俱热，故用白虎辛凉重剂清泄暑热，透热外达。不能用苦寒直折方法，因为苦寒可以使病邪郁伏，苦能化燥伤津，所以辛寒的白虎汤大清气热而透热达表。

若在本证基础上，患者又兼见背微恶寒，脉洪大而芤之症，这是由于暑入阳明气分，里热蒸腾，汗出过多，气阴两伤的结果。在此应当指出的是背微恶寒与表证恶寒无汗者是截然不同的。表证恶寒是全身性的，且伴有无汗或少汗，脉浮等表证。而本证是出现在高热之后大汗不止而出现的恶寒，正如吴鞠通说："伤暑则先发热，热极而后寒。"张景岳说："身先热，背后寒。"这种恶寒特点是仅仅感到背部一阵阵恶寒，是气阴伤腠理空虚所致，因为背为阳，气为阳，高热伤气耗津，气阴伤，首先背部微恶寒。脉象洪大而芤，芤脉是"浮大中空""如按慈葱"之形象，也是气阴大伤的结果，临床上见到这种情况，病人常表现为面色苍白，精神不振，应引起注意，防止发生津气外脱，治疗一方面清其里热，以祛其邪，另一方面要益气生津，方用白虎加人参汤。以白虎汤清泄暑热，加人参益气生津，以防虚脱。

白虎汤是治疗暑入阳明的主方，也可以说是传统的经验方，如果用之恰当，是行之有效的，常可获"覆杯而卧"之效。但一定要掌握好其适应证。必须领悟邪热在气分时，白虎才有"达热出表"的作用，否则一见高热伤津就投用白虎，不但热不退，反致不良后果，如表证高热时，以白虎清热，不但不能达到退热祛邪的目的，反致邪气冰伏引邪入里。

临床治疗暑入阳明时，当辨证与辨病相结合，如属于传染病类的，可配合清热解毒药，如银花、连翘、板蓝根等，针对病原体进行治疗，效果更好。

如果中暑，可配合一些解暑的药物，如鲜藿香、鲜佩兰、西瓜翠衣、芦根等，或煎绿豆汤加白糖给病人喝，也可以配合针灸，均能提高临床疗效。

2. 暑伤津气

〔临床证候〕身热息高，口渴自汗，心烦溺黄，肢倦神疲，脉虚无力。

〔病机分析〕本证入阳明以后，暑热内郁，迫津外泄，暑热伤气，津气两伤之候。

身热息高——暑热内郁，蒸于肌表则身热，暑热伤气，肺气受损，气短似喘。

口渴自汗——暑热熏蒸，津液外泄，又气虚不固，故自汗出，这种多汗不同于阳明多汗，汗出伤津则口渴。

心烦尿黄——暑热扰心，心经热盛，则心烦，心热下移小肠则尿黄。

肢倦神疲——暑热伤气，元气亏损所致。

脉虚无力——津气两伤，津气受伤，脉道不充，故见此脉。

综观诸证，其证候特点为病位仍在气分，暑热较盛，津气俱伤、邪盛正虚，暑热未净而津气受损，病机偏于里，津伤较著，热势比前证轻（即白虎

加人参汤证）

〔治法〕清热涤暑，益气生津。

〔方药〕王氏清暑益气汤（引《温热经纬》）。

西洋参三钱　石斛三钱　麦冬二钱　黄连八分　竹叶三钱　荷梗三钱　知母三钱　甘草一钱　粳米三钱　西瓜翠衣四钱

本证暑热仍较盛，故须清暑泄热，但津气已伤，又须益气生津。故方中西洋参、麦冬、石斛、甘草、粳米益气生津、扶正，黄连、知母、竹叶、荷梗、西瓜翠衣清热涤暑、祛邪。

两组药相配，祛邪而不伤正，扶正而不留邪，是治疗暑伤津气之良方。

对于方中黄连的用法有两种不同看法，一种认为本证不宜用黄连，因为黄连苦寒，苦可化燥伤津，暑病本身就津气损伤，故用之不合适。另一种看法认为必须用黄连，因为暑热伤心，非黄连不能清心热，在大队的益气生津药中用一味黄连，取其苦寒清热之长，避其苦燥伤津之弊，正好达到清心泻火的作用。究竟用还是不用，要根据具体病情，如果邪热较盛，津气损伤不严重，可以应用，如果邪热不盛，正气损伤较重可以不用，用时，用量亦不宜过大，本方中黄连仅用八分，量也比较小。

另外，李东垣也有一个清暑益气汤，药味比较复杂，而且偏于甘温升散的药物较多（人参、黄芪、白术、陈皮、神曲、泽泻、苍术、升麻、麦冬、炙甘草、葛根、青皮、五味子、当归、黄柏），本方用于元气本虚而又伤于暑湿，即体虚津伤兼湿者为宜。对于暑热者不宜。所以后世医家认为东垣的方子“有清暑之名，无清暑之实”（王孟英）王氏根据自己的经验创立了王氏清暑益气汤，从临床实际看治疗暑病津气伤无湿者比较合适。

〔方证鉴别〕

清暑益气汤是由白虎加人参汤化裁而来的，均属攻补兼施之方，但从病机、证候上比较确有不同之处（表 29）。

表 29　白虎加人参汤证与清暑益气汤证鉴别表

	白虎加人参汤证	清暑益气汤证
病机	暑入阳明，热盛蒸腾于外，气阴两伤，气伤较重	热郁阳明气分，津气受伤，津伤较著
证候特点	热壮，正气损伤较重	热不壮，津伤明显
治疗	清热益气作用强	生津作用较强
用药特点	用石膏透热达表 用人参益气以保其津 防止虚脱	用黄连清里热，用西洋参、石斛、麦冬重在生津兼以益气

3. 津气欲脱

〔临床证候〕身热骤降，汗出不止，喘喝欲脱，脉象散大。

〔病机分析〕本证是暑温过程中出现的一种危险证候，多以白虎加人参汤证进一步发展而来，由于气分高热，伤津耗气，津液外亡，正气外脱。

身热骤降——由于正气外脱，正不抗邪。

汗出不止——气虚不固，津液外泄，气津大伤，正气耗散不能固表，津液外泄而致汗出不止。特点是大汗淋漓，或汗出如油，又称液泄。

喘喝欲脱——津伤气耗，元气大伤，肺之化源欲绝，少气不足以息，气短喘息。

脉象散大——浮散无根，举之浮散不聚，漫无根蒂，按之则无，津液内乏，阴不制阳而元气独浮于外。有的书写脉微欲绝也与临床符合，是因津气大亏，脉络空虚，鼓动无力所致。

本证是气虚不固，津液外泄，津不内守，元气外脱之象。暑温病汗出过多，津气外泄而见脱证，实际上是现代医学的呼吸循环衰竭。由于暑入阳明气分，突然津气骤脱，出现血压下降，大汗琳漓，呼吸浅表，脉象散大。

本证之特点是大汗淋漓，汗出如油（汗液质黏）喘喝欲脱。亡阳证主要是由于阳气衰竭所致，证候特点是冷汗淋漓，四肢厥冷，脉微欲绝。当然，亡阴与亡阳是相对而言，亡阴进而亡阳。

本证的病机特点是因高热造成的汗液外泄，汗出不止，元气大伤，正气愈虚，不能固摄，汗泄就更重，津不内守，气也愈脱，形成恶性循环，互为因果，导致津气外脱。

根据本病的病机和证候特点，病位仍然在气分，以正气虚脱为主要矛盾，按照急则治其标，缓则治其本的原则，故益气敛津固脱为当务之急。

〔治法〕益气敛津，生脉固脱。

〔方药〕生脉散。

人参三钱　麦冬二钱　五味子一钱

方中｛
人参——甘温益气生津固脱
麦冬——甘寒养阴生津
五味子——酸温、生津敛汗，守阴留阳
（麦冬、五味子）＞酸甘化阴

三药相配，元气得固，汗不外泄，阴液内守，阳不外越，共奏益气生津敛阴固脱之功。津气恢复，脉象自生，故名“生脉散”。

若伴有阳衰加附子补阳固脱。或加龙骨、牡蛎。

生脉散纯属补敛之剂，若暑热未净者不可用，以免留邪为患。徐灵胎说：“生脉散是伤暑之后存津液之方也，用此方者，须详审其邪之有无，不可徇俗而谓治暑之剂也。”

生脉散临床抢救休克常用。现在所用剂型亦有改进，为生脉散注射液，临床亦有所发展，为抢救感染性休克的常用药。

就本证有无邪气的问题谈一点看法，有人认为本证为“邪热虽退”，从方药生脉散的药物组成来看，是纯属补敛之剂。证候也应当是邪热已去，其临床证候主要表现为正气虚脱。但从本证的病理演变过程和临床实际来看，无邪的说法是不够确切的。为什么这样说呢？现从下面两方面论述之。

（1）从病理演变过程分析邪之有无

本证多从白虎加人参汤发展而来的，是病情急剧恶化的表现。白虎加人参汤证的特点是邪气盛，气阴大伤，在此基础上发展成津气外脱，如果邪气已退，不致造成正气外脱的恶果。在白虎加人参汤证时邪气很盛，正气急剧耗伤而导致外脱，邪气是怎样祛的呢？实际上正是由于邪气未去，正伤不能胜邪，最终正气衰亡。

（2）从临床症状上分析邪之有无

临床主要见证是身热骤降，这种热降并不是邪去，而正是正气外脱不能与邪气相争的表现。因为发热本身就是机体对邪气进行斗争出现的一种病理反映。

在外感病中，发热高低在不同程度上代表了邪气的强弱，但更重要的是标志了正气盛衰。临床上表证和阳明证时发热较高，就是因为此时正气不衰，正气抗邪有力。邪正相争激烈而发热高。病在肝肾，肝肾阴虚，动风时病势虽深重，但由于正气虚，抗邪无力，常发热都不高。在临床上见到的一些实际病例，越是年轻，身体好的人，发病后热势较高，老年人，体弱的人发热不高，因此说，发热代表了人体正气的盛衰。

现代医学也认为在急性热病中，发热是机体抗病而出现的一种积极反应。那些衰竭的病人，反应力差才不发热或低热。如果在感染性疾病中，感染未能控制的情况下，反见发热不高或不发热，那是病情危重的表现。因此本证身热骤降正是正气外脱，正不胜邪的表现，并不能表明邪气已去。

临床治疗感染性休克的患者，在应用生脉散的同时，也多配合抗感染治疗，即中医讲的扶正祛邪相结合的治疗方法。才能收到比较好的效果。不然，邪不祛正也难复。

但不是说津气外脱的病人就一定有邪，这要根据具体病例进行分析，笼统地讲本型病人就是邪气已退是不确切的，只不过是以正气脱为矛盾的主要方面了。

〔方证鉴别〕

下面对白虎汤证，白虎加人参汤证，生脉散证三证的病机发展过程进行一下比较（表30）：

表30 暑入阳明、暑伤气阴、津气欲脱鉴别表

证型	暑入阳明	暑伤气阴	津气欲脱
病机	阳明热盛表里俱热	阳明热盛气阴两伤	津液外亡，正气欲脱
病势	正邪俱盛	邪盛正虚	正气大衰
证候特点	壮热、大汗、口渴脉洪大、壮热是其关键，有四大症状（实热证）	高热不退，汗出不止，背微恶寒，脉洪大而芤，高热不退又有气阴两伤，正邪相争，正气始衰（实中夹虚）	身热骤退，汗出不止，喘喝欲脱，脉散大（虚证）
治法	清气泄热（清热为主）	清热益气生律（攻补兼施）	益气敛津，生脉固脱（补敛）
方剂	白虎汤	白虎加人参汤	生脉散
用药特点	石膏、知母、粳米、甘草，重在石膏用法	石膏、知母、粳米、甘草、人参，人参益气生津	西洋参、麦冬、五味子益气生津，西洋参酸甘化阴

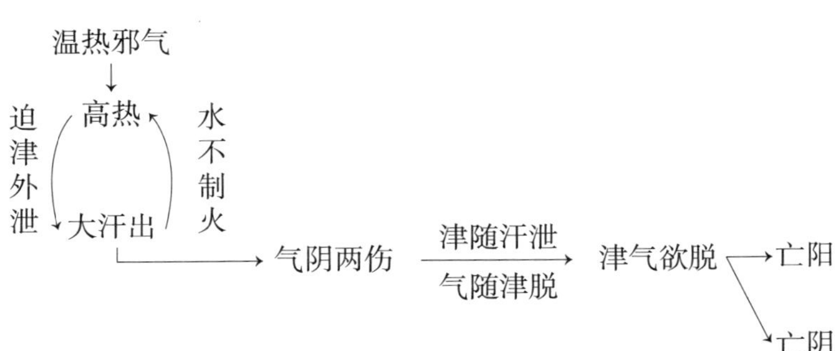

此为暑入阳明气分实热证由实转虚的三部曲。温病重点是亡阴，亡阳也存在。

4. 暑伤心肾

〔证候表现〕心热烦躁，消渴不已，舌红绛，苔黄燥，脉细数。

〔病机分析〕本证见于暑温后期，由于暑热久羁，余邪未净，深入少阴，波及心肾，下损肾阴，内扰心神，而导致水火不济之候。

心热烦躁——余热内恋，上助手少阴心火，使心火亢于上，扰乱心神，则心热烦躁。

消渴不已——邪热深入少阴，损伤肾阴，肾水亏乏，不能上润于口，而消渴不已。

章虚谷说："津液出于舌下少阴经之廉泉穴，故凡少阴受邪，津液不升则渴也。"

舌红绛，苔黄躁——阴伤而里热之表现。

脉细数——阴伤有热之象。

本证特点：病位在少阴心肾，邪热虽不甚，但病位较深，证候特点是阴伤为主，表现为消渴不已。

〔治法〕清心泄火，滋肾养阴。

〔方药〕连梅汤（《温病条辨》）。

黄连二钱　乌梅三钱（去核）　麦冬三钱（连心）　生地三钱　阿胶二钱

本证病机的关键在于心火亢而肾水不济，且两者互为因果；心火愈亢，肾水愈伤；肾水愈伤，水不制火，心火愈亢。故用连梅汤清心火滋肾水。本方由黄连阿胶汤化裁而来，即去黄芩、芍药、鸡子黄，加乌梅、麦冬、生地而成。

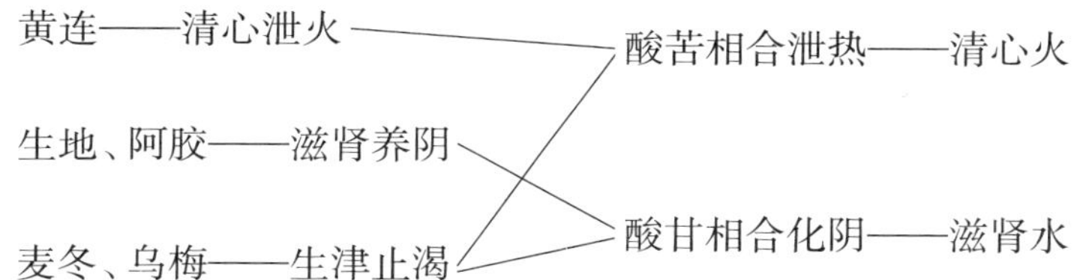

诸药相配，心火清，肾水复则心烦消渴等症自除。

临床本方的阿胶多不用，因其滋腻碍胃，特别在夏季，暑湿较重，服之更易造成消化不良，可加芦根、竹叶之类，既生津又清热之品，本方用于夏季小儿腹泻口渴效果较好。

〔方证鉴别〕与黄连阿胶汤证比较

相同点：二者的病机，病位皆相同，皆为心肾不交，水火不济，病位都在心、肾。

相异点：主证不同，故治法亦有所不同（表31）

表31　黄连阿胶汤证与连梅汤证鉴别表

	黄连阿胶汤证	连梅汤证
主证	心烦不得卧（失眠为主）火旺阴伤，但邪热所盛	消渴不已（阴伤为主）邪热不盛，但阴伤显著
用药特点	黄连、黄芩同用，泄心火力量强	生地、麦冬、乌梅同用，侧重于养阴生津止渴

温热病卫气营血四个阶段皆可有口渴之病，但其发热特点，临床主证各有不同，故不难鉴别。

5. 暑伤肺络（暑瘵）

〔证候表现〕骤然咯血，衄血，咳嗽气粗，头目不清，灼热烦渴，舌红苔黄，脉象弦数。

〔病机分析〕本证是夏季感受暑热病邪，暑邪入肺，损伤阳络，血从上溢之候。临床以肺络受损，骤然咯血、咳嗽为主要特征。

骤然咯血、衄血——暑热入肺，损伤肺络，血从上溢所致。由于暑热之邪蕴郁于肺，灼伤肺络，迫血妄行，血不循经，溢出脉外，故见骤然咯血、衄血。

咳嗽气粗——暑热壅肺，气机不利，肺失肃降，肺气上逆所致。

灼热烦渴，头目不清——暑热内蕴，消灼津液则口渴，热扰心神则心烦。暑热蒸迫则身热头目不清。

舌红、苔黄，脉弦数——暑热内盛津伤之象。

本证之证候特点，来势多较急骤，病位在手太阴肺经，并以热伤血络，迫血妄行，咯血衄血为临床特点。严重的可见大量咯血，口鼻涌血，甚或因出血过多而出现气随血脱的危重局面。

综上诸症，颇似痨瘵，故有暑瘵之称。暑瘵是暑温的一个类型。《温病条辨》《时病论》《伤寒指掌》都有记载。可参阅。

因其临床见证与痨瘵类似，故须注意鉴别。二者病变部位都在肺，证候表现均有咯血见证，所以暑瘵的命名由此而来，很多人认为暑瘵就是痨瘵（肺结核）在夏季复发，实际上分析起来并不相同。

暑瘵是发生在夏季，起病急骤，病势凶险，咯血、衄血量大。

痨瘵散发于一年四季，病程长，属于慢性传染病，常伴有乏力、盗汗、低热等阴伤症状，很少见大量咯血、衄血，一般是痰中带血，即使见到大量咯血，从病史上也可以鉴别。

有的人提出本证是“钩端螺旋体”病的肺出血型，有待于临床进一步验证。

〔治法〕清热解毒，凉血止血

〔方药〕犀角地黄汤（方见春温章）合银翘散（方见风温章）

本证是暑热伤肺，深入血分，导致热盛动血。故治疗应当清肺中暑热以保肺，清络热以凉血止血。方用犀角地黄汤的目的在于凉血解毒，清络止血。合用银翘散，主要取其宣透清解，清肺清热，二方合用使热祛血平。临床应用银翘散时，方中豆豉、荆芥、薄荷等透表之品应减去，因其味辛性温，更助动血之症，其他山栀、黄芩、茅根、侧柏叶等清热泻火，凉血止血之品可酌情加入，加强解毒凉血止血之功，效果更好。

吴鞠通治暑瘵原方用的是清络饮加杏仁、苡仁、滑石汤，雷少逸的《时病论》用的是清宣金脏法，这两个方子清热凉血的力量都显得不够。因此，根据吴氏《温病条辨》第十一条："血从上溢者，犀角地黄汤合银翘散主之"。所以采取此二方相合治疗暑瘵一证。证之临床，效果更好一些。

6. 暑热动风

〔证候表现〕灼热，神迷不清，四肢抽搐，甚或角弓反张，牙关紧闭，或喉有痰壅，脉象弦数。

〔病机分析〕本证因暑热炽盛引动肝风所致。暑热之邪，内陷厥阴，暑热炽盛，肝阳暴张，内风骤起，形成的热极生风证。肝血炽热，煎灼筋脉，筋脉拘急，发生抽搐，筋脉由肝所主，故称为肝风。本证因暑热引起，故又称为暑风（实肝风），风助火势，火借风威，风火相煽，火势更旺，灼液成痰，痰独随风火上涌，阻于喉间，上扰清窍而见到神志症状，故其临床表现可以见到风、火、痰热交炽的一些证候表现。

灼热——暑热深入血分，血分热盛。

神迷不清——肝经热盛，扰乱心神，则神迷不清，甚则躁扰狂乱。

手足抽搐，牙关紧闭，角弓反张——均为肝风内动之象。肝主藏血，又主筋脉，肝经血分热炽，筋脉拘急，热极而生风导致痉厥之变。

喉间痰壅——热邪极盛，灼液成痰，痰浊随风火上涌阻于喉间，风动痰生。

脉象弦数——肝经热盛。

综上诸症，其特点为：病位在肝经血分，病机是风、火、痰交炽在一起，临床特点以动风为主要表现，这种动风为实肝风。

临床上乙脑、中毒性痢疾中比较常见。对于夏季的传染病或中暑，治疗中要抓住三个关键：风火痰，治疗要清暑、息风、化痰。

本证既可于暑温过程中产生，也可因猝中暑热之邪而徒然发生，这在小儿患者尤为多见。《温病条辨》中把暑风称为暑痫。吴氏说："小儿暑温，身热，卒然惊厥，名曰暑痫。"暑风与暑痫实际上是异名同病，临床上一般称为热极生风。

〔治法〕清热凉肝，息风定痉

〔方药〕羚角钩藤汤（方见春温章）

本证的主要病机是热极生风，治疗当以凉肝息风。羚羊角咸寒凉肝息风，钩藤微寒，清泄肝热而息风，二药相配凉肝清热，平肝息风，是方中君药。桑叶、菊花助羚角、钩藤二药凉肝息风作用。现代药理研究，羚羊角有抗惊厥退热作用，钩藤有镇静降压作用。

生地、白芍、甘草养阴柔肝；

竹茹、贝母清热化痰，化痰通络；

茯神木宁心安神；

诸药相合，共奏清热凉肝，息风定痉。

临床应用要随证加减：

若阳明气热亢盛，壮热口渴可加石膏，知母清气热；

若营分热盛，舌绛、烦躁可加犀角、元参泄营热；

若腑实燥结的加大黄、芒硝通腑泻热，临床实践证明对一些颅内压升高的病人通过泄下，能降低颅内压，减轻脑水肿。

若兼邪闭心包的可服用三宝丹息风开窍；

若热毒深重的可加板蓝根，大青叶清热解毒；

若痰涎壅盛的可加胆星、竹沥，在此须指出的是当风痰壅盛时，化痰是治风的主要环节，痰不化风不易止，现代医学也认为痰浊阻塞，呼吸道以后，造成缺氧，脑部缺氧，抽搐痉厥就更严重。

若抽搐频繁不止的加止痉散，全虫、地龙以助定痉，但风药辛燥不宜久用，久用有伤津之弊。

总之，根据辨证施治的原则，配合一些药物能提高临床疗效。

7. 暑入心营（暑厥）

暑入心营在暑温中是常见证型，可见于两种情况：①暑温过程中由气分传来，②也可见到初起不经气分，暑热直接内陷心营。所以古人又有“暑易入心”之说，古人把这种因猝中暑热内闭心包而见昏厥的称为暑厥。

〔证候表现〕

热伤营阴证：灼热烦躁，夜寐不安，时有谵语甚或昏迷不语，舌红绛，脉细数。

邪陷心包证：猝然昏倒，不知人事，身热肢厥，气粗如喘，牙关微紧或口开，舌绛脉数。

〔病机分析〕暑入心营的病机有两种情况，一种是暑热伤阴，扰乱心神；一种是暑热内陷，闭阻心窍。

暑热入营，扰乱心神则出现灼热烦躁，夜寐不安，时有谵语，舌绛脉细数等热扰心神，营阴被灼之证。

如果暑热之邪猝中人体，而内窜心包者，则表现为猝然昏倒，人事不知，此因暑热之邪内窜心包，蒙蔽心窍所致。若暑热内迫则身热气粗如喘，暑热内闭，阳郁不能达于手足而见四肢厥冷，牙关微紧。

暑为火热之邪，传变最速，心为火脏，同气相引，暑热极易陷心营，轻者可见热扰心神的热伤营阴证，严重的邪陷心包，闭阻心窍而见暑厥证。

对于暑热直入心营，闭阻心包的暑厥证要同中风相鉴别。

暑厥：发生在夏季，起病特点，发病急骤，是暑热一时蒙蔽清窍而成昏厥，醒后无后遗症。

中风：常有慢性头晕病史，多发于情绪激动时，或休息之后临床多伴有口眼㖞斜，半身瘫痪等证，二者一般不难鉴别。

〔治法〕凉营泄热，清心开窍。

〔方药〕清营汤（方见春温章）。

安宫牛黄丸（方见风温章）。

这两个方子在风温章，春温章已做详细介绍，故不再重复。

暑入心营，热扰心神，但尚未动血窍闭者，一般是由气入营者用清营汤清营泄热，以冀营分之热透出气分而解；若暑热之邪内陷心包，则加服安宫牛黄丸以清心开窍。

若用猝中暑邪，内陷心包，清窍蒙闭而骤然昏厥者，则须急予清心开窍之剂如安宫牛黄或牛黄清心丸之类，并可配合针灸，针刺人中、十宣、曲泽、合谷等穴，放血疗法，使神志清醒后，然后再按暑温辨证施治。如果神清厥回以后暑热仍未除，可根据邪气在气分还是在血分分别投以清气涤暑或清营养阴之剂，以根除暑邪。

8. 暑入血分

〔证候表现〕灼热躁扰，神昏谵妄，吐血，衄血，斑疹密布色呈紫黑，甚或四肢抽搐，角弓反张，喉间痰声漉漉，舌绛苔焦，脉滑数。

〔病机分析〕暑入血分一证，古代记载不多，只有王孟英的《温热经纬》一书中有关暑热疫邪，在注解神犀丹时有暑入血分之说。临床实践在夏季传染病中确实可以看到，因此而确立的。

本证为暑热疫毒之邪，内迫营血，燔灼血分，迫血妄行，内陷心包，闭阻心窍，风动痰生之喉，病势重险。其临床表现为神昏，动血和痉厥动风几个方面。

其症见灼热躁扰，昏迷谵妄；为暑热火毒，内陷营血，热毒炽盛，内闭心包，扰乱心神，心神错乱之象。

吐血、衄血、发斑色黑，为热毒内迫营血，血分热盛，迫血妄行，溢出脉外而见出血之证，舌绛苔焦也是血热耗血之象。

四肢抽搐，角弓反张，喉间痰声漉漉，为热盛引动肝风，故有动风之症，风动易于生痰，热毒灼液成痰，风动痰生，因此本证往往多伴见抽搐，喉间痰声漉漉等肝风内动和痰浊上壅的征象。

综观诸证，其证候特点为病在血分，热毒较盛，病势凶险，以出神症状和神志症状为主，主要表现在神经系统和血液系统凝血功能的障碍，夏季的乙脑、钩端螺旋体病常见此类型，夏季感染败血症合并脑炎亦可见此证。

〔治法〕凉血解毒，清心开窍

〔方药〕神犀丹（《温热经纬》）

安宫牛黄丸（方见风温章）

犀角尖　石菖蒲　黄芩各六两　粪清连翘各十两　真生地　银花各一斤　板蓝根九两　豆豉八两　玄参七两　花粉　紫草各四两

各生晒研细（忌用火炒），以犀角、地黄汁、粪清和捣为丸（切勿加蜜，如难丸，可将香豉煮烂），每重三钱。

本方除凉血作用下，清热解毒作用较强。

方中以犀角、粪清、银花、连翘、玄参、黄芩、板蓝根清心凉血解毒；

生地、紫草、凉血化斑；菖蒲芳香开窍；

豆豉透邪外达；花粉生津止渴。

因本证病势深重，病情复杂，故须大剂清热解毒，凉血开窍，合安宫牛黄丸以助开窍醒神之效。

如果热盛动风，四肢抽搐，则加入羚羊角、钩藤以凉肝息风，或加服止痉散（全蝎、蜈蚣、僵蚕，一方有地龙）以增强止痉之效。

若痰涎盛者，加入天竺黄、胆星、竹沥、猴枣、煅月石、伽南星，川贝母、青礞石等清化痰热，以免痰壅气道，产生气道而厥之变。

〔方证鉴别〕

暑伤肺络（暑瘵）暑热动风（暑风），暑入心营（暑厥），暑入血分都是暑温过程中的病变类型，属于暑温类证，特做如下鉴别比较（表32）。

表32　暑伤肺络、暑热动风、暑入心营、暑入血分鉴别表

证型	暑伤肺络	暑热动风	暑入心营	暑入血分
病位	肺络（血络）	肝经（血）	心（营）	血分（肝、心）
病机	暑热伤肺 阳络受损	暑热炽盛 引动肝风	暑热心神 内闭心包	热毒动血 闭窍动风
证候特点	骤然咯血 衄血、咳嗽	高热抽搐 动风为主	时有谵语或昏愦不语、或卒然昏倒，昏迷为主	动血，昏谵痉厥

续表

证型	暑伤肺络	暑热动风	暑入心营	暑入血分
治法	清肺泄热 凉血止血	清热凉肝 息风定痉	凉营泄热 清心开窍	凉热解毒 开窍息风
方剂	银翘散合犀角地黄汤	羚角钩藤汤	清营汤 安宫牛黄丸	神犀丹 安宫牛黄丸

上面共介绍了八个方证，基本上概括了暑温过程中病位不同，病机浅深不同的证候类型。八个类型归纳起来不外乎在气在血两大类，但并不是说每个暑温病都要出现这些证候，临床也不一定按这种顺序传变。这仅是讲其一般规律，因此，临床论治要根据辨证施治的原则进行施治，有其证就用其法，灵活运用。

（二）暑温兼湿证治

在暑温兼证中有暑温兼温和暑温兼寒两大类。但最常见的是暑温兼湿。因为在暑季，阴雨较多，湿气盛，气温较高，故容易暑湿邪相合而致，所以有“暑多挟湿”之说。

暑温兼湿，在病因上是热邪与湿邪相合而致病，因此，应注意与湿温相鉴别。暑温兼湿和湿温证都有热有湿。其鉴别要点是暑温兼湿则以暑热为主，兼感湿邪为次，发于暑气当令季节；湿温病开始以湿为主，湿重于热，特点是热处湿中，湿中蕴热，转化后可以以热为主，多见于长夏秋初。吴鞠通说：“暑兼湿热，偏于暑之热者为暑温……偏于暑之湿者为湿温。”此二者在临床中应注意鉴别。

在暑温兼湿中将介绍三个证型。

1. 暑湿困阻中焦

〔证候表现〕

A. 热盛阳明症状：壮热烦渴，汗多溺短，脉洪大。

B. 湿阻太阴症状：脘痞身重，苔黄腻（而干）

〔病机分析〕本证为暑热盛于阳明而兼湿阻太阴之候。从脏腑来讲，脾胃居中焦，暑湿困阻中焦实际上就是困阻脾胃。胃为阳腑，多气多血，病后多表现为热盛；脾为阴脏，主运化，运化水谷津液，病后多表现为湿饮停聚。所以暑湿困阻脾胃多表现为热盛阳明，湿阻太阴。

壮热烦渴，汗多溺短，脉洪大等症为阳明无形邪热亢盛之象。

脘痞身重，苔黄腻等为太阴脾湿不运之证，因为脾主肌肉，脘居中焦。

舌苔黄腻而干，脉洪大而不濡滑，说明热盛而湿轻。

因此，可以看出本证之特点是以阳明热盛为主，太阴脾湿为次，湿与热是相分离的，所以治疗应抓住清阳明之热，兼化太阴脾湿这样一个原则。

〔治法〕清气泄热，兼化脾湿。

〔方药〕白虎加苍术汤。

石膏一两　知母四钱　甘草一钱　粳米四钱　苍术三钱

方中以白虎汤清泄阳明胃热，达热出表；加苍术辛温芳香燥湿而又兼有散湿之功，可祛表里之湿，而解脘痞身重。诸药相合两解阳明、太阴之邪，但以清泄胃热为主，兼化太阴脾湿。临床上湿温病化热后也可用本方治疗。

2. 暑湿弥漫三焦

〔证候表现〕身热面赤，眩晕耳聋，咳痰带血，胸闷脘痞，不甚渴饮，下利稀水，小便短赤，舌红赤，舌苔黄滑，脉滑数。

〔病机分析〕本证为暑热夹湿弥漫三焦气分，气化功能失常之候。本型病变范围比较广泛，是暑温夹湿弥漫上、中、下三焦。

在这里大家应该明确，病在三焦不是指上焦心肺，中焦脾胃，下焦肝肾具体脏腑，而是指三焦的气化功能。由于暑湿之邪弥漫上、中、下三焦，影响了三焦的气化功能，使气机升降失常而产生的一种病证。

上焦症状；身热面赤，眩晕耳聋，咳痰带血，此因暑热之邪蒸腾于外则身热不退，蒸腾于上则面赤，暑热夹湿，热蒸湿动，上蒸头面清窍，故眩晕耳鸣；叶天士说："湿乃重浊之邪，热乃熏蒸之气，热处湿中，蒸淫之气上迫清窍，耳为失聪，不与少阳耳聋同例。"少阳耳聋乃胆热上冲所致，必伴有寒热往来，口苦咽干，脉弦等证，与本证显然有别，临床上应做鉴别。湿热漫及上焦，热损肺络，则咳嗽带血。

中焦症状：胸脘痞闷，或恶心呕吐，此因湿热漫及上焦，湿阻气机则胸闷，暑湿阻于中焦，则脘腹痞闷而不甚渴饮。

下焦症状：下利稀水、小便短赤，是湿热蕴结下焦，泌别失职则小便短赤，下利稀水。此与热结旁流之纯利稀水而腹必按痛者自有不同，本证下利稀水多为大便溏稀而臭，腹部按之不痛。

舌象脉象：舌红苔黄，脉滑数，此为暑中夹湿内蒸气分之象。

综上观之，本证有以下几个特点：①本证病机是三焦气化不利，②病变性质是以暑热为主，兼有湿邪；③临床症状三焦症状均见，以脾胃为中心弥漫三焦。

本证与上证虽然都属暑湿为患，但病机和所涉及的病变部位有所不同。上证病机是暑湿困阻中焦脾胃，胃热脾湿为主，临床一般不难区别。

〔治法〕清热利湿，宣通三焦。

〔方药〕三石汤（《温病条辨》）。

飞滑石三钱　生石膏五钱　寒水石三钱　杏仁三钱　竹茹二钱　银花二钱（露更妙）　金汁一酒杯（冲）　白通草二钱

本证病在气分，但涉及上、中、下三焦，故治疗必须抓住清利三焦湿热，宣通气机。方中：

生石膏——清中、上二焦之热
寒水石——清中、下二焦之热
飞滑石——清利下焦之湿热
配通草清利下焦湿，淡渗利湿
（以上）主清三焦之湿热

杏仁——开肺气，通畅水道，宣通三焦，要开宣肺气，肺主一身之气，肺气不宣，全身气机不利，则湿邪不易去。宣开上焦肺气，气机通畅，暑湿之邪易化。

银花、金汁——涤暑解毒，银花轻清透泄，宣通气机，使邪热有外达之路，金汁配三石增其清热之力。

竹茹——清热和胃止呕，兼能通络开郁，涤除暑邪。

因本证暑重于湿，故方中用药以清暑泄热为主，兼以利湿。生石膏，寒水石，滑石（三石），配银花、金汁主要是清三焦之热，涤暑解毒；去湿之法是用杏仁、滑石、通草三味，杏仁宣开肺气，滑石通草清利下焦湿热，故三药相合上下相应，开上通下，以通调三焦水道，导湿热从小便而外泄，立意精当。上药合用泄暑热而兼湿，是三焦同治之方。

3. 暑湿兼寒

〔证候表现〕

A. 寒邪束表证：发热恶寒，头痛无汗，身形拘急。

B. 暑湿内蕴证（里证）：胸脘痞闷，心烦口渴，小便短赤，舌苔薄腻，脉濡数。

〔病机分析〕本证多因夏月先受暑湿，暑湿内蕴，又因起居不慎，乘凉饮冷，如喜欢于荫凉处憩息，或夜间归寝较晚而每易感受寒邪。因此，造成暑湿之邪内蕴于里，寒邪束表，暑湿为寒邪所遏。

表证：夏月感寒，邪滞肌表，寒邪外束，腠理闭塞，卫阳被郁，气血受阻，故发热恶寒，头痛无汗，身形拘急等。

里证：乘凉露卧，饮食生冷则伤于湿，暑湿内蕴，阻滞气机则胸脘痞闷，舌苔薄腻；暑热伤津则口渴，小便短赤，暑热扰心，则心烦不安，内有暑湿则脉象濡数。

综上诸证，可看出本证之特点，病因是暑、湿、寒三气交感，病位是表里同病。既有表证，又有里热夹湿。故本证与单纯的风寒束表和单纯的暑热伤气皆不同。临床辨治不难区别。

临床多见于夏季流感，乙脑某些类型亦可见此证。

〔治法〕解表散寒，清暑化湿。

〔方药〕新加香薷饮（《温病条辨》）。

香薷二钱　银花三钱　鲜扁豆花三钱　厚朴二钱　连翘二钱

本方是由三物香薷饮加银花、连翘而成。

方中香薷，辛温芳香，解表散寒。兼能祛暑化湿，以其为主；夏季感受寒邪常用香薷，因其辛温发汗力强，故有人称为夏月之麻黄，与麻黄作用相似。为什么不用麻黄而用香薷呢？因为其味芳香，有解表祛暑化湿的作用。

厚朴：辛苦温，燥湿和中，行气化湿，理气开痞。

鲜扁豆花：甘平，健脾和中，清暑化湿。

银花、连翘：寒凉、清透暑热，扁豆花轻清透暑外达，三药相合清透内蕴之暑热。

香薷本有化湿之性，今得厚朴，扁豆花为之配伍，不但能解表散寒，且能加强化湿和中之力，加入银花、连翘清热涤暑，五药合用以奏散寒，化湿，涤暑之效。

若郁热很重，而见烦躁，大便下利黄臭，肛门灼热，可用黄连香薷饮，黄连苦寒清热燥湿、解毒。临床多见于肠道感染。

上方加减化裁，可以治疗夏秋季节感冒，胃肠炎，菌痢等见上述证候者。

〔方证鉴别〕暑温兼证的三个证型，虽然皆兼湿邪，但其病机、证候特点，治法方药皆不相同，现比较如下（表33）：

表33　暑湿困阻中焦、暑湿弥漫三焦、暑湿兼寒鉴别表

证型	暑湿困阻中焦	暑湿弥漫三焦	暑湿兼寒
病因	暑温夹湿	暑温夹湿	暑湿寒
病位	中焦脾胃	三焦	表里同病
病机	热盛阳明 湿阻太阴	暑湿弥漫三焦 气化功能失常	寒邪束表 暑湿内蕴
证候特点	壮热，口渴，汗多溺多，脘痞身重，脉象洪大	身热面赤，眩晕耳聋；胸闷脘痞，不甚渴饮；下利稀水，小便短赤	发热恶寒无汗，心烦口渴，小便短赤，胸痞苔腻
治法	清气泄热 兼化脾湿	清热利湿 宣通三焦	解表散寒 清暑化湿
方剂	白虎加苍术汤	三石汤	新加香薷饮
药物组成	石膏、知母、甘草、粳米、苍术	石膏、寒水石、滑石、杏仁、银花、金汁、通草、竹茹	香薷、厚朴、扁豆花、银花、连翘

〔附〕冒暑、暑秽

一、冒暑

冒暑是暑病的一种，也是感受暑热邪气所引起的一种外感热病。但冒暑的临床表现，病情演变过程与暑温不同，所以单独讨论一下。

（一）冒暑的定义

夏季感受暑热湿邪气，以上焦肺卫为病变重心，病势轻浅，传变较少的外感热病。

叶天士的《临床指南医案》中的“暑风热”“暑风外袭”，就是指冒暑而言。实际上本证就是夏季感冒。

（二）病因病理

病因：感受暑热湿邪

病理：夏月感受暑热湿邪，侵袭上焦肺卫，肺气郁而不宣，卫气开合失司。

吴坤安《伤寒指掌》中说：“暑袭肺卫，亦属冒暑。”

（三）证候表现：寒热汗出，头晕，咳嗽，苔薄微腻。

病机分析：暑邪袭表，卫气失调，故出现寒热有汗等邪气在表之象，暑邪上扰清窍则头晕，暑邪袭肺，肺失宣降则咳嗽；苔薄微腻为暑热不甚而兼夹湿邪之象。

总之，本证即夏月感冒，属于暑病中证情较轻的类型。病位浅，病情轻，以肺卫证为主，传变少。

〔治法〕清涤暑热，宣泄肺卫。

〔方药〕雷氏清凉涤暑法（《时病论》）。

滑石三钱　生甘草八分　通草一钱　青蒿一钱半　白扁豆一钱　连翘三钱　白茯苓三钱　加西瓜翠衣一片入煎

本证暑热不甚，且在上焦肺卫，故治疗只须轻清之剂，清透邪热，方中青蒿、连翘：质轻而走表，性凉而清热，轻清宣透，疏散上焦在表的暑热，透邪外出。

扁豆：化湿和中，兼清暑热。

西瓜翠衣：清涤暑热。

滑石、甘草：即六一散，清利湿热。

茯苓、通草：健脾利湿。

诸药相配，表里兼顾，化湿涤暑。

加减运用：

若咳嗽加杏仁、瓜蒌皮宣肺止咳；

若头晕者加菊花、荷叶清理头目；

脘痞者加藿香、佩兰以芳香化湿；

呕吐较甚者加半夏；

泄泻较甚者加冬瓜皮。

注意点：

治疗本证用药要轻，选用轻清宣透之品，忌用辛散过汗；少用苦燥，避免药过病所。

①透表不能发汗，宣泄肺卫则表邪自去；

②化湿不用苦燥，而用分利；

③祛暑不用大寒而用清透。

二、暑秽

（一）定义

夏季感受暑湿秽浊之气而致猝然闷乱烦躁的病候称为暑秽。

暑秽属于中暑的一个类型，古人又称为“发痧”，发生在夏秋季，常突然发病，即中暑而夹湿浊的一类疾病。《时病论》又称为“秽浊”，也称“龌龊”。雷少逸说：“秽浊，即俗称为龌龊也”。临床以闷乱烦躁为证候特点。

（二）病因病理

病因——感受暑湿秽浊之气。

这种邪气产生于高温，湿度大的条件下，夏秋之季易产生这种邪气。

吴坤安：“凡暑月阴雨以后，日气煦照，湿浊上腾，人在湿热蒸淫中感之，则暑湿交蒸兼混秽浊之气。”

邵仙根说：“夏冷暑天，热气湿浊蒸成秽恶瘴毒，谓之痧秽。”

从古人的论述中，可以说明秽浊之气是暑湿交蒸而成，暑秽是感受了暑湿秽浊之气而发病的。

病理：秽浊之气，侵犯人体，阻于气分，气机郁闭，阳气不运。

邵仙根说：“邪阻气机，阳气不运。”

（三）证候表现

头痛而胀，胸脘痞闷，烦躁不安，恶心呕吐，肤热有汗，甚则神昏耳聋，舌苔白腻或黄腻，脉濡数。

病机分析：本证多发生在夏秋之季，由于夏秋之间暑湿交蒸，秽浊气盛，在此条件下，人若起居不慎或劳作过久，即可感受其气而发为本病。

暑湿秽浊之气交阻于中，气机被困，升降失常，则胸脘痞闷，恶心呕吐，秽浊之气郁闭心窍则烦躁不安，暑湿秽浊之气上蒸，阻遏清阳，清窍不利则头痛且胀，甚者可因秽浊闭阻清窍而出现神昏耳聋等重证，但此证与热陷心包的神昏谵语，灼热肢厥，舌质红绛者是不同的。本证还可见到汗出，因暑湿郁蒸故肤热有汗，但一般热不太甚，汗亦不多。若秽湿偏盛可见舌苔白腻，口不渴；若暑热偏盛可见舌苔黄腻而口渴，脉濡数主湿主热。

本证之特点是猝然发生，证候以心中闷乱烦躁为主要见证，实际上即中暑的一种类型。

治法：清暑辟秽化浊。

方药：藿香正气散（亦可用雷氏芳香化浊法）。

藿香三两　苏叶、白芷、大腹皮、茯苓各一两　白术　半夏曲　陈皮、厚朴（姜制）　桔梗、炙甘草各二两　生姜三片　枣一枚

如欲出汗，衣被盖取汗。

通关散（《丹溪心法附余》）

猪牙皂　细辛等分　研细末和匀，搐入鼻内。

玉枢丹（又名紫金锭）药味从略

本证病机关键在于暑湿秽浊郁闭于里，故治以藿香正气散芳香辟秽，理气化湿。

如秽浊蒙闭清窍，可先用通关散搐鼻取嚏，并服玉枢丹芳香辟秽开窍。

方中：

藿香辛温芳香，既疏散表湿，又有化湿和中之功，是方中君药。

白芷、紫苏，辛温芳香，宣畅气机，疏透表湿。

半夏曲、陈皮、大腹皮、厚朴燥湿行气，宣畅气机，气行则湿易祛。

茯苓、白术、炙草、生姜、大枣健脾益气和胃，以促水湿之运化；

桔梗载药上行，以祛上焦之邪，并开肺气以利水道。

诸药相配是辛温、苦温、淡渗相合，共奏清暑辟秽化浊之功，是治表而兼治里之方。

或用雷氏芳香化浊法（《时病论》）解暑化浊

藿香叶一钱　佩兰叶一钱　陈广皮一钱半　制半夏一钱半　大腹皮一钱（酒洗）　厚朴八分（姜汁炒）　加鲜荷叶三钱为引

本方诸药相配，气味芳香，解暑化浊，以辟暑湿秽浊之气。但其制剂偏温，宜于暑秽湿浊偏盛之证。

小结

暑温是感受夏令暑热邪气而发生的急性热病。

暑热邪气的特点，暑为火热之邪，最易伤气，暑易入心。

暑温的临床特点，发病急骤，初起即见阳明气分证候，证见高热烦渴，汗出等证，故有“夏暑发自阳明”之说。传变规律一般为气→营→血。其治疗概况如下：

一、暑温本病证治

暑入阳明气分：

热盛阳明：白虎汤清热生津；

暑热盛气阴伤：白虎加人参汤清热益气生津；

暑伤津气，邪热不甚：王氏清暑益气汤清热涤暑，益气生津；

津气欲脱：生脉散益气敛津，生脉固脱。

此为暑温本证一般证治方法，即所谓张凤逵对暑温本证所指出的原则。“首用辛凉，继用甘寒，终用甘酸敛津，不必用下”，就是为此而设。

若暑伤心肾，心火亢盛肾阴亏损的：连梅汤 清心火（酸苦泄热
滋肾水 酸甘化阴）

暑伤肺络：（暑瘵） 犀角地黄汤 清热解毒
（以突然咯血，咳嗽为主）合银翘散 凉血止血；

暑热动风：（暑风）
（以动风为主要特征） 羚角钩藤汤 清热凉肝息风；

暑入心营，营阴耗损：清营汤（安宫） 清心凉营开窍，

猝中暑热：（暑厥）

内闭心包：（以神昏痉厥为主） 先宜牛黄丸 清心（神
或紫雪丹 开窍 清）

再予清
暑泄热

暑热深入血分，邪闭心包：神犀丹 凉血 清心
合安宫牛黄丸 解毒 开窍

上述诸证皆为暑温本病证治，即暑温本证，及暑温病过程中所发生的不同类型的论治。

二、暑温兼湿证治

夏月暑热既盛，而雨湿亦多，造成天暑下迫，地湿上蒸，所以暑温尤多夹湿之候。故此，暑温兼湿的证治也是重要的一个方面。本章共介绍了三个

兼证之论治。

暑湿困阻中焦，	热炽于胃而湿阻于脾的，	白虎加苍术汤	清化湿热
暑湿弥漫三焦者，	三石汤	清热利湿宣通三焦	（即清宣上中下三焦暑湿之邪）
暑湿兼寒	暑邪夹湿内蕴而复感外寒束表	新加香薷饮	疏表散寒涤暑化湿

三、暑温类证证治

至于冒暑和暑秽虽然是由于感受暑热邪气所引起的急性外感病，但其发病及演化过程与暑温有所不同。

冒暑：	外感暑热湿邪气郁阻肺卫	雷氏清凉涤暑法	清涤暑热兼以利湿
暑秽：	外感暑湿秽浊阻于气分，阳气不运	藿香正气散若见秽浊闭窍者	清暑辟秽化浊先以通关散玉枢丹开其窍闭

（刘占文）

第四章 湿温

湿温病是临床常见的一种温病，为了对本病有一较完整的了解，先介绍湿温的基本概念：

一、概述

（一）湿温的定义

湿温是感受湿热邪气所引起的。以发热为主要临床特征，初期以身热不扬，身重肢倦，胸脘痞闷，舌苔白腻，脉象濡缓为主要表现，在发病过程中，以脾胃证候显著为主要特点，多见于夏秋雨湿较盛季节的多种急性外感热病的总称。

这个定义提示了以下几个问题

（1）明确了病因，是感受了湿热邪气，以湿热胶结，如油入面为主。

（2）临床主要特征，以发热为特征。

（3）本病初起的特点，以身热不扬。身重肢倦，胸脘痞满，苔腻脉缓为主要表现。

（4）指出了病变部位，以脾胃为病变中心。

（5）说明湿温病机，以脾胃升降失常，故中焦脾胃证候显著。

（6）指出了好发季节，多见于夏秋雨湿较盛季节，即夏末秋初季节（指大暑至白露，长夏季节）（大暑、立秋、处暑、白露）。

临床上凡符合上述几个特点的外感热病，皆可称为湿温病。

我们也必须知道，湿温和湿热这两个不同概念及二者的相互关系。

湿温病，含义比较具体，它是四时温病中之一，与风温、春温、暑温等并列，多发生在夏末秋初雨湿较盛的季节。

湿热病，概念含义较广。它包括了具有湿热性质的一切急性外感热病，如暑温、湿温、伏暑等病。其发病不限于雨湿季节，一年四季皆可发现。

湿热病与湿温病的关系是隶属关系，即湿热病中包括了湿温。

湿温病的范围

湿温用现代医学“病”的概念来衡量，它不是一个具体的病，而是多种急性感染性疾病或急性传染病。或某些急性热病在发生发展过程中，某些“证”的概括。

根据湿温病的临床特点，结合其好发季节，与现代医学的消化道传染病伤寒、副伤寒颇为类似。其他如沙门氏菌属感染、夏季流行性感冒、钩端螺旋体病，急性血吸虫病及乙脑等病的某些阶段，某些证型也属于湿温的范围。都可以参考本病以辨证论治。

（二）病名沿革

《黄帝内经》中没有湿温之病名。有“湿盛则濡泄”的湿邪致病特点的描述。

《难经》五十八难提出“伤寒有五，有中风，有伤寒，有湿温，有热病，有温病”。文中作为一种病正式提出来。

宋代朱肱对本病的因、证、脉、治才开始有论述。他在《类证活人书》中指出，“病人伤于湿，中于暑，湿暑相搏，则为暑湿”。并指出，本病多汗，脉濡，治疗方法“治在太阴，不可发汗”。

随着医学的发展，到了清代很多医家对本病有了较为系统的完整阐述。如叶天士在《外感温热篇》中有部分内容是专门论湿温的。另外，其辨舌象、察白痦等的论述，对湿温证治是很有价值的。

薛生白有论述湿温病之专著《湿热病篇》，专门讲述有关湿温病的证治，详见《湿热条辨》。

吴鞠通的《温病条辨》上焦、中焦、下焦三篇都有湿温之论述。

二、病因病理

（一）病因与发病

本病的致病主因是外感湿热之邪，但其发病则与人体的脾胃功能状态有密切的关系。湿热之邪虽四季均可致病，但以夏秋较为多见。也就是说，发生湿温病可分为两个方面，一是外感湿热之邪，二是脾胃功能损伤，防御功能减弱。

从外因来讲，湿热邪气，虽然四季皆可致病，但以夏秋季较为多见，特别是夏末初秋，这个季节是暑热炎炎，或阴雨绵绵，天暑下逼，地湿上蒸，热蒸湿动，自然界中湿气热邪最盛，人触之，呼吸所入，饮食所饲，无不与湿热邪气相接触，在这种情况下，若人体的防御功能相对减弱，特别是脾胃功能的损害，容易感受湿热邪气而致病。

从内因来讲，脾胃运化功能失健，湿邪困脾，可产生内湿，人体脾胃同居中焦，主收纳、主运化水湿，如果人体强壮，中气旺盛，在感受湿邪或湿热邪气，不一定发病。若因某些原因，如饮食不节、饥饱劳倦，恣食甘肥生冷，或久居湿地（水中作业）等，易损伤脾胃功能，运化失健，则内湿停聚。特别是在湿盛季节，脾胃功能多较呆滞，最易导致湿邪内困。这就给湿热邪气的侵犯提供了内在的依据。

综上观之，湿温病的病因和发病是由自然界湿热邪气盛，体内脾胃失健又有内湿，内外湿热相合而发为本病。

病因和发病
- 外感时令之湿热
- 内蕴水谷之湿

内外合邪（或湿中蕴热）→湿温病

薛生白言：“太阴内伤，湿饮停骤，客邪再至，内外相引，故病湿热。”吴鞠通说：“内不能运化水谷之湿，外复感时令之湿。”薛吴二家全说明了湿温病的发生是内外合邪所致。

湿热邪气侵犯人体，能否发病，主要取决于人体正气与邪气双方力量的对比，但也有素体强健，不因中虚而发病的，就是说致病因素超出了人体正常的生理所调节防御的范围，或一时性脾胃功能失调，也可以感受湿热邪气而致病。王孟英指出的：“即受湿又感暑”，也是说明了外感湿热，湿热交蒸，可致湿温，在此强调了以外邪为主。至于病邪侵入的途径。薛生白指出：“湿热之邪以表伤者，十之一二，由口鼻入者，十之八九”，这种观点符合现代医学的致病因子入侵途径。

（二）病理与证候特点

1. 湿温病的病机演变

湿热邪气→侵犯人体
- 初期→上焦→湿郁卫分（肺、皮毛）
- 发展演变期→脾胃（中焦）
  - 湿重于热→病机偏重于脾→从阴化寒
  - 热重于湿→病机偏重于胃→从阳化热
  - 湿热并重→偏胜不大→沿三焦相传→下焦
- →从化因素
  - 体质阳虚
  - 感邪湿重热轻
  - 过用寒凉之品
  - 湿盛阳微→寒湿病
- →从化因素
  - 体质阳旺
  - 感邪热重湿轻
  - 过用温燥药物
  - 化燥成温→
    - 气分
      - 无形热盛
      - 有形热结
    - 营血
      - 痰热内闭
      - 发斑昏厥
      - 肠出血
- 恢复期→正虚邪恋→脾虚不运→调治→逐渐恢复。

病变初期：本病初起阶段，因邪从外受，且病因以湿邪为主，湿郁卫分，多见上焦证候，主要侵犯肺与皮毛，而出现肺失宣降和卫外功能失常及水液代谢障碍的病变，但是为时短暂，其特点是有湿遏卫阳的卫分证，也伴有湿蕴中焦的脾胃症状，而呈卫气同病，其证候表现可以见到，恶寒发热，身热不扬，头身重痛，脉象濡软等。由于湿邪内困脾胃，又可见到脘痞不饥等症状。

发展演变期：

湿热邪气转入中焦脾胃，由于湿遏热伏，蕴蒸难解，故稽留的时间较长，证候变化也较复杂。但一般可分为湿重于热，热重于湿和湿热并重三种类型。湿重于热者，病变中心偏重于脾，热重于湿者，病变中心偏重于胃，邪从热化，正如章虚谷说："人身阳气旺，即随火化而归阳明，若阳气虚即随湿化而归太阴。"这就是说湿热偏轻偏重与患者体质因素有密切关系，随人之体质所化，因为胃为阳土，主燥；脾为阴土，主湿，故凡素体中阳偏旺者，湿邪易于化燥而为热重于湿，病偏于胃；素禀中阳不足者，则邪从湿化而为湿重于热，病变多在脾，病的转归与感湿的程度而定。病程中所用的药物与体质有密切关系。湿温病在中焦稽留时间最长，变化较多。由于各种因素，其发展趋势疾病转归大致可分两个方面，一为从阴化寒。一为从阳化热。

从阴化寒：造成"从化"的因素大致有三：①患者素体阳虚，从阳虚体质所化。②感邪是湿重于热。③在治疗过程中，过用苦寒之品，克伐阳气，致使湿邪不化，由这些原因，使病在发展过程中，湿不祛而热渐退，湿困日久，湿盛则阳微，最终变为寒湿病，若转化为寒湿病后，则属于内科杂病的范畴，须采用温阳化湿的方法论治。

从阳化热：造成"从化"的原因也大致有三：①患者素体阳盛，邪从体质之阳而化。②所感之邪，热重于湿，属于热重于湿型。③在治疗过程中过用辛温燥烈之品。由于这些因素的影响，使疾病在发展过程中，湿渐退而热渐盛，可出现温热夹湿的证型，最后化燥成温，变成温热，其论治与温热病同。若热在气分者，亦可有无形热盛和有形热结的证型。若热入营血者，可见痰热内闭、斑疹、昏厥、大肠出血等证型。本证动血易发生大肠出血，此因湿热在肠，化燥后极易损伤肠道血络之故。下血不止者可导致气血暴脱的严重后果。可转外科协助处理，不可轻视。

在湿温病过程中，若体质偏盛不大，病程中治疗过程也平和，湿热之邪可沿三焦顺序相传，上焦→中焦→下焦。

恢复期：由于疾病发生发展过程中，正气的损伤，可出现主虚邪恋，脾失健运，经过适当调治，即可逐渐恢复。但亦有因湿困日久，阳气受遏，肾阳功能减弱，水湿内停。此即叶氏所说的“湿胜则阳微”的病机转归。可用温阳利水之法。

2. 证候特点

湿温病是感受湿热两种邪气。因此，它既有湿邪为患的特点，又有热邪为患的特点，湿为阴邪，热为阳邪，两种不同性质的邪气，同时作用于人体而致病，由于病邪的特异性，这就决定了其病机的传变及特点与一般温热病有所不同，其证候特点概括起来有以下几点：

（1）季节性比较明显

湿温病多发生在夏末秋初雨湿季节，因为这个时期气候酷热，雨水较多，阴雨连绵，热蒸湿动，湿热邪气弥漫，人触呼吸所入，全是湿热邪气，再加因热过饮，人之常情，湿邪阻遏脾胃，中焦呆滞，内外合邪，易病湿温。

（2）发病缓慢，病势缠绵，病程较长

湿温病是感受湿热邪气，由于两种属性不同的病因邪气，从病机来看，湿热裹结，热在湿中，湿为阴邪。其性重浊黏腻，湿热相合，如油入面，难解难分，阻滞气机，遏伤阳气。短时间难以化掉，从治疗上讲，具有矛盾性，治湿碍热，治热碍湿，然湿不去则热不清，由于病因、病机和治疗上的特异性，所以湿温病之特点，发病缓慢，胶着难解，病势缠绵难愈，病程较长，其来也渐，其去又迟，“病难速已”。常形容湿温病的病势为“来之一大片，去之一条线”。

（3）病变以脾胃为中心，弥漫三焦

我们知道风温病变中心在心肺，春温多见里热外发，夏暑发自阳明为特点，湿温病则以中焦脾胃为病变中心。湿温病为什么以脾胃为中心呢？这是因为脾为湿土之脏，胃为水谷之海，脾主湿而恶湿，脾胃为后天之本，胃主收纳，主持人体水谷消化吸收，水湿的运化，加入长夏季节湿气盛，脾胃功能又较呆滞，湿邪过重，困阻脾胃，影响脾胃运化功能，所以说湿温病多以脾胃为病变中心。这是祖国医学“同气相求”的观点，用现代医学术语来讲即亲和力大。正如章虚谷说“湿土之气，同类相召，故湿热之邪，始虽外受，终归脾胃”。从临床印证正是如此。湿温病初起，虽是湿遏卫阳的卫分证，以上焦心肺为主，但也伴有湿蕴中焦的脾胃病状；就是病入下焦，但中焦脾胃症状仍未完全消失，故此，湿温病在论治中虽以三焦分证，但上、中、下三焦的界限并不能截然分清，只是相对的侧重而已。

湿温病虽以脾胃为病变中心，但其病变部位非常广泛。原因何在？这是邪气的性质和病机特点所决定的，因为湿热相混，热蒸湿动，病邪是一种弥漫性的浊气，因此，它可以在任何部位停留，内而脏腑、经络，外而皮毛、肌肉均可侵犯，故湿温病往往容易造成一身表里上下三焦皆有症状，如：

湿热郁蒸肌腠，可外发白痦。

湿热内蒸肝胆，可发为黄疸。

湿热酿痰，上蒙清窍，可致神识昏蒙。

湿热下蓄膀胱，可致小便不利。

湿热郁阻骨节经络，可致湿热痹痛，或发下肢浮肿。

湿热阻滞筋脉，可致动风。

湿热下迫大肠，可致大便不爽等。

（4）临床出现矛盾性症状

湿温病的证候表现往往是相互矛盾的，这是因为湿和热两种不同属性的邪气，同时作用于人体的结果。湿为阴邪，易伤阳气，热为阳邪，易伤阴液，湿热相搏，二者各自显示各自的特点，但二者之间又相互影响，湿遏热伏，热蒸湿动。因此，临床表现多出现矛盾性的特殊症状。如患湿温（伤寒Typhus）的临床症状特点如下：

身热不扬：是湿温的典型热型，其体温虽然很高，但扪之皮肤并不灼手，或有时手足发凉，这是因为热处湿中，湿遏热伏，热被湿邪所遏，不能将热发越于外，故初扪之则不灼手，但久扪，则灼热甚重。

发热而脉缓濡：一般说体温与脉率是正比，但湿温病则不然，在肠伤寒（湿温病 Typhus）中是常见的，即所谓“相对缓脉”，所谓相对即相对发热而言，对其高热病人来说，脉率是慢一些，当然或比正常人快一些，是因湿邪阻遏阳气，气血运行涩滞，故脉搏相对缓慢。

发烧面反淡黄：湿热病发热则面红耳赤，但湿温病患者体温虽高，但面白不红反见垢黯，这是因为湿热交蒸，气机不畅，气血阻滞不能上荣于面所致。

发热反精神不烦躁而表情淡漠：高热患者往往是精神烦躁不安，然湿温病人，虽然高热但不烦躁，反而表情呆滞，如湿温病的持续发热的无欲状等，俗称“秋呆子”或为秋傻子。这是因为湿热郁蒸，气机阻滞，清阳不升，清窍被蒙所致。

口干不欲饮或竟不渴：湿温病中由于热伤津液，故口干口渴，但在湿温病中亦可见到口干口渴，但不欲饮或竟不渴，因为这种口干，不是津伤而是湿阻，由湿邪阻碍气机，气不化津，津液不能上润于口所致，这种口渴不要生津，也不可增液，更不可苦寒清热，只要气机通畅，津液得至，津液输布则口渴自除。

大便数日不下，但并不干结：这也是湿温的一个重要特点。这是因为湿郁内阻，阻滞气机，湿热相搏，气机不畅，使其肠间传导不利。故大便不爽，难以畅通，但非燥屎内停不下。在临床上湿温病见到大便数日不下，或下而不畅，切不要误认为燥屎内结，而用苦寒攻下，反伤中阳，当须鉴别。

以上这些症状，均有矛盾现象，这是湿温病的重要特征之一，这也表明了湿温病初起以湿为主，热在湿中，故热象在表面上，并不明显。

（5）容易复发

在湿温病过程中容易出现热退未净，发热再度上升，或体温正常后，又出现发热。常有“食复”“劳复”等。特别以食复为多见。由于饮食不慎，过于饱食所致，如伤寒（Typhus）的复发率很高，在复发中占20%～40%，这是因为湿温病以脾胃为中心，疾病发展到后期脾胃功能虚弱，正虚邪恋，故饮食过饱，增加脾胃负担，易引复发，所以湿温病饮食禁忌是头等重要，生活护理也是非常重要的。

三、诊断要点

1. 好发季节　多发于夏末初秋季节，雨湿蕴蒸的环境之中。

2. 起病特点　起病较缓慢，先是身热不扬，后则热渐增高，朝轻暮重，稽留不退，头重如裹，身重酸沉，四肢乏力，胸脘痞满，便溏不爽，苔腻脉缓等。形容它为“其来也渐”，“其去亦迟”。

3. 传变情况　传变较慢，病势缠绵，病程较长，在整个发病过程中以湿热留恋气分阶段时间最长。

4. 临床特殊体征　在湿温病程中易出现白痦的特殊体征，可见湿胜阳微的证候表现，在后期可因湿热化燥而见伤阴的情景，最危险的是见大便下血的严重证候，若来势较重急转外科。一般表现可见矛盾性症状，如病程中可有持续性高热，相对缓脉，无欲状等表现，实际体温高，脉率不快，白血球不高，表情呆滞，淡漠等，这全是表现湿温的重要依据。

5. 鉴别诊断　本病应与暑温夹湿作出区别。暑温夹湿为暑盛湿次之，暑在阳明，湿在太阴，以暑为主，湿次之，好发于暑夏。湿温是湿中蕴热，蒸酿成温，前阶段以湿为主，热象不甚，逐渐如油入面，难解难分。湿温好发于夏末秋初，较暑温病为晚。

四、治疗原则

（一）治疗原则

湿温病湿感受湿热邪气，所以治疗的总原则就是祛湿清热，本病是以湿为主，因为湿热相合，合为一体，热在湿中，湿遏热伏，无形之热依附于有形之湿，湿不去则热不得除，没有湿则热不能独存，故治湿温病必须重在治湿，但由于湿热邪气易于弥漫三焦，病位比较广泛，在不同阶段，其侧重亦有所不同，如湿重于热，湿热并重和热重于湿等证型，故其治法也随之有所差异，对于祛湿清热一般说来有以下几种法则：

1. 祛湿清热

（1）辛温宣透，芳香化湿

这种方法适用于上焦证候，因为湿热为病侵犯上焦，表之不解，清之不应，热从湿中来，湿热裹结，以湿为重，所以要用芳香化湿之法，即以辛温芳香，轻扬宣透之品，其作用虽不在发汗透热，但因气机宣展，疏通肌腠，使腠理通达，可自然湿开热透，微似有汗，湿邪可从汗解，温邪也随汗而出。常用药物如：藿香、佩兰、白芷、苏叶、香薷、豆豉、豆卷等。正如吴鞠通所云："治上焦如羽，非轻不举。"

（2）辛温开郁，苦温燥湿

本法适用于中焦湿热，湿重于热的证候，即以辛温和苦温的药物相配，辛温燥化湿邪，苦温燥湿，疏通气机，为辛开苦降之法，调理脾胃，使之升降平衡而能健运。常用药物如：半夏、厚朴、苍术、蔻仁、草果、大腹皮等。正如吴鞠通所云："治中焦如衡，非平不安。"

（3）苦寒燥湿清热

此法适用于中焦湿热并重或热重于湿的证候。在热重于湿时，要以清热为主，配以化湿，再加苦寒之品，以达到清热燥湿的目的。常用药物如：黄芩、黄连、黄柏、山栀、龙胆草等，既能清热，又能燥湿，但具体适用苦寒之品要审慎，要以不克伐脾阳，又能增强运化能力，否则脾阳受伤，湿邪更不易祛。

湿热并重者，要化湿清热同时并进，即以辛温、苦温、苦寒并用，仍须考虑调整气机，以达到湿祛热清。

（4）淡渗利湿

本法适用于下焦湿热证候，又配合其他方法使用，给湿以去路，即选用淡渗利湿之药物，淡渗利湿。使湿热从小便而祛，常用药物如滑石、通草、茯苓、猪苓、生苡仁、泽泻、车前子、冬瓜皮等。若下焦湿热，热偏重者，可再配用一些苦寒泄火，通利水道之品。如山栀、木通、竹叶、寒水石等。淡渗通利膀胱，因势利导，使重浊之湿邪而渗利于外。

由此看来，湿温病其发展过程中，从部位上分有上焦湿热、中焦湿热和下焦湿热。从证型上分有湿重于热、热重于湿和湿热并重等不同，因此，在治疗上化湿和清热的侧重亦各有不同，现归纳如下：

- 祛湿清热
  - 湿重于热——化湿为主
    - 芳香化湿（宣上）
    - 苦温燥湿（运中）
    - 淡渗利湿（渗下）
    - ——化湿为主，稍兼透热，开湿透热外达，不致互结
  - 热重于湿——清热为主，选用苦寒之品清热燥湿，又配以淡渗化湿之品。
  - 湿热并重——化湿清热，同时并进，选用辛温、苦温、苦寒之品配用。

从这表祛湿清热的基本原则，我们可以看出，湿温病虽然以治湿为主，但热的问题也是非常重要的，因为热与湿合，如油入面，所以在化湿、燥湿、渗湿外，尚要清热，故不可以重用苦寒，也不可以偏凉，只有二者兼顾，不可偏一，才是治疗的方法，效果才能满意。

因此，首先要分清湿与热的轻重程度，审明湿与热孰轻孰重，有几分湿，有几分热，确定其证型是湿重于热，湿热并重，还是热重于湿，然后才能有针对性的配伍用药。这是由于湿热邪气的特异性所决定的，湿热相合，病情特殊，热得湿则郁遏不宣而热愈炽，湿得热则蒸腾上熏故湿愈横，所以临床见证不能拘泥于“热者寒之”之法，因徒清其热则湿不化，反之，徒祛其湿则热愈炽，在临床用药时，既不可过于苦寒，又不可过于燥湿，要分清二者的程度如何，同时兼顾，对证用药。

另外，要确定其病变中心，兼顾其他部位，治疗湿热之总原则，是苦、辛、温化其湿，辛、苦、寒清其热，但必须以三焦分证，有上焦、中焦、下焦之不同，故辨清病变中心是很重要的，偏于上焦的宜开宣肺气为主，宣而导之；湿留中焦的，要健运脾气为主，宜疏而导之；湿入下焦的则须淡渗利湿，要随证变法，但要注意湿热乃弥漫之邪，可弥漫于三焦，界限难以分清，故除针对病变中心外，其他部位也须兼顾，适当配伍，以利湿祛热除。总之要以立足于病变中心，分消走泄，通畅三焦为法。

2. 扶脾益气，醒胃消导

湿热邪气犯人中焦，脾胃为其病变中心，从生理讲脾胃为人体气机升降之枢纽，脾主运化，胃主纳谷。脾以升为健，胃以降为和。章虚谷说：“三焦升降之气，由脾鼓动，中焦和则上下顺。”中焦和指脾胃和，脾胃健运，水湿自化，湿邪尤易困阻脾胃，影响脾胃之功能，造成内湿停留，所以治疗湿温病，总是要照顾到脾胃的功能，在祛湿药物中，要配入健脾益气，醒胃消导之品，振奋脾胃功能，促进水湿运化。常用药物如茯苓、白术、生苡米、砂仁、山楂、神曲、麦芽、鸡内金、半夏、

陈皮等。

3. 理气行滞宣通肺气

由于湿邪重浊黏滞，易阻气机，造成气机不畅，气机阻滞，运化不行，所以要宣通气机，理气行滞，如枳实、厚朴、大腹皮、木香、青陈皮等。为何要宣通肺气？肺为华盖，其位最高，主宣发肃降。外合皮毛，湿热上蒸，肺必先伤，肺受邪则郁闭，其气化不利。湿邪留滞，故治湿宜先宣肺气。正如吴鞠通所说："盖肺主一身之气，气化则湿亦化。"所以在治疗湿温病的药物中往往稍佐宣肺的药物，以宣肺气而利三焦，以通调水道，故开宣肺气即所谓"启上闸、开支河，导水势下行"之法。常用药物如杏仁，桔梗、前胡、杷叶、浙贝、旋覆花等。

综上所述，我们可以看出治疗湿温病的总原则是祛湿清热，在具体运用中要抓住三个关键及四项基本原则。三个关键：是抓住湿，抓住脾胃，抓住通利三焦，宣通气机。掌握四项基本原则：芳香化湿，苦温燥湿，苦寒燥湿清热及淡渗利湿。这四个基本原则运用于一切湿热病，只要掌握了这些原则和药物，就能随证组方用药。

本章所介绍的湿温病，在病程中一旦湿热完全化燥化火，治疗原则与一般温热病相同（但这种情况甚为少见。琴按）。凡热炽阳明气分的，治以清热生津；腑实燥结的，治以通腑清热；热入营血损伤肠道血络而致大便下血的，治宜凉血止血。

如因下血过多而导致气随血脱的，治疗则当急予补气固脱之品（如肠穿孔者急转外科手术）。若脱回血止之后，再按病机所在以进行辨证施治处理。

恢复阶段，余邪未净，气机不畅者，可酌予清泄余热兼宣畅气机之品；若病邪已解而胃气未复或脾运不健时，则可根据具体情况投以扶胃健脾之品以醒脾开胃而善其后。

如果后期因湿困日久而出现"湿胜阳微"的变证时，则治以温阳利湿，或益气扶中等法。

（二）治疗禁忌

1. 忌大汗

所谓大汗，是指辛温发汗法，用大辛大温的麻桂剂来发汗。

湿温忌汗理由有三：

（1）因病位和病机不同

本病邪不在太阳，也不在太阴，不在太阳非寒邪束表，故不能用伤寒论的方法，麻黄、桂枝之类辛温发汗，邪不在太阴，非风热犯卫，也不能用辛凉清解之法。本病是湿热之邪，且以湿为主，侵犯上焦肺系，其病机是湿阻肌表，气机郁闭，故只能用辛温芳香之品宣展气机，通畅三焦皮肤腠理，使其微有汗出，邪从汗解，故不能大汗。

(2) 感邪性质不同，湿邪为阴，其性重浊黏腻，难以速除。且湿与热合，难解难分，阻滞气机，其来渐，其去迟，故不同于外感伤寒一汗而解，也不同于温热一凉而清，湿热互阻，只能宣透微取汗之逐渐痊愈。

(3) 误汗，湿热蕴蒸非是表闭，误汗易蒙蔽清窍、内陷心包，不但湿不能祛，反而助热增重，汗为心液，误汗之后损伤心液，心阴受损，心气受伤，易导致内陷心包。故吴鞠通说："汗之则神昏耳聋。"

2. 忌大下

所谓大下，即指用苦寒之品攻泄，如硝、黄之类药物。

湿温病过程中亦可见到脘腹胀满，胸闷不饥，大便不下。但非燥屎，一定不可用苦寒攻泄之品，理由如下：

①湿热阻滞胃肠，并非腑实燥结，凡用苦寒攻下，纯属腑实燥结而设，湿温便秘不下是湿热之邪与积滞搏结，黏滞胃肠，阻滞气机，气机不畅，腑气不降，故大便不下，非是燥屎内结之可攻方法，可用苦寒燥热，导滞通下之法，以多次缓下为宜。

②误下损伤脾阳，洞泄不已，因为湿温病湿重较多，湿近于寒，再误用苦寒攻泄之品，不但湿不能去，反而损伤脾阳，导致湿邪内困，脾气下垂，降力太过，故洞泄不止。正如吴鞠通所说："下之则洞泄"。

3. 忌滋补

所谓滋补，即指用生地、麦冬、阿胶、龟板之类甘寒滋腻之品，以滋补津液。

湿温病往往出现午后身热，状若阴虚之证，此属湿邪，并非阴虚，不能用滋补之法，理由有二：

① 此状若阴虚，并非真正的阴虚证，其病机是由于湿邪所致，湿为阴邪，属于寒类，故不能投以甘寒滋补之品。

②误补必助湿留邪，病深不解；湿温是热在湿中，内里仍然是热，热当清不可补，此病乃湿阻气机，湿阻脾阳，有碍脾胃运化，缠绵难解。正如吴鞠通的认识"润之则病深不解"。

4. 忌温补

所谓温补，就是指用甘温补气之品，如人参、黄芪、党参、白术之类的补气药。

湿温病在发展过程中，虽然可出现肢凉，面色苍白，倦怠乏力等，貌似阳虚，但决不是真阳虚，是湿邪阻滞阳气通畅，切不可用温补之品，理由有二。

①近似阳虚，并非真脾阳虚

虽然见到上述诸证，好像脾气虚、脾阳不足之证，实际上不是，因为湿为阴邪，困阻脾胃，易伤阳气，阻塞气机，阳不能通畅所致，这是湿邪为患，并非虚寒之证，故不用补法。

②误用温补，助长热势，加重病情

甘温之品，壅滞气机，湿邪不化，湿热郁蒸，热势更甚，加重病情，特别在恢复期，虚多邪少时，用温补之品，更须慎重，以免误服使病复发。叶天士说："不可就云虚寒而投补剂，恐炉烟虽熄，灰中有火也。"

5. 饮食禁忌

湿温病，以脾胃为其病变中心，脾胃的功能受到了很大损伤，因此在治疗过程中饮食适当与否，直接影响到治疗的效果和疾病的预后，本病预后容易复发的是"食复"，有时由于饮食不慎可导致严重后果。例如肠伤寒 2～4 周，正是肠黏膜溃疡形成期，因为饮食不慎导致肠穿孔，甚至死亡。因此饮食调理是治疗湿温最重要的，也是必须清楚的。

一般说，湿温病治疗期间禁忌：肥甘油腻、生硬寒凉、辛辣走窜、带有渣滓的食品。必须以清淡、稀软、易消化食品为宜。因为患湿温病本来脾胃功能就弱，这些食品皆可伤害脾胃，肥甘油腻难以消化，又易阻滞气机，甘则中满，油腻壅滞气机，寒凉损伤中阳，运化能力减低，故消化渐减。凡辛辣走窜之品，助热动湿，加重病情。在湿温病过程中，只能保护脾胃，不可损伤脾胃，饮用一些清淡稀软之物以保护胃气，防止"食复"导致不良后果。

五、辨证施治

（一）湿重于热证治

1. 邪遏卫气

〔证候表现〕恶寒少汗，身热不扬，午后热甚，面色淡黄，表情淡漠，头重如裹，身重肢倦，胸闷脘痞，纳呆不饥，口淡不渴，舌苔白腻，脉象濡缓。

〔病机分析〕本证多见于湿温初起，邪遏卫气，内外合邪，郁阻表里之候。本证的症状表现可分为两组，一为表湿证，一为里湿证。

恶寒少汗——湿邪外侵，郁遏卫阳，故恶寒，湿邪郁阻，热蒸湿动则汗出，但因湿郁故少汗。

身热不扬，午后热甚——湿中蕴热，热处湿中，湿遏热伏，其热不得向外宣扬，故身虽热，但皮肤扪之也不灼手，甚或初扪反觉肤冷，久扪则热势渐增，直至灼手，特点是里热而外不热，名曰“身热不扬”，此为湿温病的热型特点，午后阳明经气主令，阳明为多气多血之经，当其主令时，正气充盛，正邪相争，故午后热甚。吴鞠通解释为：“湿为阴邪，阴邪旺于阴时，故与阴虚同为午后身热也。”

面色淡黄，表情淡漠——湿遏热伏，热蕴湿中，湿邪困脾，故面色淡黄，湿浊上蒙清窍，故表情淡漠。

头重如裹，身重肢倦——湿邪内阻，清阳不升的结果，“因于湿，首如裹”，湿郁肌肤，气机不宣则身重肢倦。

胸闷脘痞，纳呆不饥——湿阻气分，郁阻气机，气失宣畅则胸闷脘痞，脾胃升降失常则纳呆不饥。

口黏不渴——湿阻气机，气化不利，津液不布，自觉口黏或口干，但有湿郁内停，故虽口黏或干皆不欲饮，这与热邪伤津之口渴不同。

苔白腻、脉濡缓——均为湿阻之征。

综上诸证，可看出其表现为内外合邪，表里皆病，其证候特点，可概括为“四不”即身热不扬，有汗不解，胸闷不饥，口黏不渴，本证虽在初起，但非单纯卫分证，而是表里同病，虽属湿热为病，但以湿邪为主，而热郁次之。

〔治法〕宣畅气机，化湿清热（芳香宣化）。

因本证为湿遏卫气，内外合邪，以湿为主，故治疗以芳香化湿宣解之剂，以祛表里之湿。

叶天士认为：“湿阻上焦，莫如治肺，以肺主一身之气。”

叶霖认为本病：“表之不解，清之不应，宜宣通气分。”

二位叶公皆提出：本证应宣通气机，开通肺气为法，湿邪阻滞，气机不畅，俟气机一畅，湿邪易除，热随湿解，一宣而散，故治湿必须宣气。本证病位在上焦，肺为一身之气，表里之湿皆须宣畅气机，关键在于开肺，为什么开肺气？其意义有三：

①肺主一身之气，肺气宣，则气机畅，三焦通，湿有去路。

②肺主宣发，外合皮毛，肺气宣，表气通，腠理开，湿邪可从表而外散。

③肺为水之上源，肺气宣，水道通调，三焦通利，膀胱气机渐化，水湿下行，从小便而祛，故开肺气正是“启上闸，开支河，导水势下行”之法，故治湿必须开肺气，利三焦。

〔方药〕藿朴夏苓汤（《医源》）。

三仁汤（《温病条辨》）。

上述二方，其组方原则和适应证大同小异，都是表里同治之剂，但二者亦各有侧重。

表湿较重者——藿朴夏苓汤主之。

里湿蕴热者——三仁汤主之。

下面用对比的方法介绍二者的异同。

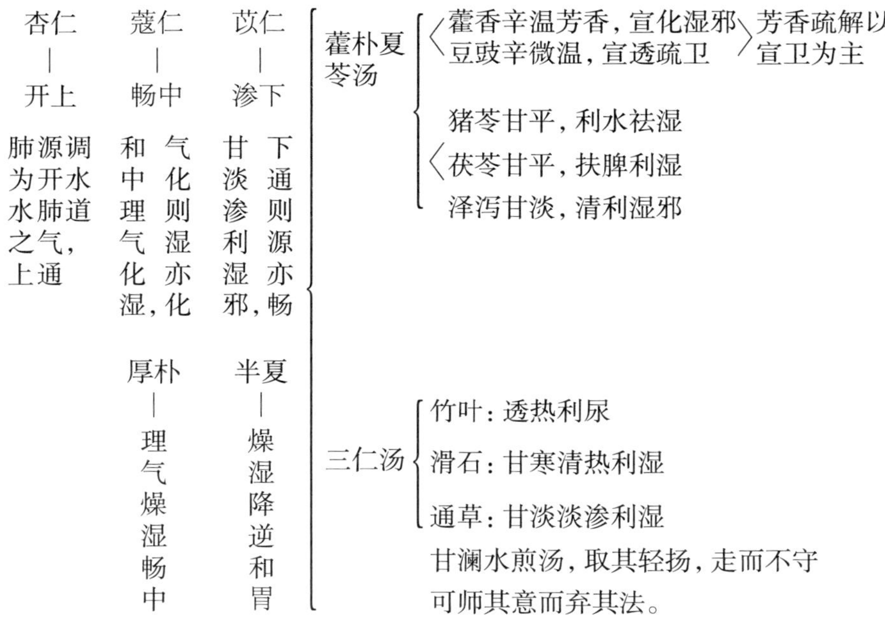

从上述两方比较，可以看出两方组成原则近似，都有开上、畅中、渗下作用，全是宣化湿热之方。从配伍上来看，辛温芳香化湿，苦温健脾燥湿，淡渗利湿并用，共奏宣化之功，使表里之邪，内外同解，上下分消，故二方皆可用于湿热郁阻表里之证。由于配伍上略有不同，其作用也稍有差异，而适应证亦各有侧重。藿朴夏苓汤中有藿香、豆豉，芳香透泄，其解表之功胜于三仁汤，用于表湿较重者为宜；三仁汤中有竹叶、滑石、通草清热利湿，故其泄热之力较藿朴夏苓汤稍强，故用于里湿蕴热者较合适。本证总的讲是以湿为主，在祛湿的基础上兼以清热。

〔方证鉴别〕

下面简单介绍吴鞠通对湿温初起证之三辨与三禁。

原文："头痛恶寒，身重疼痛，舌白不渴，脉弦细而濡，面色淡黄，胸闷不饥，午后身热，状若阴虚，病难速已，名曰湿温。汗之则神昏耳聋，甚则目瞑不欲言，下之则洞泄，润之则病深不解，长夏深秋冬日同法，三仁汤主之。"（《温病条辨·上焦篇·第四十三条》）

三辨

（1）与伤寒辨

相同点：伤寒、湿温——风寒束表　表气被郁；头痛恶寒，身痛头疼，舌白不渴，邪遏卫气

相异点：
表证恶寒重，发热轻，头痛身痛较剧，肌表无汗，脉浮紧。
恶寒少汗为时短，程度轻，且身热不扬，头以昏胀为主，疼痛不显著，身觉困重，但不疼痛，苔白腻，脉濡缓而不浮紧，同时伴有胸脘痞闷等湿阻之证。

二者不难鉴别。

（2）与食滞辨

	相同点	不同点
食滞	（食滞阻于胃肠）	〔无表症状〕有伤食史，干噫食臭，吐出则舒，脉沉滑实有力，舌苔黄腻垢厚，
湿温	胸闷不饥，便溏不爽（湿阻气机）	脉濡缓、舌白腻

二者从症、舌、脉可辨

（3）与阴虚辨

	相同点	不同点
阴虚	（阴不制阳，阴虚不充）	五心烦热，两颧潮红，舌红少苔脉细而数，病程较长，无季节性影响
湿温	午后热甚脉细（湿热郁蒸，湿阻脉络）	面色淡黄，胸闷不饥，口黏不渴舌苔白腻，脉濡缓而细

治之三禁

湿温初起在诊断上容易与伤寒、食滞、阴虚证相混，在治疗上容易误治。故此，吴鞠通告诫我们："汗之则神魂耳聋，甚则目瞑不欲言，下之则洞泄，润之则病深不解。"所谓三禁，是禁大汗、禁大下、禁滋补。治之三禁就是根据吴氏上段论述提出来的。前面已经介绍。故不赘述。

2. 邪在膜原

〔证候表现〕寒甚热微，身痛有汗，手足沉重，呕逆胀满，舌苔白厚腻浊，脉濡缓。

〔病机分析〕本证为湿温病湿重于热的一个特殊类型。为湿热秽浊，郁遏阳气，阻遏三焦，郁伏膜原，气失宣畅所致。

应当知道，膜原不一定是绝对有形的部位，而是根据邪正矛盾斗争，在机体反映出病变过程中的阶段及症状而推断出来的结论（有时只为病机概念）。

寒甚热微，舌苔厚腻浊，脉濡缓——阳为湿遏，湿邪秽浊，阻遏膜原，阳气郁而不伸，故寒甚热微，湿浊内阻则苔白厚腻浊。

身痛有汗，手足沉重，呕逆胀满——湿聚肌腠，经气不畅则身疼，热蒸湿动故有汗，太阴被困，脾主四肢，阳气不达于四末，故手足沉重，湿浊内阻，肾气上逆，脾胃升降失和，胃气上逆，故呕逆且脘腹作胀。

本证之辨证要点：寒甚热微，舌苔白厚腻垢浊，手足沉重，脉缓不弦为主征，是湿温中较特殊证型，这都说明湿阻夹秽浊很甚。

〔治法〕疏利透达，宣化湿浊。

〔方药〕雷氏宣透膜原发（《时病论》）。

厚朴五分　槟榔五钱　草寇八分　黄芩酒炒　粉甘草五分　藿香一钱　半夏五钱　生姜三片为引

方义：

厚朴、槟榔、草果——疏利透达，化湿开浊，透达膜原。
藿香、半夏——宣化燥湿畅中。
黄芩、甘草——清热燥湿和中。
生姜（半夏）——辛以助透达之力，佐半夏有和胃降逆之效。

本方系吴又可达原饮之法也，方中去知母之苦寒及白芍之酸收，仍用朴、槟、草果达其膜原，祛其盘据之邪，拟加藿、夏畅气调脾，生姜辛开和胃化湿，湿秽阻于膜原故作疟，此法用之得效。

《时病论》：“此师又可达原饮之法也，方中去知母之苦寒及白之酸收，仍用朴槟草果达其膜原，祛其盘据之邪，拟加藿、夏畅气调脾生姜破阴化湿，湿秽乘入膜原而作疟者，此法必奏效耳。”

达原饮＜去白芍、知母；加藿香、半夏＞（湿邪秽浊阻遏；舌质不红赤；（燥湿畅中））＞雷氏透达募原法——湿邪偏重

本方药味温燥，应用时须适可而止，一旦湿开热透，热势转甚，就应转手清化。

〔方证鉴别〕

本证与达原饮证皆为邪在膜原之证，其表现大同小异，但病机和证候特点亦有所不同。

达原饮证：邪在膜原，湿遏热伏，证见寒热往来，或寒战热炽，头身重痛，胸胁痞闷，呕恶，舌苔白如积粉，舌质红赤，脉弦数等。故宜开达膜原，宣化湿浊，兼清伏热——达原饮。

本证虽邪在募原，湿浊偏重，阳气郁遏，故其证见寒甚热微，舌苔白厚

腻浊，脉缓等，以疏利透达法。开达，透达亦有不同。

半表半里：
- 少阳胆——寒热往来——小柴胡汤
- 少阳三焦——热多寒少——蒿芩清胆汤
- 少阳膜原——
  - 寒甚热微——雷氏宣透膜原法
  - 憎寒壮热——达原饮

本证论治可参考吴又可《温疫论》上卷，《时病论》第五节卷湿症节。

吴又可：“凡邪在经为表，在胃为里，今邪在膜原者，正当经胃之所，故为半表半里。”

薛生白：“膜原者外通肌肉，内近胃腑，即三焦之门户。实一身之半表半里也。”

3. 邪在中焦

〔证候表现〕身热不扬，脘痞腹胀，恶心欲吐，口不渴或渴不欲饮或喜热饮，大便溏泄，小便混浊，苔白腻，脉濡缓。

〔病机分析〕本证是湿邪蕴阻脾胃，病位在中焦气分，病势仍以湿邪为重。

身热不扬——湿中蕴热，热不得外扬。

头重如裹——湿阻气分，清阳不升，故浊邪在上，头沉重如裹。

脘痞腹胀，恶心呕吐——湿浊困阻中焦，气机被郁则脘痞腹胀，脾胃升降失职，浊气上逆则恶心欲吐。

大便溏泄、小便混浊——湿邪下迫则大便溏泄（湿肚则濡泄），湿浊下注，膀胱气化不利，蕴郁化热，故小便混浊。

口不渴或渴不欲饮或渴喜热饮——全是湿邪内阻之象

舌苔白腻，脉象濡缓——湿邪偏重之象。

综上所述，本证特点虽在中焦脾胃，但仍以湿邪力主，所以证候表现皆以湿邪为主。阻滞气机所致，虽以中焦为主，但亦波及上、下二焦。如头重如裹，小便混浊等。

如热邪较盛，见到烦躁呕恶，舌苔黄腻，脉濡数，可于方中酌加薄荷、黄芩、连翘、芦根等。

〔治法〕燥湿化浊，理气和中。

〔方药〕雷氏芳香化浊法（《时病论》）。

藿香叶一钱　佩兰叶一钱　陈皮五钱　制半夏五钱　大腹皮一钱（酒洗）　厚朴八分（姜汁炒）　鲜荷叶三钱　为引

本证以湿邪为主，所以治疗以燥湿化浊为主，用雷氏芳香化浊法，雷氏对本方解释很精炼、中肯，他说：“君藿、兰之芳香，以化其浊，臣陈、夏之辛燥以化其湿，佐腹皮宽其胸腹，厚朴畅其脾气，上中气机一得宽畅则湿浊不渴凝留；使荷叶之升清，清升则浊自降。”

藿香——辛，微温，芳香醒脾，和胃化湿，故宽中疏表，和胃降逆，以祛湿郁。

佩兰——辛，微凉，芳香醒湿，兼清利湿热，以定头眩，清头目和胃以平热降逆。

二味共有：芳香化浊，芳香醒湿，芳香和胃以降其逆，芳香止吐以祛泛恶，又有疏解表邪，开合腠理之功。

陈皮、半夏——辛温苦温燥湿化浊，和胃止吐，降逆宽中。

大腹皮、厚朴——苦温理气畅中宽胸膈，宣通气机，使脾胃升降得畅。

鲜荷叶——芳香化湿，升清降浊，凉血清热，祛暑以定头眩。

本方相配，辛温、苦温，芳香化浊，辟秽定呕，宣通气机，调和中焦升降功能，以湿开热散为主。本方药味偏温，宜于湿盛之证。

〔方证鉴别〕与三仁汤比较（表 34）

表 34　三仁汤证与雷氏芳香化浊证鉴别表

	三仁汤证	雷氏芳香化浊证	
相同	性质	湿重于热	
	症状	身热不扬，头重如裹，脘腹痞闷，苔白腻脉濡缓	
不同点	病位	卫气	中焦脾胃
	病机	邪遏卫气，表里同病	湿蕴中焦　气机不畅
	症状	卫分证、恶寒少汗身重	脾胃症状突出
		肢酸倦	脘痞腹胀，恶心欲吐 大便溏，小便混浊。
	治法	芳香宣化	燥湿化浊
	方剂	三仁汤	雷氏芳香化浊法

（二）湿热并重证治

1. 湿热蕴毒

〔证候表现〕

湿热郁蒸气分证：发热，口渴，肢酸倦怠，或一身面目发黄、苔黄腻、脉濡数

湿热弥漫三焦证
- 上焦：头晕胀
- 中焦：脘腹胀满，呕吐频作
- 下焦：小便黄赤

〔病机分析〕本证是湿热交蒸，郁阻气分，蕴毒上壅，突出了一个“毒”字。

发热口渴——湿热蒸腾之象

肢酸怠倦——湿热蕴阻肌肉，气机不能疏利。

身目发黄——湿热交蒸、胆失疏泄，胆汁外溢。

苔黄腻脉濡数——湿热俱盛交阻之征。

由于湿热交蒸，阻滞气机，弥漫三焦，故上中下三焦。均有各自症状。

上焦：头晕咽肿——湿热上壅则头胀、咽红肿。

中焦：胸痞腹胀、呕吐频作 ＞（湿热秽浊）郁阻于中焦，气机不利，脾胃升降失职浊气上逆，故胸痞腹胀，呕吐频作。

下焦：溺黄赤——湿热蕴阻于下。

综上诸症，本证特点：其证型属于湿热并重，证候亦表现出湿热俱盛之象。由于湿热蕴结成毒上壅，故突出一个“毒”字。可见咽肿或颐肿全是湿热阻郁气机，三焦不利，故其病广泛，上中下三焦皆有症状表现，但以中焦为主。

〔治法〕化湿清热，解毒利咽。

〔方药〕甘露消毒丹（引《温热经纬》）。

滑石十五两　茵陈十一两　黄芩十两　石菖蒲六两　川贝母　木通各五两　藿香　射干　连翘各四两　薄荷四两　蔻仁四两

君：藿香、茵陈——芳香清利，芳化湿浊，利湿清热。

臣：
- 黄芩、连翘——清解热毒　清气热。
- 菖蒲、白蔻仁——宣畅气机，化湿辟秽。

佐：
- 贝母、射干——清热化痰、散结利咽。
- 滑石、木通——清热利湿。

使→薄荷——辛凉透热疏卫，使热外达。

方中各药合用，芳香化湿辟秽，寒凉清热解毒，淡渗分利三法兼备，使气机畅利，湿化热清，故湿热并重之证可除。

甘露消毒丹被推荐为治疗湿温、暑湿、时疫之主要方剂，由于其功能可宣通气机，清化湿热，解毒消肿，故在湿温病中用之广泛。

王孟英说：“暑湿热疫之邪，尚在气分，悉以此丹治之立效，并主水土不服诸病”，“此治湿温时疫之主方也”。

吴鞠通认为本方用于一切湿热证候及吐泻疟痢疮疡等症。

临床上不论急性热病或杂病，若是湿热交阻，留恋气分，以致气机不利，清浊混淆，见上述症状者，皆可用本方加减治之，上面我们所介绍的“湿热蕴毒”所述的这些症状。同时一起出现的机会不多，可散见于不同的情况下，可以选用甘露消毒丹，再加减应用为好。

据报道，在临床上凡遇湿蒸热郁的痰热咯血、肺结核身热不退、慢性气管炎、慢性胆囊炎、慢性肠炎、神经官能症等，只要见到属于适应范围，用本方加减皆可。

〔方证鉴别〕

（1）与三仁汤方证比较

	三仁汤证	甘露消毒丹证
病机	湿遏卫气	湿热交蒸蕴毒上壅
病位	卫气	气分
性质	湿重于热	湿热并重

证候：

- 共同点：发热、胸闷、倦怠、脘痞、腹胀
- 不同点有：

	三仁汤证	甘露消毒丹证
上焦	头痛恶寒，身重酸痛	发热不恶寒，咽肿或颐肿
中焦	纳呆不饥、口不渴	湿轻口渴呕恶或呕吐频发
下焦	基本正常或偏黄	小溲黄赤或深赤
舌脉	苔白腻或滑白脉濡数	苔黄腻质红脉濡数

（2）与三石汤方证比较

三石汤证　　　　甘露消毒丹证

相同点：

- 病因：湿热交蒸。
- 病机：湿郁热蕴，三焦气化不利。
- 证候，身热口渴，脘腹痞满小溲短赤。

不同点：

- 病因：暑温夹湿（热重于湿）湿热并重
- 病机：暑湿弥漫三焦气化不利，湿热蕴毒，郁阻气机
- 证候：

三石汤	甘露消毒丹
三焦证并重	上焦证突出，以中焦为主
热势重	突出一个“毒”字
高热口渴或咳嗽	头晕咽肿，吐泻频作
痰中带血	

- 治法：

三石汤	甘露消毒丹
清热利湿、宣通三焦	化湿清热、解毒利咽（祛湿清热并进）

- 特点：

三石汤	甘露消毒丹
重用石膏寒水石 滑石清三焦之热兼祛湿	芳香化湿、清热解毒、淡渗利湿，三法齐备，以清化湿热，给以出路

2. 湿热郁阻中焦

〔证候表现〕发热汗出不解，口渴不欲多饮，脘痞呕恶，心中烦闷，便液色黄，小溲短赤，苔黄滑腻，脉象滑数。

〔病机分析〕本证为湿热俱盛，相互交蒸，郁阻中焦，脾胃升降功能失常，多见于湿温化热的过程中。

发热汗出不解——湿渐化热，里热转盛，湿热交蒸则发热渐高，湿热蒸腾

则汗出，热郁湿蒸湿热交阻，虽有汗出，非邪祛三焦通畅，故汗出而病不解。

口渴不欲多饮——热蕴在里故口渴，湿邪内阻故渴不欲饮。

脘痞呕恶，烦闷懊侬——湿热郁阻中焦，气机阻滞，脾胃升降失司，胃不降浊则脘痞呕恶，湿郁内蒸，热扰心神，故心烦而懊侬不安，热不下行。必反逆而上，故脘痞而呕恶作焉。

便溏色黄、小溲短赤——脾失健运，湿热下迫肠道则便溏色黄味臭，下焦分泌失司，由于湿蒸热郁，膀胱不利，故小溲色赤。

舌腻色黄，脉濡而数——全是湿郁热阻的舌脉，是湿热俱盛之象。

综上诸证，发热汗出不解，口渴不欲多饮，说明既有热又夹湿。发热心烦懊侬，脘痞呕恶并见，亦为湿热并重之征象，如是湿重于热者，其热型必是身热不扬，面色淡黄，神志不爽，且不烦躁。如热盛偏重者，脘痞呕恶胸闷皆不明显，若湿热并重，郁阻中焦，必发热心烦，脘痞呕恶并见，舌黄腻、脉见濡数全是湿热交阻之象。

有时还可见到口渴喜冷饮，口秽恶臭，可能苔除黄腻之外根部必厚，腹中不舒，此属湿热之外又夹积滞内阻，当在治湿热的基础上，佐用消导之品，但不可攻泄。

〔治法〕化湿清热

〔方药〕王氏连朴饮（《霍乱论》）

川连一钱　姜汁炒　制厚朴二钱　石菖蒲一钱　制半夏一钱　淡豆豉三钱　炒山栀三钱　芦根二两

本证湿与热俱盛，两者无显著偏重之象，故治应清热化湿并用。

王氏连朴饮　配伍方解

如下图

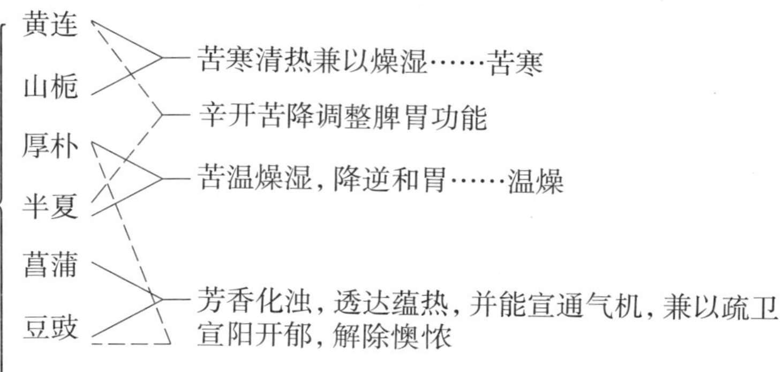

诸药相配，辛开苦降，苦温燥湿，苦寒清热同用，是治疗湿热俱盛，郁阻

中焦的有效方法。本方特点是苦、燥、宣三法合用治湿热郁阻，但需根据病情，随证加减，但三者不可偏废，更注意相互关系，切不可互为影响，不利于病。

苦湿热郁蒸肌腠身发白㾦者可加苡仁、竹叶、木通以渗湿透热。

〔方证鉴别〕

		湿热蕴毒证	湿热郁阻中焦证
相同点	性质：	皆属于湿热并重之型	
	症状：	胸痞腹胀、呕恶、舌苔黄腻	
不同点	病机：	湿热交蒸，蕴结成毒	湿热郁阻中焦，脾胃升降失常
	症状：	身热口渴咽肿或身目发黄（突出“毒”字）	脘痞呕恶，心中烦闷便溏溲赤，以中焦为主
	治法：	化湿清热解毒利咽	化湿清热
	方药：	甘露消毒丹	王氏连朴饮

3. 湿热酿痰蒙蔽心包

〔证候表现〕身热不退，朝轻暮重，神识昏蒙，似清似昧或时清时昧，浅昏迷阶段，或有谵语，舌苔黄腻滑润根垢，脉象濡滑而数沉取弦数。

〔病机分析〕本证是湿温病发展过程中，湿热不解，郁蒸在气分，酿成痰浊，蒙蔽心包，心神失常之候。

身热不退，朝轻暮重——湿热蕴蒸气分，热蕴湿中，病情不解，故身热不退，平旦至日中天之阳，阳中之阳也，朝为阳中之阳，阳气盛，故能抑制湿邪，所以发热较轻，热轻神昏程度故也浅。暮为阴中之阴，夜间阴气盛，阳气相对弱些，湿为阴邪。阴邪旺于阴分，故夜间病情较重，因热重神昏程度也重。

神识昏蒙，似清似昧，时或谵语——湿热蒙蔽心包，心窍失灵故神志不清，其特点是时昏时醒，醒则神呆，呼之能应，或昏迷谵语，一般以日晡夜间较重。

舌苔黄腻浮滑且质红——湿邪阻于气分，热郁日深不解，湿热如油入面之象。

脉象濡软且滑，按之细而弦数——是湿热郁蒸的脉象，濡数是湿的脉象，滑为湿痰，细为阴伤，弦数又主郁热，脉在沉位，说明病在深部内里的关系。

本证的特点，病机是湿热酿痰，蒙蔽心包，病在气分，症状虽以神志见证为主，但与热陷心包之证绝然不同，后面详作鉴别。

〔治法〕　清利湿热，豁痰开窍。

〔方药〕　菖蒲郁金汤（《温病全书》）。

送服：至宝丹（方见风温章）。

苏合香丸（《太平惠民和剂局方》）。

菖蒲郁金汤方

鲜九节菖蒲一钱　广郁金五钱　炒山栀二钱　连翘三钱

菊花五钱　滑石四钱　布包竹叶三钱　丹皮二钱　牛蒡子三钱

竹沥三钱　姜汁六滴冲　丹皮二钱　五枢丹五分　冲

用法：
- 湿痰秽浊偏重者——菖蒲郁金汤送苏合香丸—湿开
- 痰浊热邪并重者——菖蒲郁金汤送至宝丹——凉开

（湿开、凉开）——芳化

本证是由气分湿热郁蒸，酿成痰浊，蒙蔽心包所致，所以治疗应清化湿热，豁痰开窍为主，而不能一见神识昏蒙就妄投清心开窍之剂，如清营汤送安宫牛黄丸或紫雪丹或神犀丹等。切注意不可专视其热而反导致凉遏、寒凝，甚或致冰伏，可不慎哉。

菖蒲郁金汤方解

- 芳香化痰开窍—（鲜菖蒲、广郁金）——芳香开窍　辛温芳香、化痰开窍　行气开郁，辛苦平无毒（本经原）芳化开窍
- 宣气透邪（连翘　菊花　牛蒡　竹叶）——轻清宣透，质轻性凉，清泄宣透热邪
- 分利湿热（滑石　山栀（配竹叶））——分利湿热，使湿热邪气从小便而去
- 丹皮——苦寒，行血脉，泄血中伏热
- 竹沥——苦寒消化痰热
- 姜汁——以辛温制竹沥之寒凉，防其涩滞不行
- 辟秽化湿——玉枢丹——化湿辟秽开窍

本证是湿温病之重证，在治疗中，如有神昏谵语时，仍须选加开窍息风之三宝。

辨治湿热酿痰，蒙蔽心包之证，关键要辨清湿痰和热邪孰轻孰重，或二者俱盛，分别情况，针对用药。

若湿痰偏盛者——先用湿开——菖蒲郁金汤送服苏合香丸，化痰开窍之力更强（其客观指征：苔白腻脉濡滑，不能过多用寒凉之品，以防其寒凝，气机反而不行）。

至宝丹是凉性芳开之剂，其清热解毒，开窍醒神之功最强。因其为凉开剂，凡湿邪盛，痰湿病人忌过用。

若本证见有动风抽搐者可加服止痉散。

若服药后，痰浊郁热皆开，神志已清而舌苔垢黄且厚，大便不通时，可在原方中加瓜蒌 30g，元明粉 2g（冲），枳实 6g，焦三仙各 10g。

若属于湿阻，气机不畅，三焦不行，大便通而不爽，且苔垢而腻厚时，加莱菔子 10g，苏子 10g，白芥子 6g，皂角子 6g。

若是热郁结滞，大便干燥，溲红且少，舌苔老黄且厚，口臭唇焦，脘腹

胀满，可加酒川军 3g 以通其腑，或用紫雪丹 3g。

〔方证鉴别〕

此二者皆属心包疾患，但二者病因、病机、症状皆不相同，一是湿热蒸酿痰浊而内蒙心包，病在气分。一系热陷心营，内闭心包，表 35 以说明。

表 35　热陷心包证与湿热酿痰蒙敝心包证鉴别表

证候	病类	病因	病机	病位	热型	神志	舌脉象	治法	方剂
热陷心包	温热病	温热邪气	温热邪气灼液成痰，痰热内阻心包热郁偏盛	营分证	身热灼手	神昏谵语或昏愦不语，呼之不应	舌謇短缩舌质红绛苔黄燥脉细滑数	清豁心痰凉开宫窍	清营汤分送"安宫"或"至宝"或"紫雪丹"
湿热酿痰蒙蔽心包	湿热病	湿热邪气	湿热酿痰蒙蔽心包痰湿偏盛	气分证	身热不扬	神识昏蒙，似清似昧，或时清时昧，时或谵语	舌苔白腻或黄腻脉濡滑或滑而数	化芳湿香清开热窍	菖蒲郁金汤送服苏合香丸或至宝丹

4. 湿浊上蒙，泌别失职

〔证候表现〕热蒸头胀，神识昏蒙，口恶不食，渴不多饮，小便不通，舌苔白腻，脉濡。

〔病机分析〕本证是湿热浊邪困阻于里，下阻膀胱，上蒙清窍所致。

本证因湿热浊邪内阻蕴郁交蒸，上中下三焦皆有症状，但以小便不通为其主证。

- 热蒸头胀神识昏蒙（上焦）——湿遏热伏，热蒸湿动，湿热上蒙清窍，困阻清阳，故热蒸头胀，神识昏蒙。特点是时昏时醒，如呆如痴
- 恶心不食，渴不多饮（中焦）——湿热浊邪内犯中焦，胃失和降，则恶心呕逆，不食胸闷，湿阻气机，气化不利，津不上承则口干，湿停于内，津液不伤则口虽干，但不欲饮
- 小便不通——湿热阻滞下焦膀胱，下窍闭塞，分泌失职，气化不行，水道不通，故溲少，甚则可滴淋不下，但溺道并无灼热感，此与下焦湿热下迫尿频尿痛淋浊不同
- 舌苔白腻 脉象濡软——湿浊内停之象，苔腻而不黄，脉濡而不数说明湿重于热

综上诸症可知本证是因湿热浊邪困阻于里，上、中、下三焦症状均见。但以湿阻膀胱，小溲不通，上蒙清窍，神识昏蒙为主。从其证候表现及舌象脉形来看，本证属于湿重于热。辨证要点以神识昏蒙，热蒸头胀，小溲不畅为主。

〔治法〕淡渗利湿，芳香开窍

〔方药〕苏合香丸（方见前）

茯苓皮五钱　生苡仁五钱　猪苓三钱　大腹皮三钱　白通草三钱　淡竹叶二钱

按：本证来自吴鞠通《温病条辨》中焦篇第五十六条。吴氏治疗这个证的方法是先开窍，后利湿。开窍选用“安宫牛黄丸”。利湿选茯苓皮汤。有的温病教材提出的治法是先予芳香开窍，继进淡渗分利，方药用苏合香丸及茯苓皮汤。从临床实用角度我们提出几点问题做一讨论。

1. 本证先开窍后利湿的方法如何？

2. 开窍能否用安宫牛黄丸？

3. 用什么方法更符合临床实用？

1. 先开窍后利湿之法，是急则治其标的方法，但本证病机关键是湿闭，上窍受蒙，下窍被闭，其根皆一，人体上、下之窍是相互影响的，如下焦湿热不除，下窍不开，上窍也不易开。淡渗利湿用茯苓皮汤，可通利下窍，但不能开上窍，最好的方法是利湿与开窍同时并进，相得益彰，上下齐通是为上策。

2. 开窍能否用安宫牛黄丸，吴氏此法受到后人不少批评，因为“安宫”是大寒凉开之药，适用于热闭，而本证是湿浊蒙闭，若专以凉剂开之，恐其寒则涩而不流，必然冰伏，导致闭更难开，故难应用。

3. 如何用药是为上策，前面已讲了，利湿开窍同时并用，不必再分前后，因为湿浊蕴热互阻，上下受困，气机难伸，治疗当以芳香开窍，宣郁醒神，同时湿利小溲通畅，上窍开而下窍利，具体方法是：

若湿重于热型者当用茯苓皮汤送服苏合香丸，以辛温芳香开窍，切不可服凉开之“三宝”，恐湿不去而寒涩不行。

若为湿热并重型，可用获苓皮汤送服至宝丹。至宝丹性偏凉而又芳香开窍。但一定要根据病人热的重轻，以达到开窍的目的，药不可重，以防凉遏。因为湿热并用，亦不可用温开，用则一定助热增重。总之应根据患者体有脉、舌、色、证，报据病情，斟酌用药，待服药后，神志清楚，可减其量，再做调理善后。

茯苓皮汤{茯苓皮、猪苓——淡渗利湿
生薏米、通草、淡竹叶——利湿兼泄热，导湿热从小便而出。
大腹皮——理气燥湿，宣畅气机，气机宣畅则湿邪自去。}

诸药相配，利湿清热，宣畅气机，阳气宣畅，水道通调，小溲自然通利，下窍自开。

（三）热重于湿证治（胃热夹有脾湿）

〔证候表现〕

阳明热盛症状：高热不退，面赤气粗，口渴欲饮，苔黄，脉洪。

湿阻太阴症状：身重脘痞，舌苔黏腻，脉象濡软且滑或略数。

〔病机分析〕本证是湿邪化热而成热重于湿之候，其病机为热盛阳明而夹太阴脾湿。从脏腑来讲，脾胃居于中焦，湿热困阻中焦，实际上也就是困阻脾胃，胃为阳明阳腑，多气多血，病变多表现为热盛，脾为阴脏，主运化水谷津液，病变多表现为湿饮停聚，所以湿热困阻脾胃，多表现为热在阳明，湿阻太阴。

高热不退，面赤气粗
口渴欲饮，或苔黄脉洪大　　为阳明无形热盛，蒸腾之象

身重脘痞，舌苔黄微腻
脉象滑数　　为太阴湿郁之象，是热重于湿

本证的特点是阳明热盛，太阴脾湿，阳明热盛为主，湿阻太阴为次，从舌黄微腻，脉洪大或滑数看全是热重而湿轻，所以治疗应抓清阳明之热，化太阴之湿为原则。

〔治法〕清气化湿（清气泄热，兼以祛湿）。

〔方药〕白虎加苍术汤（方见暑温章）。

白虎汤——以清泄阳明胃热，达热出表

苍术——辛香芳化，燥湿而兼散湿之功。故燥湿内解脘痞，散湿外解身重。

本方既清阳明之热，又祛太阴之湿。

若热郁化火，津伤不重者，可加黄芩、黄连等苦寒之品。

〔方证鉴别〕

①本证与暑温章中，暑湿困阻中焦证比较：

这两证都用了苍术白虎汤。

从理论上讲，前者是暑温兼湿，这种暑、湿是分离的，而本证湿与热合，交结一团，发病季节，前者多在夏季，而后者在长夏较多。发病形势，前者发生在开始即成，而后者多在本病中期与后期。

②苍术白虎汤证与连朴饮证比较

		湿热郁阻中焦	湿热困阻脾胃
相同点	病因：	湿热邪气	
	病位：	皆在中焦脾胃	
	证候：	中焦痞闷，舌苔黄腻，脉滑数	
不同点	病机：	湿热交蒸，郁阻中焦，	阳明胃热兼太阴脾湿
	性质：	湿热并重	热重于湿
	证候：	发热烦闷，脘痞呕恶 口渴不欲饮，便液溲赤	高热不退，口渴欲饮 身重脘痞
	治疗：	化湿清热	清阳明之热兼化脾湿
	方剂：	王氏连朴饮	白虎加苍术汤

（四）余邪未净证治

〔证候表现〕身热虽退或低热，脘中微闷，知饥不纳，舌苔薄腻，脉象濡缓。

〔病机分析〕本证见于湿温病的恢复阶段。此时，邪气渐解，但余邪未净。

身热难退，低热未除，邪势渐已祛除，而未能解净。

脘中微闷，知饥不食——余邪留恋，气机不畅，脾胃功能未复，运化能力较弱。

舌苔薄腻——余邪未净，仍需清化湿热。

脉缓——是中气不足，或濡软而缓。

脉弱——正气不足脉弱，或沉弱而按之不静，是余热未净，或可反复。

本病特点是邪气大部已除，余邪未净，脾胃功能尚未恢复，或者内蕴郁热不清。

〔治法〕宣气醒胃，清涤余邪。

〔方药〕薛氏五叶芦根汤（《温热经纬》）。

藿香叶　薄荷叶　鲜荷叶　枇杷叶　佩兰叶　冬瓜仁　芦根

五叶轻而走上，宣畅气机，祛驱余邪，芳香之品有宣化、醒胃、祛湿等能力。以振脾胃之气，宽中和胃。

芦根、冬瓜仁——清利湿热余邪。但不伤津，诸药相配，有畅气，醒湿郁、开窍利湿之能，故为湿热瘥以调理之方。

薛生白说："此湿热已解。余邪蒙蔽清阳，胃气不舒，宜用极轻之品以宣上焦阳气，若投味重之剂，是与病情不相涉矣。"本证是余邪未尽，且脾胃功能未复，既不可重剂祛邪，避免病轻药重之患，又不可投厚味滋补，防其有碍脾胃运化之能，若湿邪已净，脾胃气虚可用香砂养胃丸以调之。

湿温病瘥后邪气虽已大部解除。但机体多未恢复正常，采用善后调理，对促进病体早日健康，防止复发等具有重要的意义。在临床上可有食复、劳复、感冒复三类。

①食复：病后过食，或吃肉面等，发热复作，甚则烧势太甚，当须小心。

②劳复：病后体力甚差，过于劳累，发烧又增，此为劳复，仍须注意。

③感冒复：病后重感新凉，发烧退而复增，可能较高，特当护理，饮食宜慎。

临床时应根据具体情况，辨证施治，注意禁忌及调理。

（五）湿温变证证治

1. 湿邪化燥，大便下血

〔证候表现〕灼热烦躁，便下鲜血，舌质红绛。

〔病机分析〕本证见于湿温病的后期，由于湿热之邪化燥化火，变成了温热病，邪热深入营血，迫血下行之候。因为属于营血证，故见灼热、心烦躁扰，舌质红绛等。同时可见大便下血，本证因为湿热侵犯胃肠，一旦邪热化燥，最易损伤肠道血络，故迫血下行，而见大便下血，这是在湿温病中的危象，应当积极抢救，防其意外，或急转外科手术。

〔治法〕急用凉血止血。

〔方药〕犀角地黄汤（方见春温章）

本证病势危急，常常为肠穿孔之先兆，急当以犀角地黄汤凉血止血以控制出血。但是犀角地黄汤只能凉血止血，若是肠穿孔，就是早期也不行，必须在准备手术的条件下进行治疗。在临床运用时也当加地榆、侧柏、银花炭等，以助止血之力。

2. 便血过多，阳虚气脱

〔证候表现〕面色苍白，便血不止，汗出肢冷，舌淡无华，脉来微弱，按之欲绝。

〔病机分析〕本证多由上证进一步发展而来，由于大便下血不止，血出太多则可导致气随血脱，因为气为血帅，血为气母，两者相辅相成。骤然大量下血，则气无所依，势必暴脱，气脱血失气之固摄出血加重，互为因果，若抢救不及时，可致气血虚脱致危。

本病由于气血虚脱，表阳不固，汗出如油，四肢逆冷，气促心慌，脉象虚微欲绝，急予抢救，请外科考虑手术，内服固脱之品，防其意外。

〔治法〕①益气固脱。

②温阳补阴，养血止血。

〔方药〕先以独参汤益气固脱（引《十药神书》），继用黄土汤温脾摄血（《金匮要略》）。

甘草　干地黄　白术　附子　阿胶　黄芩各三两　灶中黄土半斤

本证属气随血脱之证，当以益气固脱为急务。独参汤只用一味人参，药专力雄，益气固脱，有形之血难于速生，无形之气在所急固，只有留得阳气在，方能存得生机。临床根据病情，用人参30g浓煎顿服，或频频送服以救其急。待脱象解除，阳气恢复后而留有脾胃虚弱，气不摄血，阴虚血损之时，仍见大便下血，面色苍白，四肢不温，舌淡少苔，脉沉细无力等。治疗宜温阳补阴，养血止血，用黄土汤。

温阳：
- 灶心黄土（伏龙肝）——温脾止血
- 白术、附子——温阳健脾
- 甘草——补益中气

温振脾阳，脾阳得复，则统摄有权，能统血而止血，灶心土又可涩肠止血。

补阴——地黄、阿胶——滋阴养阴、止血

黄芩——苦寒，作用①清肠道之余热

②又可制约白术、附子之辛热

诸药相配，寒热并用，润燥共济，阴阳两调，有温阳而不伤阴，养阴而不损阳之妙，故曰温阳补阴，养血止血。

3. 湿胜阳微

〔证候表现〕

水气上冲证：心悸头晕

阳虚证：形寒肢冷，精神倦怠，小便短少，脉沉弱。

水湿泛滥证：面浮肢肿，舌淡苔滑

〔病机分析〕

本证是湿温病后期之变证，由于湿邪留恋日久，湿邪遏伤阳气，从阴化寒，变成寒湿证，心脾肾三脏阳气衰微，温化无权，水寒泛滥，临床可分三类症状。

水气上冲证：心悸头晕乃水气上冲于心故心悸，水寒之气上冲于头则眩晕。

阳虚证：形寒肢冷，精神倦怠，小溲短少，阳气衰微，卫阳不固则汗出，阳气不能达于四末则肢冷，阳气虚则精神倦怠。

正如叶天士说："湿热一祛，阳亦衰微也"，肾气虚衰，气化不利则小便不利，阳气虚衰则动转无力，脉见沉弱。

水湿泛滥证：面浮肢肿，舌淡苔滑，腹痛作泄，因脾肾阳虚，制水无权，水湿泛溢，故头面浮肿，四肢亦浮，肾阳不足，水湿内停故舌亦淡白滑润。

本证特点：由于湿盛阳微，阳气大衰，制水无权，故一身上下皆肿。

〔治法〕真武汤（《伤寒论》）

茯苓、芍药、生姜各三两　白术二两　附子一枚

方解：
- 附子——辛热、温阳散寒，补阳以消阴翳。
- 生姜——配附子，温散水湿。
- 茯苓——健脾淡渗利湿。
- 白术——益气健脾燥湿，以制水泛。
- 白芍——附子、白术、生姜药味燥烈，恐伤其阴，用白芍酸甘寒养血育阴，兼制其躁，使本方温阳而不燥烈，祛邪而不伤正。共同起温阳助气，消阴行水之功，从而达到温阳利水的目的。

加减应用：

若阳虚中气不足者，可加党参 10g，黄芪 20g，甘草 10g 以助补气之效。

若中气过虚者可加人参粉 3g 以补正气。

（赵绍琴　刘占文）

第五章 伏　暑

伏暑在温病中属于伏气温病。其病变性质属湿热病类。在辨证施治上与暑温夹湿和湿温病有共同之外，可互相参考。

一、概述

（一）伏暑的定义

伏暑是夏季感受暑湿邪气，邪伏体内，至秋冬由时令之邪所诱发，初起即见表里同病，多以表寒和暑湿内蕴为临床特征的急性外感热病。

定义中指出了伏暑的发病季节、致病因素、发病特点以及初起的临床特征。

（二）伏暑的命名

伏暑的命名是以临床特点为依据的。因为伏暑的发病季节是在秋冬，可是临床证候却与秋冬季节感受时令之邪所患的外感病有所不同，按四时主气说，秋天燥气当令，感受燥邪当发秋燥，冬天寒水主气，感受寒邪当病伤寒，如冬天不寒反暖，感受非时之气当病冬温。无论秋燥、伤寒、冬温，初起都是见肺卫表证。而伏暑初起即是表里同病。尽管也是发于秋冬，可是临床证候却表现出暑湿邪气致病的特点。因此，根据临床特点推论出是夏季感受暑湿伏于体内至秋冬而发病的暑温，故曰伏暑。吴鞠通说："长夏受暑过时而发者，名曰伏暑。"周扬俊也指出："人受暑热之毒，栖伏三焦肠胃之间，久之而发者为伏暑。"

伏暑一般发病急，病情重，病势缠绵。根据伏暑的发病季节和临床表现，结合现代医学来看，包括了秋冬季节的某些急性传染病和感染性疾病。如流感、沙门氏菌属感染、钩端螺旋体病、流行性出血热等。这些病如具有伏暑的一些特点，可按此辨证施治。

（三）伏暑的类型

根据伏暑的发病季节和病机特点可分为两类：

1. 按季节分｛秋月伏暑、冬月伏暑｝

根据发病的早晚，发于秋季的称秋月伏暑；发于冬季的称冬月伏暑。古人又有“伏暑秋发”和“晚发”等名称。

秋月伏暑应与湿温相鉴别。湿温一般发于初秋，感受的是湿热邪气，以湿为重，属新感温病，初起见湿邪困表证。伏暑多发于深秋，病因是暑湿邪气，里热较重，属伏气温病。

冬月伏暑应与冬温相鉴别。冬温是感受风热邪气所致的新感温病，初起见肺卫证。病变是由表入里，由浅入深的发展。一般不夹湿邪。伏暑是暑湿外发的伏气温病，初起见表里同病。

一般说来，伏暑发得越晚，病情越重。如吴鞠通指出：“霜未降而发者少轻，霜既降而发者则重，冬日发者尤重……。”

2. 按病机分 { 邪伏气分
邪舍营分

如果从病机上讲，伏暑初发有发于气分和发于营分之分。发于气分者则见暑湿内阻气分见证，如身热、心烦、口渴、脘痞、苔黄腻等。发于营分可见心烦不寐，舌红少苔，脉细数等营分见证。按病机分型在临床上对估价病情预后、确定治疗都有重要意义。

（四）伏暑病名的沿革

1.《黄帝内经》已有暑邪伏而为病的论述。

在《黄帝内经》中没有伏暑病名的概念，但已有暑邪内伏而致病的记载，如《阴阳应象大论》指出“夏伤于暑，秋必痎疟”。不过须指出的是这种病证并非我们现在讲的伏暑。

《伤寒论》《金匮要略》都未记载伏暑问题。

2. 宋代，《太平惠民和剂局方》最早记载伏暑二字。

《太平惠民和剂局方》卷二：“黄龙图治丈夫妇人伏暑，发热作渴、呕吐恶心，黄连一味为丸。”本证与现在讲的伏暑颇为相似，但对其形成未作出明确论述。

3. 明代王肯堂始论伏暑成因确立伏暑病名。

王肯堂在《证治准绳》中指出：“暑邪久伏而发者，名曰伏暑。”但未谈到伏暑的证治。

4. 清代医家系统论述伏暑的因证脉治。

随着温病学说的发展，对伏暑病的认识也在不断完臻。吴鞠通的《温病条辨》，俞根初的《通俗伤寒论》，雷少逸的《时病论》，对伏暑的病因病机、临床特点、脉象以及治疗等都有较系统的论述。另外吴坤安的《伤寒指掌》，周扬俊的《温热暑疫全书》，陆子贤的《六因条辨》等，也都有关于伏暑因证脉治的记载。

二、病因病理

（一）病因与发病

夏季暑湿邪气→侵入机体{虚不达邪；暑为湿遏；受邪轻微}邪气蕴伏体内→秋冬复感时令之邪而触发→伏暑

伏暑的病因是夏季感受暑湿邪气，其发病是由新感引动伏邪。那么，感受暑湿之后为什么当时不发病？邪气为什么能够在体内潜伏下来？对这一问题有三种认识：①吴鞠通认为"盖气虚不能达送暑邪外出，必须秋令金气与搏而后出也。"由于病人正气不足，受邪以后，无力祛邪外出，未造成正邪相争而发病的局面，致使邪气在体内潜伏下来。由秋令金气而触发。②俞根初认为"夏伤于暑，被湿所遏而蕴伏，到深秋霜降及立冬前后，为外寒搏动而触发。"夏感暑湿或内蕴水湿复感暑邪，暑为湿邪所遏，湿不去则暑不能外达，则湿邪黏滞胶着，缠绵不除，故使暑邪内伏。由秋冬之寒邪而诱发。③雷少逸认为"伏邪所受之暑者，其邪盛患于当时，其邪微发于秋后，时贤谓秋后晚发，即伏暑之病也"。由于受邪轻微，不致导致病变发生，暑湿蕴于体内，日久从体质之阳而化燥化火，火热内郁，易受外寒，内外相引而发病。

综上所述，各家认识均有一定道理，在临床上也可能是多种原因综合作用的结果。但无论造成邪伏的原因如何，其发病均由新感引动伏邪，这一点从伏暑初起的临床表现即可证实，并以寒邪引动为多见。

（二）病理

初期
- 邪伏气分{时邪束于卫分；暑湿内蕴气分}卫气同病
- 邪舍营分{时邪束于卫分；暑热内舍营分}卫营同病

由于伏暑发病是新感引动伏邪，所以初起均见表里同病。里证有邪在气分和邪在营分之分，发于气分者为卫气同病；发于营分者为卫营同病。发于气分则病变性质是热重于湿，表现暑湿蕴阻气分。因为暑邪的特点易伤气，湿邪的特点易困阻气机，暑湿内伏在气分者为多。如素体阴虚火旺之人，邪伏体内多从燥化，易舍营分，其病变性质纯属温热。

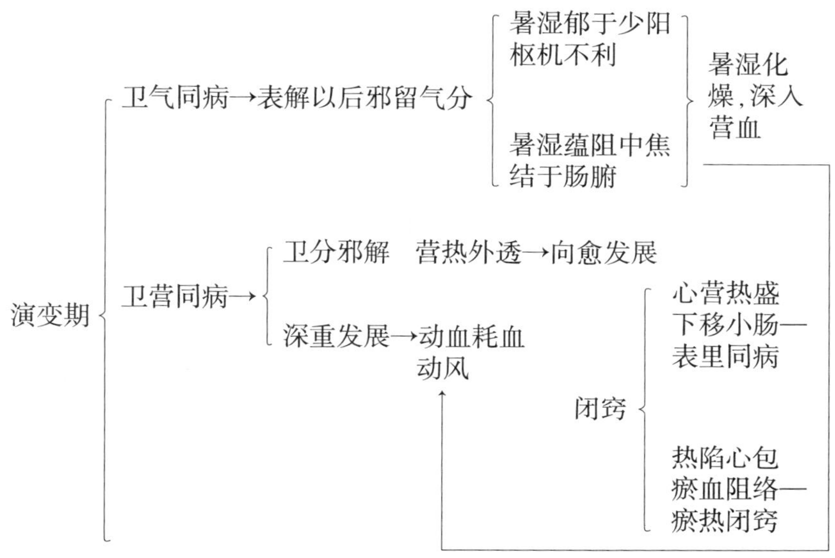

由于邪伏部位不同，病变性质有别，演变趋势亦不一样。卫气同病者，经过治疗卫分之邪外解或者是邪气化热入里与暑湿相合。由于有热有湿，湿热相合致病，多缠绵不愈，致使邪气留恋气分不解。此时病变涉及的范围，主要在少阳和中焦，暑湿郁于少阳，造成少阳枢机不利，出现寒热如疟的少阳证。暑湿蕴阻中焦，与积滞搏结，阻于肠道，形成邪结肠腑证。如果暑湿郁蒸日久，或因失治误治，可完全化燥而深入营血，出现营血病变。卫营同病者。其演变趋势有两种：一是邪气外透，营分之热透出气分而解；一是邪气继续深入，耗血动血，闭阻心包，引动肝风。其预后多不良。在辨证治疗上同其他温热病的营血证相同。伏暑中比较常见的证型有热伤心营而移热于小肠的表里同病证和热入心包瘀血阻络的瘀热闭窍证。

三、诊断要点

（一）发病季节——秋冬

（二）临床特点

1. 发病急、病情重、病势缠绵。

2. 初起即见表里同病。如见恶寒、发热、心烦、口渴、脘痞苔腻等属卫气同病。继续发展可见寒热如疟或见但热不寒，入暮尤剧，天明得汗诸症稍减，但胸腹灼热不除，大便溏滞不爽。如初起见发热恶寒、心烦不寐、舌绛少苔、脉浮细而数属卫营同病。继续发展可出现动血、动风、闭窍等危重证候。

四、治疗原则

伏暑邪有发于气分发于营分之分，邪气性质有暑湿、暑热之别，因此治疗原则亦有不同。

邪发气分—清热透邪，宣气化湿
- 初起有表证——辛凉宣透
- 邪郁少阳——清化和解
- 邪结肠腑——苦辛通降

邪舍营分—清热凉营，佐以养阴
- 初起有表证——辛凉宣透
- 邪闭心包——清心开窍
- 耗血动血——凉血散血
- 肝风内动——凉肝息风

五、辨证施治

（一）表里同病证治

1. 卫气同病

〔临床证候〕
- 卫分证：恶寒发热，头身痛，无汗。
- 气分证：心烦，口渴，小便短赤，腹脘痞闷，舌苔黄腻，脉濡滑而数。

〔病机分析〕本证见于伏暑初起。由时令之邪侵袭卫分，暑湿内蕴于气分而产生的一系列证候。风寒束表，卫阳被郁，故见恶寒、发热、头身痛、无汗等卫分证。暑热内郁，暑伤津液，故见心烦、口渴、小便短赤。湿邪内阻，气机不畅，故胸脘痞闷。舌苔黄腻、脉濡滑而数均为热蒸湿郁之象。

〔治法方药〕辛凉宣透，消暑化湿。银翘散加杏仁、滑石、苡仁、通草，或黄连香薷饮（黄连、香薷、厚朴、扁豆）。

本证外有表邪，当以宣透；内有暑湿，当以清化。故用银翘散辛凉宣透疏解卫分之邪。其方中银花、连翘、竹叶又可入气分，清宣里热。加杏仁、滑石、通草、苡仁清暑利湿。其中杏仁开肺气，因肺主一身之气，肺气开则全身气机通畅，气化则湿易化，气畅则暑易外达。滑石、通草淡渗利窍，清利暑湿。苡仁健运中焦，利湿兼以清热。四药相伍，疏通三焦，分消暑湿。与银翘散合用之，使表里之邪各得分解。

须指出的是，银翘散本为辛凉清解之剂，为什么用于治疗伏暑初起的表寒证？表寒证本当辛温发汗，可伏暑初起虽外有表寒，而里有内热，因此应用解表药故当慎重，既不可不表又不可过汗，不表则邪不能外透，过汗则伤阴助热，变证从生。何廉臣指出：“粗工只知新感伤寒，不知伏气温暑，羌、苏、荆、防随手乱投，不知汗为心液，恐用辛温燥烈药强发其汗，则先伤其津液，涸其汗源，汗何能出；汗不出为益病，往往发斑谵语，衄血喘满，昏迷闷乱，发痉发厥变证百病，目击心伤。”这就告诫我们治疗伏暑之表邪与正伤寒不同。俞根初主张“辛凉微散以解外”。因此应用银翘散取荆芥、豆豉的辛散之力，佐入大队的寒凉药中，使之散而不过，既能透达表邪，又不至于伤阴助热。

本证亦可用黄连香薷饮治疗。方中香薷辛温芳香，宣透表邪，兼以解暑祛湿。扁豆和中化湿，并能清暑。厚朴行气燥湿。再加黄连清暑燥湿。诸药相伍，以香薷治表，微散在表之寒邪，以黄连、扁豆、厚朴治里、清解暑热，燥化湿邪，使表里之邪双解。

〔方证鉴别〕①伏暑初起应与秋冬季节的伤寒表证相鉴别。主要区别点在于伏暑初起是表里同病，除了见有寒邪束表的表实证外，还有暑湿内蕴的里证。伤寒则无里证。

②本证应与暑温中暑湿兼寒证相鉴别。二者相同点：都有寒邪束表的表证和暑湿内蕴的里证。不同点：暑湿兼寒证发于夏季，是暑、湿、寒三气交感，先受暑湿，复感寒邪，寒邪束表卫气郁闭，致使暑湿内阻而不能外达。属感而即发的新感证。而伏暑是发于秋冬，为夏受暑湿，秋冬受寒，新感引动伏邪，伏而后发的伏气证。在证候表现上，伏暑一般发病急，病情重。暑湿内蕴较显著。治疗二者亦有所区别。暑湿兼寒证用的是新加香薷饮，用银花、连翘来清透暑热。而本证用的是黄连香薷饮。用黄连苦寒直折暑热。可见暑热内郁的程度有轻重之分。

2. 卫营同病

〔临床证候〕
- 卫分证：发热微恶寒，头痛，少汗。
- 营分证：心烦不寐，口干不甚渴饮，舌赤少苔脉浮细而数。

〔病机分析〕本证是伏暑初起发于营分兼表之候。风热袭表，卫分失司故见发热恶寒，头痛，少汗等卫分证。暑湿化燥，内舍营分，营阴受伤，故见心烦不寐，口干不甚渴饮，舌赤少苔。脉浮细而数，是营阴不足，表里均热之象。本证与前证相比较，都属伏暑初起表里同病之候。但里热有在气在营之别，且有暑湿郁蒸与暑湿化燥之殊，表证有表寒表热之分。

〔治法方药〕辛凉清解，凉营养阴。银翘散加生地、丹皮、赤芍、麦冬。

本证表有风热，故以银翘散辛凉清解，宣泄卫分之邪。内有营热。故用丹皮、赤芍凉营泄热；生地、麦冬凉营养阴。治疗营分之热，犹可望其透转气分而解，其银翘散中之银花、连翘、竹叶具有透热转气之功。临床上应用银翘散时，要根据病情加减化裁，如表热有汗者，可去豆豉、荆芥之辛温；表寒无汗者，亦可用银翘散不去豆豉、荆芥。决不能用辛温发汗，在营热阴伤的情况下，再用辛温解表，必助热伤阴，造成发斑，吐衄，神昏痉厥。

俞根初治疗卫营同病用加减葳蕤汤加青蒿丹皮。以加减葳蕤汤滋阴解表，加青蒿入阴分，清透暑热，丹皮凉营泄热。俞氏用药宣透表邪之力虽强，但凉营养阴之力不足，应用时还当加入生地、赤芍等凉营养阴之品。

〔方证鉴别〕本证应与春温初起相鉴别。重要区别点在于发病季节不同。

（二）邪在气分证治

1. 邪在少阳

〔临床证候〕寒热如疟，热重寒轻，午后较甚，入暮尤剧，口渴心烦，胸脘痞闷，天明得汗，诸证稍减，但胸腹灼热始终不除。舌苔黄腻脉弦数。

〔病机分析〕本证是从卫气同病证发展而来，表证解除以后，暑湿郁阻于少阳。正邪分争少阳枢机不利，卫阳被暑湿所遏不能宣发于表则恶寒，郁阳鼓动，祛邪外出则发热，暑湿内阻不去，寒热不止，故反复发作，其状如疟。但是与疟疾的寒热交作是有区别的，疟疾发作有定时，本证寒热无定时。因暑湿内蕴以热为主，故热重而寒轻，午后暑湿郁蒸较甚，所以热势增高而暮夜尤剧。暑热伤津，内扰心神则心烦口渴，暑湿内蕴，阻滞气机，故胸脘痞闷。天明时阳气升发，人体气机通达，营卫调和，腠理通畅，则见汗出，随着汗液暑湿外泄故诸症减轻，但由于暑为湿遏，未能全解，所以胸腹灼热始终不除。舌苔黄腻，脉弦数为暑湿内蕴少阳之象。

〔治法方药〕清暑化湿，和解少阳。蒿芩清胆汤。

青蒿　黄芩　竹茹　半夏　陈皮　枳实　赤苓　碧玉散

方中青蒿、黄芩清透少阳郁热，兼以燥湿，和解枢机。竹茹清热化痰，半夏、陈皮、枳实行气开郁，燥湿祛痰，赤苓、碧玉散清暑利湿。诸药相伍，清暑化湿，宣气开郁，疏利气机，和解少阳。

〔方证鉴别〕

①与湿温病邪伏膜原证相鉴别。两证病位都是在半表半里，但是病因病机，临床证候及治疗则不同。邪伏膜原证是由湿热秽浊，伏于膜原，阻遏阳气，使气机郁滞而产生的湿重热轻之候。本证是暑湿郁于少阳，导致枢机不利而产生的热重湿轻之候。前者以寒甚热微（即恶寒发热并见，恶寒重而发热轻），手足沉重，身痛，舌苔白厚腻浊，脉濡等湿阻气机症为主症。后者以寒热似疟（即寒热交替出现，热重寒轻），心烦口渴，天明得汗，诸证稍减，但胸腹灼热不除等暑湿内蕴症为主症。治法前者当燥湿化浊，疏利透达膜原。方用雷氏宣透膜原法，其药物偏于温燥。后者清暑化湿，和解枢机，

方用蒿芩清胆汤，重在宣透暑热，兼以化湿。

②与伤寒小柴胡汤证鉴别。两者病位都是在少阳，病机都表现少阳的枢机不利，主症都见往来寒热。但二者病因、发病机转，兼证以及治疗均有不同。小柴胡汤证是感受寒邪，邪气循经而传入少阳，证属伤寒病的少阳证。本证是暑湿郁于少阳，证属温病的气分证。小柴胡汤证除见寒热往来外，还必有口苦咽干，目眩，胸胁苦满，默默不欲饮食等少阳胆热证。本证则见心烦口渴，脘痞苔腻，天明得汗诸证稍减，但胸腹灼热不除等暑湿郁阻症。两个方子的药物配伍也是迥然有别的。小柴胡汤是以柴胡透达少阳之邪，疏解气机为主药；黄芩清泄少阳之热，为辅药；佐以党参、甘草、大枣等益气调中，扶正以祛邪。蒿芩清胆汤是以青蒿和黄芩清透少阳郁热，均为主药；辅以半夏、陈皮、枳实、竹茹等，行气开郁，燥湿祛痰，并佐以赤苓、碧玉散清暑利湿。前者重在透达少阳邪热和解枢机。后者既能宣透少阳郁热，又能燥化湿邪。

2. 邪结肠腑

〔临床证候〕胸腹灼热，便溏不爽，色黄如酱，呕吐泛恶，脘痞腹胀，舌苔黄腻，脉濡数。

〔病机分析〕本证为暑湿与积滞搏结中焦而产生的证候。暑湿内蕴则胸腹灼热。暑湿和积滞搏结肠中，使大肠传导失常则大便溏滞，因暑湿黏滞于肠道，造成肠道气机不利，故便溏而不爽快。热邪偏盛，大便黄臭，暑湿内蕴，阻滞气机，胃失和降则恶心呕吐。脘痞腹胀亦属邪阻气机之象。舌苔黄腻，脉濡数均为暑湿内蕴之征。

〔治法方药〕通腑泄热，化湿导滞。枳实导滞汤。

枳实　生大黄　厚朴　槟榔　山楂　神曲　黄连　连翘　紫草　木通　甘草

本证为暑湿积滞交结肠腑，非单用清化法可除，当清化暑湿与导滞通下并用。方中大黄、枳实、厚朴、槟榔苦辛通降，通腑泄热，燥湿导滞。山楂、神曲消导和中。黄连、连翘、紫草清热解毒。木通清利暑湿，生甘草调和诸药。本证虽大便溏泄，但仍以通下方法，目的在于祛邪，湿热积滞祛除，方能大便调畅，此为通因通用。凡湿热夹有积滞，阻于中焦，同时热偏重者均可应用本方。

〔方证鉴别〕

①本证与热结旁流证均以通因通用法治疗。其目的都在于祛邪，但因病机不同，所用方法亦有所区别。热结旁流证是肠道有燥屎内结，可用承气汤苦寒攻下，急下以存阴液，大便一下，邪即可祛，大便溏为邪已尽。本证是

湿热积滞搏结于肠道，阻滞气机，内无腑实，非一次攻下即能使病邪排出干净，往往须连续攻下，但下之宜轻宜缓，以湿热积滞消除为度。邪祛的标准：叶天士说："湿温大便溏为邪未尽，必大便硬，慎不可再攻也，以粪燥为无湿矣。"

②本证应与王氏连朴饮证相鉴别。两证均有湿有热。但王氏连朴饮证为湿热并重，病位在脾胃，病机是湿热中阻，脾胃升降失常，以脘痞呕恶等为主症。本证是热重于湿夹有积滞阻于大肠，以大便溏滞，色黄如酱为主症。治疗前者重在清热燥湿。后者则通腑泄热，化温导滞。

（三）邪在营血证治

1. 热在心营，下移小肠

〔临床证候〕发热夜甚，心烦不寐，小便短赤，灼热疼痛，口干舌绛，脉细数。

〔病机分析〕心与小肠相表里，经络是相互络属的，手少阴心经起于心中，下过膈膜络于小肠，小肠经也有一支络于心，由于经络的连属，心营之热可下移于小肠，形成表里同病。心营热盛，营阴受伤则见身热夜甚，心烦不寐，口干舌绛，脉细数。心营之热，下移小肠，小肠热结，津液受伤，故小便短赤，灼热疼痛。本证与单纯热炽心营不同，主要区别点就在于有无火腑热盛。

〔治法方药〕凉营养阴，清导火腑。导赤清心汤。

本证营热阴伤，当凉营养阴，又有小肠热结，当清泄小肠。故方中用生地、麦冬、丹皮凉营养阴。朱茯神、莲心、辰砂染灯心草清心热安心神。木通、竹叶、益元散清导火腑。童便滋阴降火。诸药相伍，两清心与小肠之热，同时又能养阴生津安神。

应该指出，小便短赤在温病中是常见症，一般属里热津伤所致，治疗是忌用利尿药的。吴鞠通说："淡渗不可与也……。"针对病机采用清热养阴之法，小便自可恢复。而本证却不然，虽亦有热伤营阴，津液不足的一面，但是这种小便短赤是小肠热盛引起，如果小肠热不去，小便短赤，灼热疼痛症状即不能祛除，小肠之热既不能外散，又不能从大便而泄，故必用清导火腑的方法，通过清热利尿，通利下窍，给热邪以出路，热去才能保津，实为釜底抽薪之法，不然热邪不祛，用养阴法并达不到救阴的目的。这就是导赤清心汤中用水通、竹叶、益元散等清热利尿药的意义所在。

2. 热闭心包，血络瘀滞

〔临床证候〕身热夜甚，神昏谵语，舌紫绛有瘀斑，望之若干，扪之尚润，脉沉涩。

〔病机分析〕本证为热闭心包，瘀血阻络之候。热入心包，灼液为痰，痰热闭窍，同时热伤营阴，血液黏滞，阻塞络脉，故见身热夜甚神昏谵语。舌紫绛者有瘀斑，为瘀血阻络之象，望之干说明营阴大伤，但并非阴液枯竭而有瘀血阻滞，所以扪之却润。脉沉涩亦由瘀血阻滞气血运行不畅所致。

〔治法方药〕清心豁痰，通瘀开窍。犀地清络饮。

本证乃由痰热、瘀血闭窍阻络，故治疗必用清心豁痰，活血通瘀以开窍闭。方中犀角、生地首冠方名为主药，清心凉营，兼以养阴，桃仁、赤芍活血通络。竹沥、菖蒲汁、姜汁豁痰开窍，再加丹皮、茅根清热凉血。连翘、灯心草清心泄热，兼以透热转气。诸药相伍，清心凉营，豁痰开窍，活血通络。如神昏较重可加用牛黄粉二分或者加用安宫牛黄丸一丸，增强清心开窍之力。

〔方证鉴别〕

①本证与上证均为热在心营，但上证是心营热盛，营阴受伤，而未窍闭，同时兼有小肠热盛，为表里同病。本证是痰热闭窍兼有瘀血阻络。因此证候表现与治疗均有所不同。

②与风温的热陷心包证鉴别。在热闭心包这一点上二者是一致的。所不同的是本证有瘀血阻络，从舌、脉上即可鉴别。其治疗风温的热陷心包证用的是清宫汤，方中清心养阴之力较强。本证用犀地清络饮，活血豁痰之力较胜。临床应用时均可配用三宝。

（汤秀芝）

第六章 秋燥

一、概述

（一）定义

秋燥是感受燥热病邪所引起，起初以肺卫津伤为特征的急性外感热病。

在定义中需要明确四点：

1. 秋燥的发病季节——秋季。
2. 致病因素——感受燥热邪气。
3. 初起证候特点——肺卫津伤，即咽、鼻、唇、皮毛等肺系的干燥现象。这是秋燥初起与其他温热病初起的主要鉴别点。
4. 秋燥是根据季节主气与临床特点相结合而命名的。

简而言之，外感病发生在秋季，发病初起即见燥象者称为秋燥。

其他季节也有燥邪，感邪后不能称秋燥，可以根据病变性质命名。

（二）沿革

为了对秋燥病的发展过程有一个大概了解，简单介绍一下源流。

早在《黄帝内经》时期已有对燥气特点的论述，如《素问·阴阳应象大论》中说："燥盛则干"，从实践中已观察到燥气盛则干燥这样一种自然现象。未明确提出燥邪致病的问题，因此，在病机十九条中唯独没有"燥证"。一说直到金元时期刘河间补充了病机十九条，在《素问玄机原病式》中提出了"诸涩枯涸，干劲皴揭，皆属于燥"。首次论述了燥邪致病的特点，并在《三消论》中谈到"金主秋，在六气为燥，在人体为肺"。把五行、季节，主气与人体有机地联系在一起，为进一步认识燥邪致病奠定了理论基础。

随着医学的发展，对燥邪致病的认识也在不断提高，到了清代喻嘉言创立了秋燥病名，在他的著作《医门法律》中有"秋燥论"专篇。对因证脉治都有了较系统的论述。另外，吴鞠通《温病条辨》、叶天士《外感温热论》、俞根初《通俗伤寒论》对秋燥的论述都有所发挥。总之，对秋燥病的认识经历了一个漫长的历史过程。在《黄帝内经》时期基本上没有谈到燥邪致病的问题，刘河间首论燥邪致病的特点，喻嘉言首创秋燥病名，叶天士、吴鞠通、俞根初对秋燥的论述均有发挥，对秋燥病的认识也进一步完善。

（三）属性与分类

关于秋燥的属性问题，历来有所争论，主要有以下几种认识。

1. 属寒说

主张属寒说的医家认为秋燥病性质属寒，与风寒之邪引起的伤寒病属一类性质。代表医家沈目南《医微·湿热病论》秋燥篇写到"……殊不知燥病属凉、谓之次寒、病与感寒同类……"（此论可参看《温病条辨》上焦篇"补秋燥胜气论"）他认为燥证属寒病与感寒同类，但要比感寒为轻，谓之次寒。

2. 属热说

主张属热说的代表医家喻嘉言认为，燥邪同于火热性质，感受燥邪的病证固然属热证。他指出："燥金虽为秋令属阴，然异于寒湿、同于火热……。"喻氏认为燥金为秋季主气，从季节来讲，秋季西风肃条，万物收藏，阳气始降、燥邪也应该属阴，但燥邪不同于寒湿，而是同于火热、属阳属热。燥邪致病固然同于火热。

3. 属凉、热两类说：

此说主张秋燥应分为凉热两类。代表医家俞根初。他著的《通俗伤寒论》中论述："秋深初凉，西风肃条，感之者多病风燥，此属燥凉，较严冬风寒为轻；若久晴无雨，秋阳以曝，感之者多病温燥，此属燥热，较暮春风温为重。"

俞根初认为秋燥有凉燥和温燥之分，如果在深秋，西风肃条，气候偏凉产生的燥邪多为凉燥邪气，感邪后多发凉燥。若初秋久晴无雨，秋阳以曝，气候偏热，多产生燥热邪气感之者病温燥。秋燥属性有凉热之分，凉燥和温燥与秋季的气候有着十分密切的关系。深秋气候偏凉多病凉燥，初秋气候偏热多病温燥，这种认识比较符合客观实际。较单纯的属寒说、属热说更确切。后世许多医家都支持俞根初的看法，把秋燥分为凉燥和温燥两个病。

凉燥：

病因病机：深秋感受燥凉之气，邪犯肺卫、肺失宣降，卫阳被郁（卫气失司）。

证候：恶寒、无汗、头身疼痛、咳嗽，吐稀白痰，口鼻咽唇干燥、苔薄白，脉弦。

此证为表寒证加燥象。

治法：轻宣肺燥、化痰止咳。

方药：杏苏散。

苏叶、制半夏、甘草、前胡、桔梗、枳壳、陈皮、杏仁、茯苓、生姜、大枣。

因为，凉燥性质同伤寒一类，所以不属于温病学讨论范围，温病学主要讲温燥。凉燥化热入里以后同温燥是一致的。

二、病因病理

（一）病因与发病

秋燥病的发生，多是由于肺卫不固，素体阴虚或因起居不慎等情况下，感受了外界的燥热邪气，邪盛正虚导致秋燥病的发生。

外因：燥热邪气外袭
内因：肺卫不固、素体阴亏
——邪盛正虚——秋燥（温燥）

秋季燥气当令、气候的异常可产生燥热邪气、燥热邪气是引起秋燥的主要原因。但从发病学的角度认为邪不能独伤人，“邪之所凑，其气必虚”，只有在人体正气不足情况下才能使人致病，对秋燥来说，肺卫不固、素体阴亏之人更易招致燥邪的侵入。燥邪致病易犯肺卫，燥邪又具有伤津液的特点，所以这种人易感燥邪致病。也有一部分人素体阴液不亏，只因起居不慎或劳倦过度，邪气也可乘机而入。总之，感受燥邪是否发病要取决于正邪双方力量的对比。

（二）病理

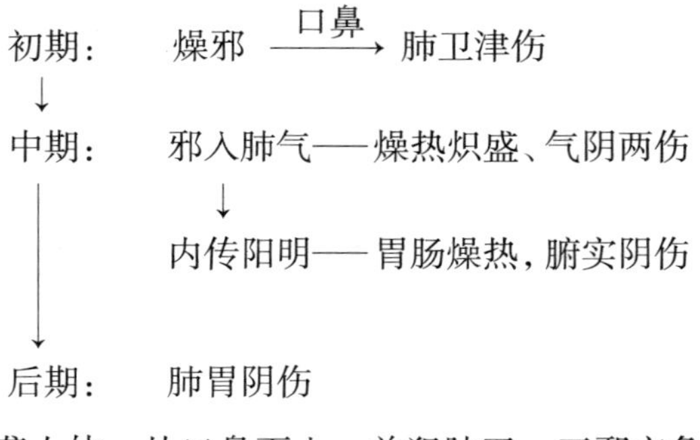

初期：燥邪 —口鼻→ 肺卫津伤
↓
中期：邪入肺气——燥热炽盛、气阴两伤
↓
内传阳明——胃肠燥热，腑实阴伤
↓
后期：肺胃阴伤

燥热邪气侵袭人体，从口鼻而入，首犯肺卫、正邪交争、肺失宣降、卫外失司，可见到发热、微恶寒、舌苔薄白、边尖红、脉浮数等燥热袭表症状。燥热的特点是伤津液，所以必见津气干燥现象，临床上可见口鼻、咽、唇、皮毛、干咳少痰的肺卫津伤症，这也是秋燥病与温热病所不同的地方。如果治疗及时，病变多终止在肺卫阶段。病变轻，传变少，易痊愈是秋燥病的特点。

如燥热在肺卫阶段不解，邪气可以继续深入肺的气分、化热化火、形成燥热伤肺证。燥热伤肺、劫伤肺阴，出现肺燥阴伤，可见干咳少痰，气逆而喘，胸胁疼痛等证。

肺中燥热不解，可顺传阳明，出现胃肠燥热，燥热伤及胃肠津液，津液亏损，肠失濡润，燥热与糟粕相结，可形成腑实阴伤证。可出现腹胀满拒按，大便秘结，日晡潮热，舌苔黑焦燥等临床证候。

后期，燥热渐解，多表现肺胃阴伤

须要指出的是，燥邪很少深入营血，因失治误治或正气太弱亦可传入下焦肝肾，见肝肾阴伤证，这种情况少见。

病理特点：

1. 传变特点：按卫气营血辨证，多从卫分传入气分，很少入营血。按三焦辨证，多从上焦传入中焦，很少伤下焦。

2. 病位特点：多伤及肺、胃、肠，以肺为病变重心，因肺主金与秋季燥气相应，肺开窍于鼻主皮毛，燥邪伤人必伤及肺，无论在哪期都可见到肺燥阴伤证。

3. 病机特点：津气干燥，燥邪伤及脏腑，在表还是在里，都以津气干燥为特征，这是由邪气性质所决定。

三、诊断要点

1. 特定的季节——秋季

2. 典型的临床特征：津气干燥，初起除具有肺卫证候外，必伴有口鼻、咽、唇等津气干燥证。

3. 本病重心在肺，病情较轻浅，一般传变不多。

4. 本病应与发于秋季的伏暑相区别：伏暑初起虽有表证，但以暑湿在里见症为主，病情较重，变化较多。

四、治疗原则

燥邪的特点是伤津液，秋燥是以津气干燥为特征。《素问·至真要大论》指出“燥者润之”，根据这一原则，治疗燥证当以滋润津液为主。

然而，秋燥毕竟是外感病，由外邪引起的，病程中见到的干燥现象都是燥邪伤津所致。治疗时要注意祛邪，邪去才能正安。秋燥病总的治疗原则是："清宣燥热、生津增液，还可以根据不同阶段分别用不同方法治疗。在表（卫）当用辛凉甘润法，轻清宣透燥热邪气，同时加用甘寒生津的药物生津润燥。燥邪入于气分，化热化火，当清热润燥，以辛寒、甘寒，生津润燥或少佐苦寒清透燥热。后期，燥邪渐去，以阴伤为主，当用甘寒生津养阴，滋阴润燥。

清宣燥热、生津增液
- 卫分——辛凉甘润（初起）——表
- 气分
  - 清热润燥（中期）
  - 滋阴润燥（后期）
  - ——里

方书记载"上燥治气，中燥增液，下燥治血"，上燥治气、肺又主气，治气便是治肺。初起邪在肺卫，以宣肺润燥为主，燥热入于肺中气分。当清肺润燥、增液，燥伤中焦，胃津大伤，当以甘寒增液为主，但病在中焦时，燥热亦盛，还要清解燥热，不能单纯增液，如果见大肠燥结还当用攻下法。下燥治血，血属阴，肝肾主下焦之阴，肝藏血肾藏精。因此，下焦燥证多伤肝肾之阴，治血便是滋补肝肾之阴。本条指出了三焦燥证的治疗大法，对临床应用有一定的指导意义。

治疗秋燥证一般情况下要忌用苦寒之品，燥邪属热，同火热性质，燥邪的特点是伤津液，苦寒之品虽能清热，但亦可伤阴，这类药物性苦又燥，故不宜用于治疗燥证。如在燥热化火，热势较盛等特殊情况下，可以在大队的甘寒药物中少佐苦寒之品来清泄燥热，因苦寒药清热力强。正如汪讱庵所说："燥证路径无多，故方法甚简，始用辛凉，继用甘凉，与温热相似。但温热传至中焦，间有当用苦寒者，燥证则唯喜柔润，最忌苦燥，断无用之之理矣。"

五、辨证施治

（一）燥伤肺卫证治

燥干清窍

本证为秋燥初起，燥邪袭肺卫所产生的证候。

病机：燥热袭表，肺卫津伤

证候：
- 表热证——发热、微恶风寒、头痛少汗
- 津气干燥证——唇干、鼻燥、口渴、干咳少痰、咽干

发热微恶寒为燥热伤表，正邪相争，正气奋起抗邪故发热，卫外失常则恶寒。头痛为燥热上扰清窍，燥热伤表，卫气开合失司，故少汗而汗出不畅

或见无汗。干咳少痰为燥热伤肺，肺失清肃、肺津受伤。这种少痰为痰黏不易咯出。燥热伤津，故见咽干、唇干、鼻燥、口渴、舌边尖红、苔薄白而干、脉浮数为燥热伤表，津液受伤之象。

此证的临床特点是，表热证加燥象。

治法：辛凉甘润，轻透肺卫。

方药：桑杏汤（《温病条辨》）。

桑叶、豆豉——轻宣透邪

豆豉、栀子——苦寒泄热（栀子豉汤可清透上焦燥热）

沙参梨皮——甘寒生津润燥

杏仁、贝母——宣肺化痰止咳（杏仁又能润燥）

如表热不重可去栀子，加芦根，清热生津，诸药相伍，既能轻宣透表达邪外出，又能生津润燥。

吴鞠通云："治上焦如羽、非轻不举"，燥伤肺卫用质地轻扬的药物宣透肺卫邪气。燥属热性，故用偏寒偏凉的药物透邪，燥邪伤津，以肺卫津伤为特点，治疗时应加用甘润之品生津润燥。此方诸药相伍，可使邪去而津不伤，共奏疏表润燥之效。

方证鉴别：桑杏汤与桑菊饮证鉴别。

外感温燥的桑杏汤与风热犯卫的桑菊饮证，在临床上均可见发热、微恶风寒、头痛、咳嗽、脉浮数这些表现，二者颇为类似。但两证还有不同之处，所以有必要加以鉴别。桑杏汤证感受的是燥热之邪，以燥伤肺津为主要特征，桑菊饮证感受的是风热之邪，临床以风热犯肺，肺失宣降为主要特征，症状上桑杏汤证以干燥证为主如口鼻皮毛咽部的干燥、津伤现象较重。而桑菊饮证则是以肺卫表证为主，如但咳、身不甚热、口微渴、舌苔薄白、脉浮等伤津较轻，两证还有一个根本的区别在于，桑杏汤发病在秋季，而桑菊饮则在冬春季节发病。由于桑杏汤和桑菊饮证在发病季节、感受的邪气及临床表现均有不相同之处，所以治疗也有差异，桑杏汤治疗重在清润宣降，而桑菊饮重在辛凉宣肺，疏散解卫的风热。在药物配伍上，桑菊饮以桑叶、杏仁和菊花、连翘、薄荷相配疏散肺卫之邪。没有用沙参等甘寒生津润燥的药物，是以轻清宣肺。透邪为主。桑杏汤以桑叶、杏仁和沙参、梨皮相配生津润燥，其宣肺透邪的药物要比桑菊饮轻。

（二）邪在气分证治

1. 燥干清窍

本证为温燥邪气侵袭肺胃，化火上攻清窍而产生的证候。

病机：燥热侵袭肺胃，化火上攻清窍。

证候：

诸窍火热证：发热、耳鸣、目赤、咽肿、龈痛。

津气干燥证：口鼻干燥、口渴、舌红苔燥。

燥热内盛则见发热、燥热化火上攻清窍，气血上涌、机窍不利故见耳鸣、目赤、牙龈为阳明胃经所过之处、咽喉为肺胃之门户。肺胃之热随经扰动，故龈肿咽痛，燥热化火，肺胃津伤故口鼻干燥，气分热盛，津液受伤则舌红苔燥、脉数。

此证证候特点是诸窍火热证加燥象。

治法：清透上焦燥热。

方药：翘荷汤（《温病条辨》）

薄荷、连翘——轻清宣透、疏散气分燥热邪气以清头目。

栀皮、绿豆衣——清燥火、栀子苦寒、清泄三焦燥热、绿豆衣清热解毒。

桔梗、甘草——清利咽喉、同时桔梗为引经药，载诸药上行。

本方为辛凉清火之轻剂，用于燥热之邪上扰，清窍不利之证。因病位在上，病势较轻，故治疗以轻清上透，清解上焦燥热。

加减：

翘荷汤清透燥热力强，但生津润燥不足，可加麦冬、沙参以滋阴润燥，如耳鸣重者加苦丁茶，羚羊角清解胆经之热、目赤加菊花、夏枯草清肝经之热、咽痛加牛蒡子、黄芩清肺胃利咽喉。

2. 燥热伤肺

本证多由燥热袭表的肺卫证传变而来，燥邪在表不解，由表入里，入于肺中气分，形成燥热伤肺证。

病机：燥热化火，耗伤阴液，气机不畅。

证候：

肺热证：高热、心烦、气逆而喘、干咳少痰、胸满胁痛。

津气干燥证：咽干、鼻燥、口渴

肺为热灼，肺气失于清肃，则身热、干咳无痰、气逆而喘（属实中夹虚的喘），肺与心同居上焦，肺热影响到心则心神被扰。热壅肺络、气机不畅，则胸满胁痛，虽肺热阴伤，但病邪尚在气分，所以舌苔薄白而燥，舌质边尖红赤。

本证证候特点：肺热证加燥象。

治法：清肺润燥养阴。

方药：清燥救肺汤（《医门法律》）

石膏、桑叶：清透燥热（石膏大辛大寒清解肺中燥热，能透热达表，桑叶甘寒入肺、宣透燥热）。

杏仁、枇杷叶：肃降肺气、止咳平喘。

以上四味药有清宣燥热、止咳平喘的作用。

麦冬、麻仁、阿胶：滋阴润燥。

人参：益气生津。

甘草：益气和中、调和诸药。

方中以石膏、人参为配伍核心、桑叶助石膏清热。麦冬、阿胶、麻仁、甘草助人参补益气阴。枇杷叶、杏仁化痰止咳平喘。诸药相伍，具有清透燥热，养阴益气，止咳平喘的作用。

临床应用时如燥热津伤明显、气伤不重的可去人参，改用西洋参，性甘寒补气而养阴。人参甘温长于补气，没有西洋参可用沙参。胸胁痛明显加广郁金、地龙、丝瓜络等，理气通络止痛，饮食不好去阿胶，防其滋腻碍胃。

方证鉴别：与麻杏石甘汤证鉴别

清燥救肺汤证与麻杏石甘汤证，两者病位相同，均在肺中气分，证候都以高热、喘咳为主证。但是，病因病机临床特点则不同。清燥救肺汤证是感受燥热邪气，麻杏石甘汤证病因，是感受风热邪气，清燥救肺汤证病机为燥热伤肺而气阴两伤，实中夹虚，麻杏石甘汤证病机为邪热壅肺、气机不宣，属实证。临床上都可见高热、咳嗽、气逆而喘、胸胁痛等证。清燥救肺汤证的表现为干咳无痰或吐泡沫痰。同时有咽干鼻燥、舌苔燥等津气干燥之象，两证鉴别关键在“痰”。麻杏石甘汤证咳嗽吐白黏痰或黄痰，津气损伤程度较前者为轻。方子的组成原则亦不相同，两方中都有生石膏，用于清泄肺热。但麻杏石甘汤是以石膏与麻黄相伍，麻黄虽属辛温之品，但得石膏寒凉之剂则功专于宣肺平喘，石膏得麻黄，功专于清泄肺热，两药相伍，清肺平喘，所以用于肺热壅滞的咳喘。清燥救肺汤是以石膏与人参相伍，石膏清泄肺热，人参则益气养阴，两药相伍则清肺补益气阴，用于燥热伤肺而气阴两伤。麻杏石甘汤用于风温证，属实喘，清燥救肺而用于秋燥证，属实中夹虚证。

3. 肺燥肠热、络伤咳血

本证是燥热伤肺，燥热下移大肠，引起的肠热下利，肺与大肠同病。

病机：燥伤肺络，移热大肠，表里同病。

证候：

肺中燥热证：喉痒干咳、口鼻干燥、痰中带血、胸胁牵痛。

大肠热证：腹部灼热、下利频数、肛门热痛。

肺与大肠相表里，肺中燥热不解，伤及肺络，燥热循经下移大肠，导致肺燥肠热。

燥热伤肺津，故喉痒干咳、口鼻干燥、口渴。继而燥热化火，肺络受灼。所以，痰黏带血而胸胁牵痛，肺与大肠相表里，肺热下移大肠，大肠受热邪煎迫，传导失常。故腹部灼热如焚而大便泄泻，此种便泄，当是水泄如注，肛门热痛，甚或腹痛泄泻，泻必艰涩难行，以痢非痢。正如喻嘉言所说："肺热不宣，急奔大肠。"

本证证候特点，肺燥热证加下利证。

治法：清热止血，润肺清肠。

方药：阿胶黄芩汤（《通俗伤寒论》）

方中阿胶养血止血，杏仁、桑皮、甘蔗润肺生津止咳、芍药、甘草酸甘化阴，缓急止痛，黄芩苦寒清肺凉肠，车前草导热下行，清肠止泻。阿胶、白芍、甘蔗梢相配可以养阴润燥，甘草与白芍、甘蔗相配酸甘化阴生津润燥。白芍与甘草相配为芍药甘草汤，能缓急止痛，以治胸胁牵痛。煎时用糯米一两开水泡取汁代水煎药，以增强生津润燥之力。

4. 肺燥肠闭证

本证为肺与大肠同病，由于燥邪伤肺、肺气壅滞、肺不布津、肠道失其津液濡润而引起大便秘结，形成了肺燥肠闭证。

病机：燥热伤肺，气机壅滞、肺不布津、肠燥便秘。

证候：

①燥邪伤肺证：咳嗽、胸闷、痰多。

②大肠闭结证：便秘腹满。

燥邪伤肺，宣降失职、气机壅滞、故咳嗽胸闷。由于肺失宣降，津流不布，聚而生痰，故痰多。肺不布化津液，肠失濡润，糟粕停聚，故见便秘、腹满。

本证证候特点为：肺燥气郁加大便秘结。

病位：肺与大肠同病。

治法：肃肺化痰、润肠通便。

方药：五仁橘皮汤（《通俗伤寒论》）

杏仁：宣畅肺气（杏仁本身是降肺气药，但宣与降是一对矛盾，（化痰润肠）既对立又统一，只有正常的宣，才能降，降本身就是宣，故曰杏仁宣降肺气），为方中主药。

桃仁、李仁、松子仁：润肠通便。

陈皮：助杏仁理气以畅气机，同时能燥湿化痰。

临床应用时，可加桑白皮、瓜蒌等增强降气化痰的作用，使肺气通利，津液输布，肠道功能得以恢复。

方证鉴别：与阿胶黄芩汤证

本证当与前面讲的阿胶黄芩汤证相鉴别，这两个证在病因和病位上都相同，但在病机，临床证候以及治疗原则截然不同。肺燥肠热证是由于肺中燥热下移大肠，使肠道传导加速引起大便泄泻。而肺燥肠闭证，是燥邪伤肺、使肺的输布功能失职，造成津液停聚，肠道失其濡润，传导变慢引起大便秘结。在临床表现上，肺燥肠热证为肺燥热证兼有泄泻，肺燥肠闭证为肺中燥热不明显，主要表现肺气壅滞、痰湿内阻兼有大便秘结。治疗肺燥肠热证重在清泻肺肠之热，肺燥肠闭证则重在开肺气通大便。

5. 腑实阴伤

病机：肺燥结于阳明，腑实阴伤。

本证由于上焦燥热邪气不解，可顺传于阳明、胃肠，阳明燥热内盛，津液受灼，肠道津液亏损，无水舟停，燥热与肠道糟粕相结，形成阳明腑实证。

证候：便秘、腹胀、身热、神昏谵语、苔黑干燥。

热结阳明，津伤气滞，故大便不通而腹部胀满。胃热扰乱神明，则见身热、神识不清而有谵语（本证中的神昏谵语，是由阳明上蒸所致，非邪闭心包，所以，阳明燥热一除、神志自清，不需开窍）。

本证证候特点是腑实加燥象。病位在大肠。

治法：滋阴通下。

此法为增液与通下并用，本证虽为腑实之证，但也决不能单纯使用苦寒攻下之法，因本证还有肠燥阴伤。要使用攻补兼施之法。

方药：调胃承气汤加鲜首乌、鲜生地、鲜石斛等。

调胃承气汤（方见风湿章）

方证鉴别：①与肺燥肠闭证鉴别

两证都有肠燥便秘，但形成的病机完全不同。肺燥肠闭证的大便秘结是由于肺燥不能布津、肠失濡润所导致。临床上以肺燥证为主，兼有大便秘结，并未形成腑实证。本证为阳明本经燥热耗伤肠道津液，导致燥屎内结，燥热盛而阴伤重，有腑实结滞无肺湿的症状，属腑实证。肺燥肠闭证表现出咳嗽胸闷等肺燥气郁证，同时兼有便秘。本证以腑实证为主兼有阴液大伤。治疗前者在于开肺气通大便，本证重在通腑气增津液。

②与牛黄承气汤鉴别

两证均可见神昏谵语、腹胀便秘，但两证病因与病机治疗原则均有所不同。

牛黄承气汤证为风热邪气内陷于心包兼有阳明腑实、属气营两燔证。本证是燥热入于阳明，腑实内结，津液大伤，虽有神昏谵语，但不是热闭心包，而是阳明之热上蒸影响到心神所致，此属气分证。

证候表现，牛黄承气汤证的神志症状较重，本证的腑实阴伤较重，神昏轻。两证的另一个主要鉴别点在于舌，牛黄承气汤证有舌謇短缩，舌质红绛，而本证的舌质变化不大，苔黑干燥。

治疗：牛黄承气汤用安宫牛黄丸开窍，大黄攻下腑实，牛黄承气汤证的神昏必须要用开窍药才能使神志清醒。而腑实阴伤证的神昏，则不需要使用开窍药物。因为它的神昏是由于阳明燥热结于大肠造成的，所以治疗只需养阴通下，腑实一去窍自开。

6. 肺胃阴伤证

本证见于秋燥病的后期。

病机：肺胃阴伤，余热未净。

证候：身热不甚、干咳不已，口舌干燥而渴、舌红而少苔。

燥热之邪未净，故身热不甚；肺津伤，则咳嗽不已而少痰；胃阴伤，则口舌干燥而渴；肺胃津伤，故见舌红而少苔。

本证证候特点为低热加燥象。

治法：甘寒养阴，兼清余热。

方药：沙参麦冬汤（《温病条辨》）

沙参、麦冬、花粉、玉竹：滋养肺胃。

扁豆、甘草：和养胃气。

桑叶：入肺经、清余热止咳。

本方属生津养液之剂，用于津伤而有余热的肺胃阴伤证。故治疗重在滋养肺胃津液。

如果偏于肺虚咳嗽重再加川贝、百合养阴润肺以止咳。

若津伤口渴较甚者，可合五汁饮，以增强生津养液，润燥止渴之效。

五汁饮（《温病条辨》）

梨汁、荸荠汁、鲜苇根汁、麦冬汁、藕汁（或用蔗浆）。临床斟酌多少，和匀凉服，不甚喜凉者，重汤炖温服。

（徐 毅）

第七章 温 毒

一、概述

关于温毒一证在我国古代早有记载，如朱肱《类证活人书》，孙思邈《备急千金要方》、王焘的《外台秘要》等著作均有论述。但是，温毒作为一个独立的病证，正式确立病名则是清代的吴鞠通。吴鞠通指出："温毒咽喉肿痛，耳前后肿，颊肿面正赤，或喉不痛，但外肿，甚则耳聋。"在此，他对温毒的临床特征做了比较详细的描述，其他温病学家也有许多论述，就不一一介绍了。

（一）定义

温毒是感受了温热毒邪所引起的，以局部红肿热痛为临床特征，多发于冬春季节的一类温热时毒疾患。

温毒的定义提示了四点：首先指出了温毒的致病原因是感受了温热毒邪；其次指出了温毒的临床特点是以局部的红肿热痛为主要临床特征；再次则指出了温毒的发病季节，冬春两季为温毒的多发季节；其他季节也可以见到，但较冬春季为少，最后指出了温毒是一类具有相同特点的疾患，而并非一种疾病，又因它具有传染性和流行性，所以称之为温热时毒。

（二）发病特点

1. 发病急、演变迅速

温毒发病急骤，而且病情发展很快，往往具有一定的传染性，如果治疗不及时可内陷营血，闭窍动风，造成严重的后果。

2. 全身症状

发病后由于温热毒邪对人体损害的部位和程度不同，可以分别表现出卫、气、营、血各个阶段的不同的病理反应，但发病的初起往往表现为卫、气同病。

3. 局部症状

多见红肿热痛，甚则溃破糜烂。

4. 好发部位

头面、颈、咽喉部，亦有表现全身性肌肤痱痧（痱：肌肤的潮红；痧：肌肤上密布细小如针尖状的小痧点）。

（三）温毒的范围

根据温毒的定义可以看出，温毒不是一种病，而是一类具有某些相同特征的多种病证。如：大头瘟（颜面丹毒），烂喉痧（猩红热），缠喉风（白喉），痄腮（流行性腮腺炎）均属于温毒的范围。缠喉风，痄腮在儿科与喉科将专门论述。我们这一章主要介绍具有代表性的两个病证：大头瘟和烂喉痧。

另外，温毒还应该注意与疖、肿、痈这些外科病相区别。一般说来，温毒与疖、肿、痈的不同点在于，温毒全身症状反应较重，同时又可见到局部的红肿热痛，甚至溃烂，疖、肿、痈则不同，这些病的全身症状较少，一般均以局部的红肿热痛为主要临床表现，如果这些病在发病过程中出现了丁毒走黄，见到了全身毒血症的反应，也可以按温毒来辨证治疗。

二、大头瘟

（一）定义

大头瘟是感受了温热毒邪而引起的，以头面红肿为特点的温热时毒疾患。

由于大头瘟初起即见发热恶寒等表证，与伤寒很相似，所以古书上又称之为大头伤寒。

由于大头瘟发病后表现为头面红肿急剧，具有风性“善行而数变”的一些特点，故又称之为“大头风”，“风湿时毒”。

在《千金方》《外台》中称为丹毒。

总之，大头瘟的命名是根据其发病的临床特点而定的。

（二）病因病理

1. 病因与发病

大头瘟的发病原因不外乎两个方面，一是外因，感受了外界的温热毒邪；一是内因，由于人体正气的不足或素体内热较盛。温热毒邪的热毒邪的产生，往往是在气候异常的情况下，如冬天应寒不寒反而温暖（至而不至），春天的过暖（至而太过）这些气候的异常变化均有利于温热毒邪的滋生和传播。每当人体抵抗力低下时，尤其是阴虚内热之人就更容易感受温热毒邪而发病。

2. 病理：

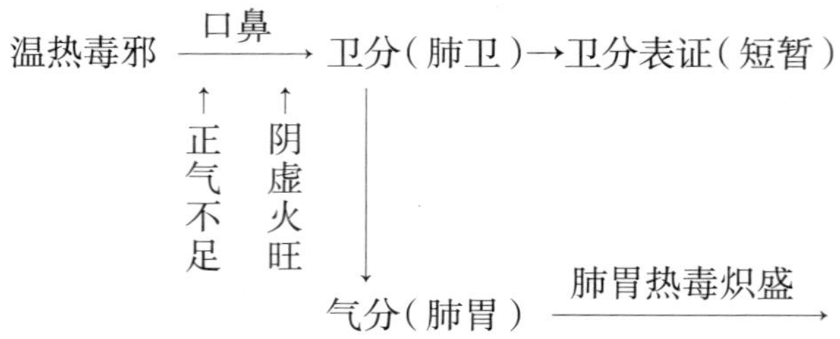

气分证
- 攻窜头面→头面红肿
- 搏结咽喉—咽喉肿痛溃烂
- ↑（肺胃之门户）

大头瘟的病理过程一般只在卫分和气分阶段，较少进入营血阶段。

（三）诊断要点

1. 在冬春季节，凡遇起病较急，头面部红肿异常迅速者，应首先考虑本病。

2. 大头瘟的临床特点是起病较快，头面红肿迅速，全身性反应主要表现在气分热盛，一般很少见到内陷营血证候。

3. 本病须与痄腮鉴别。其区别点：痄腮以一侧或两侧腮肿为主。且常因热毒下窜而并发睾丸肿痛。大头瘟以头面红肿为主没有这种合并症。

痄腮：现代医学称之为流行性腮腺炎，此病是由于流行性腮腺炎的毒引起的急性传染病，临床上以腮腺肿胀疼痛为特点，两腮肿胀以耳垂为中心，在第二磨牙颊黏膜上有腮腺导管开口红肿，小儿多见此病，患病后有持久的免疫力。中医认为此病是由于温热毒邪，壅结于少阳经络，郁结不散，肝胆之火上炎，因此出现两腮肿胀，治疗为清热解毒，消肿散结，同于大头瘟。

（四）症状

1. 全身症状

初起：卫分证——发热，微恶风寒、头身疼痛。继而肺胃热盛——壮热、烦渴、舌红苔黄、脉滑数。

2. 局部症状

头面部急剧红肿（热毒充斥头面、气血上壅），咽喉肿痛（热毒搏结咽喉气血壅滞）。

一般先见全身症状后见局部症状。

（五）治疗

法：疏风清热、解毒消肿

方：普济消毒饮　外敷三黄二香散

药：黄芩二钱　黄连八分　玄参三钱　连翘三钱　板蓝根三钱　马勃一钱半　牛蒡子二钱　薄荷一钱　僵蚕二钱　桔梗五钱　升麻八分　柴胡五钱　陈皮五钱半　生甘草五钱

方中黄芩、黄连、板蓝根、连翘四味药相配，苦寒直清气分之热。连翘、升麻、柴胡、薄荷、僵蚕五药相配轻清宣透，以疏散风邪，透热达表，且有解毒之功。桔梗、生甘草、马勃、牛蒡子四药相合，清热泻火解毒，清利咽喉而止痛。元参咸寒，滋阴降火，以治气分热盛津伤，又能制约诸药，防其燥烈伤津之弊。陈皮味辛，理气疏滞，以散温毒之郁结，而利于消肿。桔梗又为“舟辑之药”，有载诸药上行之功。柴胡入少阳经，升麻入阳明经，是为引经之药。生甘草又有调和诸药之力。本方诸药配伍，共奏疏风清热，泻火解毒之功，如兼便秘者，加生大黄等通腑泄热之品，使热毒有下泄之机，如初起邪偏着卫表，可加荆芥、防风之辛散，以增强透表疏邪的力量。

吴鞠通在应用普济消毒饮治疗大头瘟时，他认为应当去柴胡、升麻，初起一、二日再去芩连，三、四日加之佳。吴鞠通云：“温毒咽痛喉肿，耳前耳后肿，颊肿，面正赤，或喉不痛，但外肿，甚则耳聋，俗名大头瘟，虾蟆瘟者，普济消毒饮去柴胡、升麻主之，初起一、二日再去芩、连，三、四日加之佳。”

去柴胡、升麻的理由，吴鞠通自注中说：“去柴胡、升麻者，以升腾飞越太过之病，不当再用升也。说者谓其引经，亦甚愚矣。”根据临床体会，若大头瘟头面红肿热痛，热毒极重者，以去柴胡、升麻为宜，防其升散燥热之弊。若痄腮两腮肿硬者，可用柴胡、升麻取其引经、解毒之功。在临床应用时不必拘泥一家之言。

对于初起一、二日去芩连的理由，吴鞠通指出：“去黄芩、黄连者，芩、连里药也，病初起未至中焦不得先用里药，故犯中焦也。”对于吴氏的这种认识也要根据临床具体病情来选择用药。如大头瘟初起，以卫分表证为主者，当以清解表邪，方中可去芩、连。但是一般来讲，温热毒邪侵犯人体、病情来势猛，大多初起即见卫气同病，临床上表现不但表有寒热，里热也很盛，为表里俱急，故宜表里双解，芩、连便可不去了。如果说发病初起在表阶段里热盛者，芩、连亦可应用。

吴鞠通在实际应用时，在原方中还要加入芥穗、银花，目的是取其透热散邪之力；加芦根，取其生津止渴之功。普济消毒饮去掉升麻、柴胡、黄芩、黄连，加入芥穗、银花、芦根，组成了吴鞠通治疗温毒的主方——普济消毒饮去升麻柴胡黄芩黄连方。

外用药：三黄二香散（《温病条辨》）

三黄二香散中三黄相配，清热泻火，凉血解毒以消肿。乳香，没药活血通络，止痛消肿。以上诸药研末香油调外敷有消肿止痛之效。

三、烂喉痧

（一）定义

烂喉痧是冬春季节感受温热毒邪所引起的，以咽喉糜烂，肌肤痹痧为特征的一种温热时毒疾患。

烂喉痧又称“时喉痧”或“疫喉痧”，所谓“时喉痧”是指烂喉痧在发病上有明显的季节性，多发于冬春两季，故曰“时喉痧”，又名“疫喉痧”，是因为这种疾病具有传染性，易在人群中蔓延流行，像瘟疫一样，所以又称之为“疫喉痧”。

烂喉痧是以咽喉的肿痛腐烂，并且出现全身的肌肤痹痧为临床特点的。何为痹痧？现在一般写成“丹痧”。丹：本意是指红色，这里是指肌肤潮红。痧：是指细小针尖状的小丘疹，高出皮肤，拂之碍手，压之退色。痹痧即是潮红的肌肤上密布细小针尖状的痧点。

痹痧属皮下丘疹一类，但又与疹有所不同，疹的颗粒较大，而且疹与疹之间的皮肤颜色是正常的，疹退后不脱屑。痹痧消退后脱屑。

痹痧与斑也不一样，斑成点状或连结成片，压之不退色，属皮下的出血，痹痧则是皮下充血。

痹痧与疹和斑的病机各不相同，疹是卫营合邪，为风热邪气外袭导致肺卫失宣，体表气机不畅，风热邪气内窜营分，鼓动气血外行于表，卫有邪阻，营有热逼，气血郁于体表，不得宣畅，则使血液瘀滞于肌表的血络之中而成疹。前人有“疹发太阴”之说。斑的形成，气血两燔，气分热炽，窜扰血分，气血两燔，邪热迫血妄行、灼伤血络、使血溢出脉外、瘀阻于肌肤而成斑。有“斑发阳明”之说。痹痧的形成，是气分热毒，窜扰营分，血热充斥，弥漫于肌肤，则肌肤潮红，由于热毒壅滞使肌肤血行不畅，瘀阻肌表血络之中，故在潮红的肌肤上又有痧点密布。

根据烂喉痧的临床特点可以看出与现代医学所讲的“猩红热”十分相似。现代医学认为猩红热是由乙型溶血性链球菌所致的一种急性呼吸道传染病，发病年龄多见于2～8岁的小儿，临床上以高热、咽峡炎、弥漫于全身的猩红色皮疹为特点（由于皮下疹子及皮肤的颜色如同猩猩面一样，所以称之为猩红热，这种颜色形成的原因是由于溶血性链球菌释放出一种红疹素而引起的）。此外，猩红热还可见一些特殊的体征，如：杨梅舌、口周苍白圈等。这种病如果治疗及时，一般来说预后较好，有少数病人可并发急性肾炎，风湿性等变态反应性疾病（大约在病情发展的2～4周后可见）。或者并发其他器官的化脓性炎症，组：中耳炎、喉后壁脓肿等（1周以后出现），治疗的特效药为青霉素。

（二）病因病理

1. 病因与发病

本病的致病因素不外乎两个方面，外因为温热毒邪，是导致烂喉痧发病最主要的原因，内因为人体正气不足，尤以素体阴虚火旺者最易感受温热毒邪而发为此病。

2. 病理

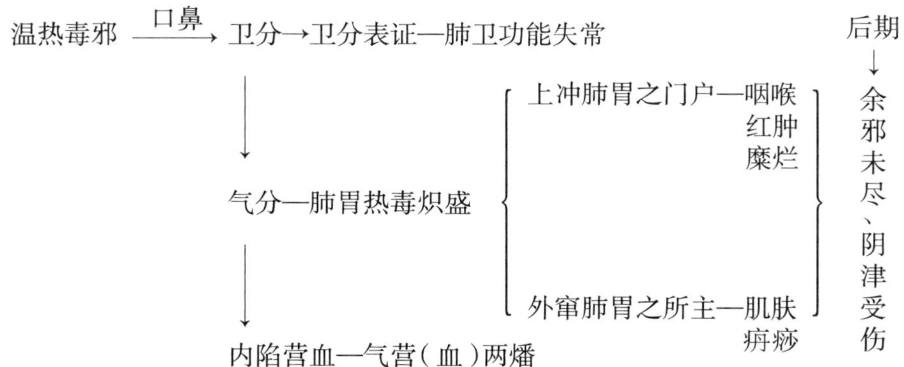

温热毒邪从口鼻侵犯人体，首犯卫分，出现肺卫失宣的表证，病邪由表入里进一步发展，多见气分的肺胃热毒炽盛，咽喉为肺胃之门户，热毒上冲咽喉，使咽喉部的气血壅滞，出现了咽喉红肿糜烂。肌肤为肺胃所主，肺主皮毛，骨主肌肉，肺胃热毒炽盛，外窜肌肤，扰及营血，造成肌表的血络瘀滞。形成肌肤痧疹。如果热毒内逼营血，可出现气管（血）两燔的重症。这时肌肤痧疹呈赤紫重叠，咽喉大片腐烂，甚则发生气逆阻塞，亦可见神昏等危重证候。病至后期常表现为阴津受损，毒邪未尽，肺胃阴伤证。

（三）诊断要点

1. 此病多发于冬春两季，病人往往有烂喉痧患者接触史。

2. 典型的临床表现：急性发热、咽喉红肿糜烂、肌肤、痹痧、舌红绛起刺如杨梅状。另外可以结合现代医学实验室检查，中性粒细胞增高，咽拭子培养出乙型溶血性链球菌。

3. 本病与白喉、麻疹急性扁桃体炎的鉴别。白喉、麻疹均好发于冬春季节。

白喉（缠喉风）：无皮疹出现，咽喉肿痛多有典型的白色伪膜。有些病例还可以出现全身中毒症状。

麻疹：虽有皮疹，但疹形为点状或融合成片。且高出皮面，疹与疹之间有正常的皮肤。咽喉虽因出疹而有充血疼痛，但不糜烂。

急性扁桃体炎：虽然有咽喉肿痛，亦可见化脓，但全身中毒症状较轻，无肌肤痹痧。

（四）治疗原则

清气泄热解毒，兼以
- 辛凉宣透
- 清营凉血
- 养阴生津

烂喉痧证主要表现为气分的热毒炽盛，因此，清气泄热解毒为主要治疗原则。病初邪在肺卫阶段，病情尚轻，治疗宜用辛凉宣透之品，宣泄肺卫，以透邪外出。热毒壅滞于气分，治疗侧重于清气，也可少用一些辛凉宣透之品有利于宣展气机，达邪外出。热毒扰窜营血，而出现肌肤痹痧。应当在清热解毒的基础上配用清营凉血之品，以清解营血热毒。在疾病后期常常表现为肺胃阴伤，治疗当以甘寒之品生津养阴。

（五）辨证施治

1. 毒侵肺卫——初期（24小时以内）

病机：温热毒邪，侵袭肺卫，肺卫失宣

证候：

卫分证——发热、恶寒、头痛、身痛、口微渴、舌红苔薄白而干，脉浮数

局部症状：咽喉肿痛，或有点状糜烂，肌肤痹痧隐约可见。

温热毒邪，初袭人体，正邪交争，肺卫失宜，出现发热恶寒等一系列卫分表证。温毒上冲咽喉，咽喉气血壅滞，出现咽喉部的红肿疼痛欲腐。热毒波及营分、窜扰血络、肌肤隐见痹痧。此证的特点是肺卫表证，外加局部的反应。

治法：疏卫宣肺、清热解毒。

方药：清咽汤。

荆芥、防风、浮萍、薄荷——辛散透邪｝宣泄肺卫，透邪外出
桔梗、杏仁、煎胡、枳壳——宣降肺气｝

牛蒡、僵蚕、橄榄、生甘草——清热解毒利咽

诸药相伍，宣泄肺卫、清热解毒、透邪外达，使邪气从表而解。

从清咽汤的药物组成来看，清热解毒的力量较弱，而且偏于辛散的药物较多。吴鞠通在谈到治疹时指出要忌辛温，尤其是烂喉痧初起多表观热毒较盛，如果在治疗中使用原方，不够切合病情。在这种情况下，可以减去防风、荆芥、浮萍、枳壳这些辛散药物，加用银花、连翘、芦根、蝉衣等轻清宣透之品来疏解肺卫邪气，增强清热解毒作用。变辛温解表为辛凉清解，更适合病情。或者还可以直接选用银翘散来治疗。

丁甘仁云："烂喉痧以畅汗为第一要义。"丁甘仁所说的畅汗，决非辛温发汗，而是指用轻清宣透之品，宣通肺卫，疏通腠理，从而达到畅汗的目的，达邪外出。

陈耕道亦认为："邪在表者，疏而达之……火不内炽，其痧稀热轻，其神清，而咽喉不烂，先透后清，是常理也。"也强调了解表透邪乃本病初起治疗的一个重要方法。

外用药：玉钥匙吹喉（《证治准绳》）

焰硝两半　硼砂半两　脑子（冰片）一字（一分）　白僵蚕二钱半

此方具有清热泻火，解毒利咽，消肿定痛的作用，将此药研成极细末，取适量吹喉。

2. 毒壅气分（24 小时以后）

病机：温热毒邪，壅滞气分，上冲咽喉，窜扰营血，血络瘀阻。

证候：

气分热证：壮热、烦躁、口渴、舌红苔黄、脉洪数。

局部症状：咽喉红肿糜烂，肌肤痧疹显露。

气分热毒充斥，故见壮热烦躁、热盛消灼津液、则口渴且喜冷饮。热邪窜扰营血、营血热盛、血热充斥、弥漫肌肤、则肌肤潮红、血郁于肌肤，不得宣畅、瘀阻络脉，则痧点密布。肺胃热毒上攻，气血壅滞，故咽喉红肿疼痛，甚则腐烂。

本证的特点为气分热证，外加局部症状。

治法：清气解毒。

方药：余氏清心凉膈散（引《温热经纬》）。

石膏——达热出表 ╲
黄芩、栀子 ╱ 清气泄热 ╮
连翘————————清热解毒 │
薄荷————————轻清宣透 ├清气解毒
　　　　　　　　开通气机 │
　　　　　　　　透邪外达 │
桔梗、甘草——————解毒利咽 ╯

诸药相伍，共奏清气泄热解毒之效。

应用时可在方中加上赤芍、生地凉血养阴。如口臭者可加用大黄清泄热毒。

外用药：锡类散（引《金匱翼》）

象牙屑三钱（焙）　珍珠三分（制）　青黛三分（飞）　冰片三厘　壁钱二十个（泥壁上者）　牛黄五厘　焙指甲五厘

共研细末、密装瓷瓶内，勿使泄气，每用少许吹于患处。

方证鉴别：

凉膈散《局方》与《余氏清心凉膈散》

药物组成：

相同药：黄芩、栀子、连翘、薄荷——清泄气热

不同药：局方—大黄、芒硝通腑泄热、热灼胸膈　兼有腑实。

　　余氏—石膏　清肺胃之热，达热出表 ╮
　　　　桔梗　宣肺解毒利咽 ╯治疗肺胃热毒外发痧疹

3. 毒燔气营（血）

本证为毒壅气分的进一步发展。

病机：热毒炽盛，气营两燔

证候：

气热证：高热、烦躁口渴，甚则呼吸困难，声哑气急。

营分证：舌绛而干遍起芒刺状如杨梅。脉细。

局部证：咽喉红肿腐烂。肌肤痧疹密布成片色赤紫。

气热津伤则高热，烦躁口渴、气热上迫。肺气壅滞、气道不利则呼吸困难，出现声哑气急，热毒充斥营血、血络瘀阻，痧疹赤紫成片。舌绛而干起芒刺如杨梅，脉细数为营血，热毒炽盛、营阴受损之象（病人还可见到口周苍白圈）。

治法：清气凉营（血），解毒救阴。

方药：凉营清气汤（《丁甘仁医案》。

本方由玉女煎、凉膈散、清营汤加减组合而成。

生石膏、山栀、黄连、连翘——清热解毒。

犀角、生地、丹皮、赤芍——凉血养阴。

石斛、芦根、玄参——生津救阴。

薄荷、竹叶——轻清宣气，透热外达。

甘草——调和诸药。

方中金汁——清热泄火，现在已不用。

以上诸药合用，共奏清热解毒，凉营生津之效。

如果在病情发展过程中，出现内闭外脱的现象，见到面色苍白，出冷汗、四肢厥冷、神昏者，当先扶正固脱，以独参汤、或参附龙牡汤救逆固脱，以三宝清心开窍，然后再用上方治疗。

方证鉴别：与清瘟败毒饮相鉴别

二方均用于气营两燔证，都有清气、凉血解毒的作用，清瘟败毒饮药物用量大，清热解毒之力强。凉营清气汤养阴作用较强。

两方的药物区别：

相同点：石膏、山栀、黄连、连翘、犀角、生地、丹皮、赤芍、玄参、竹叶、甘草。

不同点：清瘟败毒饮：有大黄、知母、桔梗。

　　　　凉营清气汤：有薄荷、石斛、茅芦根、金汁。

4. 后期（痧退期）

余毒伤阴

病机：余毒未清，阴津亏损

证候：

阴虚证：低热、手足心热、口咽干燥、舌红少苔、脉细数

局部：烟喉肿痛腐烂减轻，痱痧渐渐消退。

烂喉痧后期，毒邪渐解，咽喉肿烂好转，痱痧渐渐消退，但因余邪未清，故仍见低热，阴液亏损则口咽干燥，舌红少苔，脉细数，手足心发热等阴虚内热证。

治法：养阴生津、清肃余毒。

方药：清咽养营汤（《疫喉浅论》）。

西洋参、玄参、天麦冬、生地——养阴生津

白芍、甘草——酸甘化阴。

知母、花粉——清泄余热，养阴生津。

茯神——宁心安神。

诸药相伍，养阴生津，清解余热，本证病机侧重于阴津亏损。因阴液不复则余热不易退清，诸证也难以消除，故治疗时以养阴生津为主，清肃余毒为辅。

外用药：锡类散。

验方：漱口良方。

山豆根、夏枯草、青茶（松萝茶）嫩菊叶、薄荷各三钱　煎汤漱口。

（徐　毅）

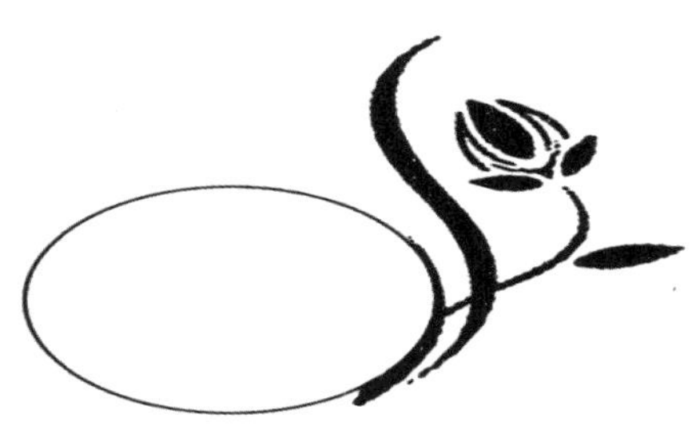

附　篇

一、叶香岩《外感温热篇》选释

叶桂（字天士，号香岩），江苏吴县（今苏州市人），生于康熙乾隆年间（1666—1746 年）。是清代前叶名医。

叶桂祖父、父亲两代都精通医道，叶桂从小就受到家庭影响很喜欢医学。他在 14 岁时丧父，后从其父之门人朱某学医，叶氏勤奋好学、虚心求师，在 20 岁时就已精通医道，在家乡一带负有盛名。但他并不满足于一家之见（朱某是叶桂之父的弟子，故医术是一脉相承）他只要打听到某医擅长治疗某种疾病，就立刻亲往求教，据记载十年之内先后从十七位老师学医，尽得诸家之长。

除了主观努力之外，叶氏取得巨大成就与客观的要求分不开。当时正是封建制度走向没落的时代，封建统治阶级只知搜刮民膏，根本不管人民死活，人民的保健事业没有保证，传染病大流行（在清康熙到嘉庆近 200 年里就流行 76 次），而当时医生大多用伤寒的方法来治疗，收效不大，这就给医生提供了一个如何认识和治疗温疫病的条件。叶氏在大量临床经验的基础上，刻苦钻研，虚心求教，总结出一套认识和治疗温病的理论，从而奠定了温病学的理论基础。

可惜叶氏毕生忙于医疗事务，著作很少。现在我们所见到的《外感温热篇》，据说是叶氏晚年游太湖洞庭山时，其门人顾景文随于舟中，将叶氏所语，录取成章，但后来也散失了。目前见到的内容首刻于唐大烈的《吴医汇讲》，《吴医汇讲》是唐大烈主办的一种交流医学经验的医学杂志，因此刊登江浙一带内容为主，故称为《吴医汇讲》，是我国医学上较早的杂志。唐氏对原文的某句做了修改，并做述云："叶天士，名桂，号香岩，世居阊门外下塘。所著《温证论治》二十则，乃先生游于洞庭山，门人顾景文随于舟中，以当时所语，信笔录记，一时未加修饰，是以词多佶屈，语亦稍乱，读者不免晦目，烈不揣冒味，窃以语句少为条达，前后少为移掇，惟使晦者明之，至先生立论之要旨，未敢动一字也。"总之是修改过了。章虚谷又从唐本载入《医门棒喝》，并对原文作了注释。后来华岫云整理《临证指南医案》，将其列于卷首，更名为《叶天士温热论》。王孟英又从华本将此篇收于《温热经纬》，改篇名为《叶香岩外感温热篇》《叶天士三时伏气外感篇》两部分，除选录章虚谷等人的注释外，王氏本人也加了按语。我们讲义上的内容就是从《温热经纬》中选录的。

叶氏之《外感温热篇》关于温病的记述，虽然篇幅不多，但言简意赅，既精且深，为温病学科提供了理论依据和辨证施治的纲领，成为后世研究温病学的重要文献，其主要贡献可以概括为以下四个方面：

1. 阐明了温病的发生、发展机理及其与伤寒的区别。如：“温邪上受……若论治法则与伤寒大异也”。

2. 创立了“卫气营血”学说作为温病辨证施治的理论依据。如：“卫之后，方言气，营之后，方言血。”

3. 发展了温病的诊断方法，如辨舌险齿，辨斑疹、白痦等。如：“舌绛而光亮，胃阴亡也”。

4. 制定了温病不同类型及其不同阶段的治疗大法。如：在卫汗之可也……直须凉血散血”。

叶天士卫气营血辨证的创立，把温病学说提到一个新的阶段，成为系统的，完整的体系，对后世温病学说的发展产生了巨大的影响。所以后世医学对此注释颇多。我们只选有代表性的讲解。叶氏本人是连续讲的，后人为了整理方便，人为地分为 37 节，我们也按此次序讲解。

附：

叶氏一生勤奋好学，虚心求教，加上大量临床实践。使他终于成了“淹有众长，名闻朝野”的名医大师，他不畏权贵，接济穷人，所以威望很高。至今苏州一带群众中还广泛地流传着他的许多故事。

关于叶氏善于治病的故事。《苏州府志》《江阴府志》及许多民间著作谈得很多，可以看出叶氏是一位医术精湛，经验丰富，善于根据病人病情和心情状态对证下药的高明医师。

如：一位病人双目红肿经久不消，到叶氏处求诊。叶给他做了检查开了处方，并且严肃地对他说：“你的眼疾并不严重，吃一两帖就会好。可虑的是你的两只脚掌七日内必生痈毒，一旦毒发，很难活命。”这位病人听了此话，大惊失色，哀求他设法防治。叶告诉他说活命的办法只有一个，就是从即日起，每天用右手擦左脚心三百六十次，用左手擦右脚心三百六十次，如是七天，这样才有希望。病人回去后，依法行事，七天后，脚掌并没有生痈，当然也没有死。就到叶氏寓所叩谢，叶氏笑着对他说：“脚掌七日生痈必死的说法完全是骗你的，目的是转移你的注意力，你看你的眼睛不是好了吗?”果然这位病人只顾活命整天忙碌着擦脚心，而眼睛上的毛病不知不觉地好了。

在医道上，他对前来求诊的豪绅巨贾收费很高，绝对不通融。但对贫病无告的劳动人民，则不但拒收诊金，而且还赠给药品，有时还亲自到他们家里去诊治，一点没有名医的架子。

传说有一天叶氏乘轿出门，在路上碰到一个自称有病的衣衫褴褛的乡下人，叩轿求诊。叶氏看见是一个穷人，立即下轿替他诊脉，但诊来诊去也弄不清什么病。就奇怪地问：“你六脉均调，究竟要看什么病呢?”乡下人苦笑着说：“听说您是名医，奇症险症无不药到病除，我得的穷病，不知您能治不能治”。叶沉思有倾，回答他说：“这个病也很容易治，请你晚上到我家来取方吧”。

当天晚上，乡下人真的跑到叶氏家里来乞求治“穷”病的药方。叶天士笑着说：“治穷病的药方是没有的，但是有一个法子可以使你得到一笔很大的收入。现在你先到城里捡橄榄核拿回去种，等出苗后再来通知我。”乡下人照着他的吩咐种了许多橄榄核，苗一出土就立刻通知叶天士。叶氏吩咐他从当天起，如果有人来买苗，就高价出售，不要贱卖。果然从这天起，到这家买橄榄苗的人络绎不绝，这个人在不到几天就得了一大笔钱。

原来叶氏从那天起，每给有钱人开一个方子就用橄榄苗为引。当时全城只有这一家种这种东西，等到别处也有了的时候，叶氏再也不用它作药引了。

叶氏以他的仁心妙术救活了不少看来已经无望了的病人，因而得到了人们的尊敬，受到了人们的赞扬。一直到现在，江南一带还流传着不少叶氏妙手回春的故事。叶氏死后，他的弟子们搜集了他多年的经验方子，编成《临证指南医案》，这本书对于当前的中西医工作者还是有很大的参考价值的。

〈一〉①温邪上受，首先犯肺，逆传心包。②肺主气属卫；心主血属营。③辨营卫气血虽与伤寒同；若论治法则与伤寒大异也。

本节概括地提出了温病的发病机理，传变趋向及温病与伤寒辨治的异同点。在全篇看来，具有纲领性作用。

本节可以分三段理解。

一、温邪上受，首先犯肺，逆传心包。主要说明了温病的发病机理和传变趋向。

“温邪上受”——“温邪”指的是外感的温热邪气，“上受”的含义有以下三点：①温邪初袭人体，由口鼻而入，口鼻全属清窍，高居阳位，在人体之上部，故为上受。②温邪循经首先侵犯肺系，肺为华盖，其位最高，居五脏六腑之上，故称上受。③上受针对下受而言，亦就是针对伤寒而言。伤寒感邪途径由皮毛而入，首先侵犯足太阳膀胱经。温病不然，首先侵犯手太阴肺经。一手一足，一上一下，故相对伤寒而称上受。

“首先犯肺”——为什么温邪由口鼻而入就首先犯肺呢？这是因为鼻为

肺之外窍，喉为肺之门户，肺通过口鼻与外界相通，温邪侵犯人体既通过口鼻而首先侵犯肺，引起肺的卫外、宣降功能失常，出现肺卫证候：如发热，微恶风寒，咳嗽、少汗、口渴、咽红、舌边尖红苔薄白、脉数两寸独大等。因此，首先犯肺是温病的初起阶段。

“逆传心包”是指温病初起温邪侵犯肺卫在肺卫不解，不经气分而直接内陷心包。卫热内陷心包，为病情急剧转变，病情凶险，而称为逆传心包。

为何称“逆传”：①相对顺传而言，顺传指在一般情况下，温邪侵犯人体后，假如没有治愈或失治，则按卫气营血的顺序由浅入深传变而由手太阴肺顺传至足阳明胃，这是顺传，为什么传于胃？这是因为手太阴肺与足阳明胃有经络联属：手太阴肺“起于中焦，下络大肠，还循胃口，上膈属肺”，故手太肺最易顺传足阳明胃，假如不按这个卫→气的顺序传变，而是由卫→营，则称逆传。②心为君主之官，为五脏六腑之大主，心包为心之宫城，地位重要，温邪由卫分而直接侵犯心包，直犯心主，蒙蔽神明，说明病情凶险而且迅速。逆传的第二个原因是从内因看，素常心阴不足或正气不足，给温邪乘虚而入提供了内在根据。第三个原因是：从外因看，邪气猖獗，超过人体的正常防御，而造成了温邪突然内陷心包。第四个原因是从部位看，心肺同居上焦，为相邻之官，也给逆传提供了方便。

顺传与逆传在临床均可见到：一种是卫分证不解，而后出现壮热不退、烦渴引饮、大汗出、脉洪大等见证，说明是由卫传入气分。临床往往还可以看到一些体弱患者，如小儿，产妇，老人，或是温疫重证，往往卫分证未解，又突然出现神昏谵语或昏愦不语，舌绛，四肢厥逆等，说明由卫分不经气分而直接内陷心包。故在临床对于体虚之人或温邪猖盛之证要格外小心，以防逆传。

二、“肺主气属卫，心主血属营”。

说明心肺的生理功能和以卫气营血作为辨证纲领的理论依据。

从字面看，心肺同居上焦，肺主一身之气，卫气是肺主气的一个组成部分，心主血脉，营是血的一部分。心肺和卫气营血在生理上有着内在的联系，共同完成营养人体和维持生理活动的作用。在病理上心肺的异常也必然影响到卫气营血的改变，而卫气营血的改变又反映了心肺的病变，进而反映出整个人体的病变，说明了病情的浅深轻重。所以叶氏从心肺的病变中引申出了卫气营血的证候分类，为卫气营血分证打下了理论基础。这就是卫气营血作为辨证纲领的依据。

再具体解释一下：

肺主气包括两个方面，一是主呼吸之气，主持人体与自然界的气体交换；一是主一身之气，因为“肺朝百脉”，可以使水谷精微物质通过肺气的宣发作用，布散全身，人体的脏腑，器官等得到这些营养才得维持其正常的生理活动。

卫气是阳气的一部分，具有温煦肌肤和抵御外邪的作用，与肺气的宣发作用有关。只有肺主气功能正常卫气才能起到温煦和保卫作用，假如肺受外邪侵袭引起肺主气的功能失常，那卫气的卫外功能和温煦作用也受到影响。故叶氏归纳“肺主气属卫”。

“心主血属营”，心主血指心有推动血液在脉管内运行的作用。心之所以能够推动血液运行全有赖于心中阳气。血液是脉管中的红色液体，是脾胃水谷精微所化，如《灵枢·决气》所云：“中焦受气取汁，变化而赤，是谓血。”营是血液中的组成部分，是“血中之气”，血液的化生，必须有营气的参加，《灵枢·邪客》云：“营气者，泌其津液，注之于脉，化以为血。”营血同行脉中，在生理上营血含有丰富的营养物质，在气的推动下在脉中川流不息，内至五脏六腑，外达皮肉筋骨，灌溉周身，营养全身，假如温邪侵犯营血，就会发生耗伤人体营养物质与迫血妄行引起出血，也会影响心主神志的作用，发生热伤营阴、热扰心神的营分证或亡阴失水、动血动风的血分证，是损伤了人们的基本物质，叶氏归纳到心主血属营”。

三、辨营卫气血虽与伤寒同，若论治法则与伤寒大异也。

简单阐述了温病与伤寒辨治的并同。从辨证精神看，二者都是用外邪伤及卫气营血的程度来分浅深轻重；但治法上由于病因不同而大异了。

“辨营卫气血虽与伤寒同”，二者相同点：①都是外感病，传变规律由表及里，由浅入深。②二者都是由于外邪而造成了营卫气血不和，病机变化上有卫气营血的浅深轻重的不同证候。温病自不说。伤寒中也体现了此点，如太阳中风的桂枝汤证就卫强营弱，立法调和营卫，有的注家更以“风伤卫，寒伤营”说明伤寒中亦有卫气营血之别。再如伤寒病中的太阳蓄水证就是气分证的气化不利，属气分，太阳蓄血证就是血分证的血热互结，属血分。蓄血证要比蓄水证重。以上都用卫气营血辨浅深轻重。虽然伤寒的六经辨证与温病不尽相同。但究其实质，都是从人体卫气营血受到干扰损伤的程度来辨病情轻重，部位浅深罢了。

“若论治法则与伤寒大异也”，若论不同点，由于二病所感的邪气不同，故治疗方法则大不相同了。伤寒感受的是寒邪，伤人阳气，初起用辛温发汗法，后期以回阳为主。而温病感受的是温邪，伤人阴血，初起辛凉清解，后期滋阴为主。二者一寒一热，一阴一阳，故治法截然不同。

〈二〉①大凡看法，卫之后方言气，营之后方言血；②在卫汗之可也，到气才可清气，入营犹可透热转气，如犀角、玄参、羚羊角等物。入血就恐耗血动血，直须凉血散血，如生地、丹皮、阿胶、赤芍等物。否则前后不循缓急之法，虑其动手便错，反致慌张矣。

本节概述卫气营血病机的浅深层次及卫气营血证候的不同治法。在全篇有提纲挈领作用。

本节分两段讲解。

一、大凡看法，卫之后方言气，营之后方言血。

主要说明温病发展的一般规律。

卫气营血在生理上是相互联系而周流全身的。但其分布部位、活动范围及生成过程等都有浅深先后之分。在病理上卫气营血的传变则反映了温病发展过程中的病位浅深、病情轻重及病程先后。卫分证是温邪刚刚侵入人体，正气还强，邪气亦不盛，正邪交争于肺卫，称为表证，病势轻，病位浅。病情进一步发展进入气分证，温邪已开始入里，开始影响脏腑功能。此时邪气盛而正气不衰，正邪斗争有力，人体抗病活动亢奋，病势较重，部位在肺、胃和大肠等，较卫分深一层重一层。但是卫分证、气分证还只是功能活动的障碍。到了营血阶段，则以损伤有形物质为主，邪气仍盛而正气始衰，这是正气久战于卫分和气分，正气开始消耗，故在营分证时，病变部位在心营，病势较卫气都重。病情进一步发展，进一步消耗人体有形物质，正气进一步衰减，病情最重，病位在肝肾为血分证。但血分证又可分两种情况：一是正衰邪气盛，表现为血热动血和热极生风，一是邪气少而正气大衰，表现为亡阴失水和虚风内动。从以上看出，卫气营血辨证反映了温病浅深轻重的一般发展规律，又代表了四类不同的证候群。掌握了不同阶段的证候特点，掌握了卫气营血的发展规律，对于诊治温病，判断预后，有着非常重要的意义。

故在临床上，诊治温病时，首先看看有无卫分证，其次看有无气分证，再看有无营分证，最后看有无血分证。按照这样的规律思维，才不至于发生诊治上的错误。

具体卫气营血见证的辨证要点简言之，见到发热微恶风寒，口微渴、脉浮数就可诊断为卫分证，卫分证之后见到壮热不恶寒、口渴、脉洪大、苔黄就可诊断为气分证，若出现身热夜甚、心烦、舌红绛、脉细数就可诊断为营分证，之后见到身热躁扰、斑疹或见动风等证，就可考虑进入血分证了。

二、在卫汗之可也，到气才可清气，入营犹可透热转气，如犀角、玄参、羚羊角等物，入血就恐耗血动血，直须凉血散血，如生地、丹皮、阿胶、赤芍等物。

此段提出了温病不同阶段的治疗原则。

在卫汗之可也——是指在卫分证阶段应当用清解透邪的方法，祛除温邪，使营卫调合而汗自出。故此处的“汗”不是发汗，而是透汗，不是方法，而是目的，出汗是病情向愈的标志之一。这里与伤寒的辛温发汗法截然不同。伤寒初起是表寒证，是由于感受了寒邪，寒主收引风寒束表卫阳被遏而发生恶寒发热、无汗、脉浮紧，苔薄白等证，可以用辛温发汗的办法，使寒邪随汗而解。而温病是感受温邪，温热邪气为阳邪，主升发疏泄，故有汗出，但由于温邪干扰，营卫失调，故汗出不畅。若此时误用辛温发汗法，就会助热邪进一步伤津，热邪上攻，出现变证。此时只宜用辛凉清解的办法，选用清轻宣透的药物，清透热邪，使表清里和，营卫自通则汗自热排出，不用发汗的办法达到了汗自然而出的目的。如银翘散就是清透表邪的方子，使邪气去，营卫自调而汗自然而出。所以治疗卫气证，应在清解透邪上下功夫，才是实质。

“到气才可清气”，就是说不到气分不可清气，到了气分才可清气。所以气分证初起但卫分证未罢，或是卫气证都不可用清气法。这是因为清气法多用苦寒药物，过度过早用寒凉药物会阻碍邪气外透，使表邪不解或引邪内陷。故必待肺卫之证已罢才可清气。

至于清气之法，大致有以下五种：

1. 凉剂微清气热——适用于气分之热初起，热势还未嚣张之时。如连翘、芦根、梨皮、竹叶等。

2. 寒剂大清气热——适用于气分热甚之期，但又未里结。药如生石膏、寒水石、知母等。

3. 苦寒直折气热，适用于热邪深入气分深层，有化火之势时。如黄连、黄芩、黄柏、栀子等。

苦寒直折与凉清、寒清是有区别的，凉清寒清之药除热，都是通过透热而达到清热的目的；而苦寒直折，则是使热从内从下而降，一透一降，有所不同。

4. 苦寒攻下泄热，适用于气分热炽，与大肠糟粕相结的阳明腑实证，如大黄、芝硝、番泻叶、芦荟等。

5. 甘寒生津以清气热，适用于气分热甚，津液受伤较重之时，常与以上四种配合使用，如沙参、麦冬、石斛、花粉等。

“入营犹可透热转气”，此句是省略之言，意思是说邪入营分主要是清营分之热邪，还可以佐以透热转气之品。

营为“血中之气”，伤营是伤血的轻浅阶段，是伤害有形物质的开始，病情尚有转机。此时主要是清营中之热邪，但不要忘记配以气分之药以透热转气。原文的犀角、玄参、羚羊角似属不合，没有透热转气之作用。应为银花、连翘、竹叶等。这些药为植物之花、壳、叶、质轻而有宣透发散之功，可以内清外透，使热邪转出气分而解。如清营汤中：犀角咸寒，主清心营之热；黄连苦寒，配犀角增强清心力量；生地、元参、麦冬、丹参四药相配，甘寒、咸寒相伍，滋营阴而清营热，扶正而不留邪，再配以银花、连翘、竹叶性凉质轻的药物，轻清透泄，宣通气机，使营热有外达之路，促其透出气分而解。此即是“透热转气”的具体运用。是否转出气分，当验之于舌，舌由红绛无苔变为舌红苔黄，说明已转气分。

“入血就恐耗血动血，直须凉血散血”，血分证是由营分证进一步发展而来。耗血指消耗血中营养物质，动血指热邪迫血妄行、灼伤血络造成人体各部分的出血，留在皮下为发斑，上溢清窍则吐衄，下溢浊窍则为尿血、便血、非时经血。故要凉血散血。用凉血的目的是因为热在血分，热不去则血不止。不可用炭类涩药，防其涩滞留瘀，热闭于内。导致热愈炽血愈溢，欲止血而促出血，事与愿违。

有瘀应当活血，为何提散血呢？散血不仅包括活血，还有养阴的含义。

活血的含义　①在热邪引起出血的时候往往针对病邪用大剂寒凉之品以凉血止血，但“血遇寒则凝”，恐生瘀滞，加入活血之品以防寒凝，如丹皮、赤芍、桃仁之类，防凉血药的副作用。

②活血药有积极的治疗作用，出血本身常有瘀血，如发斑、蓄血等，往往阻碍血液的正常运行而导致进一步出血，用活血药消散瘀血可以来止血，如赤芍、丹皮等。但不可用当归等温燥药物来活血，以防助热动血引起进一步的出血。

③活血药还可散血中伏热，如丹皮辛寒，寒清热，辛可散热，伏热得散以防耗血动血。

养阴作用　血分热毒炽盛，耗伤血中津液，导致血液浓缩，运行艰涩，容易形成凝滞不行引起出血。斑色紫、舌质绛都说血液浓稠，用大剂养阴之剂。滋阴养液，使血中津液充足，使血液释稀，血流畅快，瘀滞可散，故散血含养阴之意，加生地不仅凉血，也有滋阴养液之意。吴鞠通云：“地黄去积聚”，就是通过滋阴养液，使血液不致浓缩而去积聚。

止血与散血，是对立统一。血热动血而先凉血止血，但离经之血，瘀于体内，阻滞血液运行又会引起新的出血，也要散而去之。止血者，止其欲出之血；散血者，散其离经之血，又兼释稀作用。故止血散血同用，止血而不留瘀，散血而助止血，相辅相成，相得益彰，具有辩证法思想。近年报道的抢救休克并发DIC（弥漫性血管内凝血）时、配合血府逐瘀汤，对改善微循环障碍有明显效果。

“否则前后不循缓急之法，虑其动手便错，反致慌张矣”，此段告诫人们，假如不对卫气营血发展变化有全面的认识，就容易引起开口动手便错，甚至造成病情恶化，以致慌张无策。如卫分证过早清下，或辛温发汗，引起邪气内陷；热在营分该透不透以致深入血分，造成不应有的损失。

此节原文意义深刻，是叶氏创造性发挥，至今仍有效地指导着临床治疗。足见叶氏远见卓识，确为临床经验之谈。

〈三〉①盖伤寒之邪留恋在表，然后化热入里，温邪则热变最速。未传心包，邪尚在肺，肺主气，其合皮毛，故云在表。②在表初用辛凉轻剂。夹风则加入薄荷、牛蒡之属。夹湿如芦根、滑石之流，或透风于热外，或渗湿于热下，不与热相搏，势必孤矣。

本节论述伤寒与温病传变上的区别以及温病初起“邪尚在肺”的治法。

本节分两段讲解。

一、论述伤寒与温病在传变上的区别。

伤寒、温病都是外感病，但病因不同，故病机、临床特点、治疗原则也有不同。二者都感外邪。但一为寒邪，属阴；一为温邪，属阳。伤寒感受的是寒邪，寒邪收引，初起在表，卫阳被遏，呈表寒证，经过一段时间，然后化热入里，成为里热证病邪性质发生了改变。由寒化热，由表入里，需要一定时间，故化热入里较慢；温病则不然，感受温热邪气，属阳邪，初起即为表热证，入里没有化热过程，病邪性质没有发生改变，故比伤寒入里传变快，同时阳性主动，入里也快一些。故叶氏归纳“伤寒之邪留恋在表，然后化热入里，温邪则热变最速”。以上讲的是邪气性质对传变的影响，还要看体质，体质不同，则传变也有快慢，先看伤寒：

1. 素体阳实，阳气偏旺，感受风寒，皮毛闭塞，寒邪从人体之阳盛化热较快，往往呈阳明证。

2. 阴虚火旺之体，感受风寒，也易化热，并更伤其阴，往往呈少阴热化证。

3. 阳虚阴盛之体，阳气不足，功能低下，化热迟顿，为时日久，或者不化热而直传三阴证（三阴虚寒证）。

4. 湿邪偏盛之体，湿为阴邪，性主黏腻，阻遏中阳，也化热较慢，甚者呈寒湿证。

温热邪气袭表，没有化热过程，故相对伤寒为快，但体质不同，入里也有快慢，一般来讲，素体阳实与阴虚火旺者入里快，阴盛阳虚与湿盛者入里较慢。

在临床上往往看到感受寒邪的人，初起恶寒发热，头痛、流涕等证，一般经过几天才会不恶寒单发热、口渴等里热证。而感受温邪则不同。一开始有点恶风寒，稍感不适，很快就会出现发热、口渴、汗出、咽痛等里证，有些小儿还会出现抽风昏迷等心营证，故感温邪者较感寒者入里快。

总之，必须审查内外因素，不仅看到邪气性质，还要看到体质因素，才能得出正确的结论。

“未传心包，邪尚在肺，肺主气，其合皮毛，故云在表”。此话是插话。前面讲的是传变，后面讲的是邪在表的治疗，中间这句话是因为学生提出了“感热邪传变最速，是否一开始就入心包?”叶氏回答只要没有入里传入心包，邪气还在肺的阶段，因为肺主气，其合皮毛，温邪袭肺，引起肺的宣发肃降功能和卫外功能失常，还是肺卫问题，“故云在表”。

二、说明温邪夹风夹湿在肺的治疗原则。

“在表初用辛凉轻剂”是说温热邪气侵袭于肺，引起肺的宣降，卫外失司，出现发热、微恶风寒、咽红、咳嗽等证，则用辛凉清解的办法，清解表热，邪热去腠理条达而愈。下面讲夹风夹湿的治疗。温邪最易夹风夹湿，有夹杂证的治则也有变化。一般来讲夹风可见风性疏泄的特点，如伤风则恶风，风性疏泄则有汗风热上攻头目则头晕目赤等表现。治疗的时候就要辛散疏解之品，如牛蒡子辛平，功能疏散风热、宣肺透疹；薄荷辛凉，功能疏风散热，使风邪透出体外。如果夹湿就会有湿阻气机的表现，如湿困肌表的头身重痛、气力，湿困脾胃气机的脘腹胀满纳呆等外湿内湿表现。治疗的时候就要加上渗利湿邪的药物，如芦根甘寒，清热生津利尿，滑石甘寒，清热利尿，使湿邪渗出体外。这样温热邪气不与风邪、湿邪互相搏结，剩下单纯温热邪气就好治了。

不然的话，风与热相合，风助火势，更伤津液，津液大伤，水不制火，风热愈炽，如此恶性循环，不可收拾。若湿与热合，湿热裹结，如油入面，难解难分，湿性黏滞，一时难以化掉，阻滞气机，影响人体正常功能。即下节所指的“两阳相劫”与“浊邪害清”。具体表现下节再讲。

补充两点：

叶氏的“透风于热外”这种疏散的治法不仅用来疏散在表的风邪，还可以疏散火郁，如临床因火郁引起的红肿热痛之证都可以加入疏散的药物以开郁散热。

叶氏的“渗湿于热下”只是举例而言，不是治湿的大法，湿邪在上应宣，在中应燥，在下应利。一般来讲，在表证阶段还是宣透为主。

〈四〉①不尔，风夹温热而燥生，清窍必干，为水主之气不能上荣，两阳相劫也。湿与温合，蒸郁而蒙蔽于上，清窍为之壅塞，浊邪害清也。②其病有类伤寒，其验之之法，伤寒多有变证，温热虽久，在一经不移，以此为辨。

本节承上节进一步论述温热夹风夹湿的证候大概以及湿热病与伤寒的鉴别要点。

本节分两段来理解。

第一段论述温邪夹风夹湿的证候大概。

“不尔”，即不这样作，或当“否则”理解，就是不按上节“透风于热外、渗湿于热下”的办法治疗，就会出现以下情况：

1.“风夹温热而燥生、清窍必干”，是说温热夹风没能通过辛凉疏散，使风透出体外，而是风热相合，风邪与热都是阳邪，都性好动，都伤津液，这样风火交炽，津液大伤，水不制火，风热愈盛，自然津液大伤，没有津液上荣清窍，而清窍只有在津液正常滋润下才能发挥正常功能，无津上荣人体就会出现如口干鼻干咽干唇干，干咳无痰等干证，这是风热伤津的典型表现。叶氏归纳为“为水主之气不能上荣，两阳相劫也”。两阳相劫——两阳指风邪热邪两个阳邪，劫指劫伤津液。

两阳相合——耗伤津液——水不制火，风热愈盛——伤津——清窍必干

2.温热夹湿没有用“渗湿于热下”的办法治疗，湿热没有分离，而是湿热裹结，热处湿中，热蒸湿动，湿热弥漫于上，阻滞气机，蒙蔽清窍，清阳之气被湿热邪气所阻滞，就会出现耳聋鼻塞等证，叶氏归纳“清窍为之壅塞，浊邪害清也”。浊邪，指湿热邪气，害清，清指清窃，蒙蔽清窍之意。

湿热裹结——热蒸湿动——湿热弥漫于上——蒙蔽清窍

第二段论述湿热病与伤寒的鉴别要点。

为何要鉴别两病？二者初起都有恶寒发热、头身病、口不渴等证，容易弄混。吴鞠通在《温病条辨》中提到“湿温恶寒发热，头痛、身痛，有似伤寒”。这是湿为阴邪，寒也为阴邪，二者都伤阳气，故在初起症状有相似之处。叶氏云：“其验之之法，伤寒多有变证，温热虽久，在一经不移，以此为辨。”

“伤寒多有变证”是说伤寒传变多，初起寒邪在表呈表寒证，之后郁而化热传入阳明，继而转入半表半里之少阳，进一步发展损伤阳气进入三阴证。如此以浅入深，由表入里，证候不断变化。

“温热虽久，在一经不移”，此处“温热”应作“湿热”理解，不然就与上节的“温邪则热变最速”矛盾了。实际上也是湿热病传变少温热病传变多。这是因为湿浊重浊黏腻，阻遏气机，损伤阳气，脾阳被困化湿无力故传变较少，另则湿热邪气不化燥时多不入营血。在卫分阶段与气分阶段界限不明显，逗留于卫气不解在临床上看变化不大。叶氏云：“久在一经不移”是有道理的，但说“以此为辨”就不全面了，鉴别主要是从病因，病机，证候表现上下功夫，一则二者单从传变上看只是次要方面，另则等到“久在一经不移”为时日久已失去了鉴别的时间性与治疗性。

二者虽然有相似之处，但湿毕竟是湿，寒毕竟是寒，本质有别，还是不难找出二者的鉴别点的。寒主收引，故初起是寒邪束表，头身痛应是紧束的，脉是浮紧的，苔是薄白的；而湿性黏滞，故初起湿困肌表，头身重应是沉重的，脉是濡的，苔是腻的，还有湿困脾胃的脘腹满闷的兼证。二者一比，区别明显。在治疗上伤寒初起是表寒证，应以麻黄桂枝等大辛大温之品，发汗去邪：而湿热病初起湿困肌表，应治以辛温芳香之品疏散表湿，因湿热影响气机，还要配上行气之品以化湿浊。二者治则不同，不可误用。若湿热病误用辛温发汗法，大汗伤心阴，大辛大温蒸动湿浊上蒙清窍。吴鞠通提到“汗之则神昏耳聋，甚则目瞑不欲言”。

从以上几节看来，传变上最快的是温热邪气，古人形容“其来也速，其去也快”，传变如“抽丝剥茧，层出不穷”。其次是伤寒，由寒化热而由表入里，后又入三阴证，“一日太阳受之，二日阳明受之，三日少阳受之……”再其次是湿热病，传变慢且少。古人形容“其来也渐，其去也迟”。叶氏的“以此为辨”只可做参考之用。

〈五〉①前言辛凉散风，甘淡驱湿，若病仍不解，是渐欲入营也。营分受热。则血液受劫，心神不安，夜甚无寐，或斑点隐隐。②即撤去气药，如从风热陷入者，用犀角、竹叶之属；如从湿热陷入者，犀角、花露之品，参入凉血清热方中。③若加烦躁，大便不通，金汁亦可加入，老年或平素有寒者，以人中黄代之，急急透斑为要。

本节进一步论述温热邪气夹风夹湿传入营分的见证及治疗。

本节分三段讲解。

一、营分证的表现。

如果按照上节的温热夹风用辛凉疏散法，温热夹湿用甘淡祛湿法治疗，病情并未予期而解，就要传入营分了。是不是用药原则不对呢？一般来讲不是治疗原则不对，而是正气不足，尤其是心营素虚之人，邪气乘虚而入，进入营分。

下面介绍温邪进入营分的表现。温邪进入营分是对有形物质损害的开始。“血液受劫”是据热邪耗伤血液：“心神不安”是因为心主血，血舍神，目前热邪进入营分以致热扰心神而致心神不安，如同在正常水温下鱼可以自由自在地生活，水可以养鱼。如果水温升高或热流冲入水中，鱼就会乱蹦乱跳不得安生。心神不安也是此理。“夜甚无寐”是说白天心神不安，到夜间更重，重到无寐程度。这是因为夜间人体卫气行于阴，致使营分正邪斗争激烈，故不得寐。“或斑点隐隐”是热邪进入心营，脉管内血液受热邪逼迫妄行，流速快，压力大，加之热邪灼伤血络，血液溢出脉外留于肌肤而成斑点。由于营分证只是损伤血液的开始，出血少而散在，而呈“斑点隐隐”。

二、论述营分证的治疗原则。

“即撤出气药”是说不再用前面讲的气分药物了。要重在清营配以透热转气之法。这是因为邪在心营，气分药已起不到清营作用，而且大部分气分药苦寒，容易化燥伤阴，不仅无益而且有害，故撤去大队气分药物，透热转气的气分药物还是要的。

具体到营分证治疗。叶氏云：“风热陷入者用犀角、竹叶，湿热陷入用犀角、花露等，参入凉血清热方中。”是说由于陷入的病因不同有温热夹风夹湿的区别。用药有所偏重。总的说来清营之剂，犀角为主要药物，犀角酸咸寒，入心以清心，功能清热凉血，定惊解毒。用尖效更好。若无犀角，可用水牛角代，量宜大。假如夹风陷入者，可加竹叶这一类药物，甘寒，质地轻清，可以清营透风热于外。如银花、连翘这一类轻清透热转气药物均可。何如温邪夹湿而入则加入银花露这一类药品，花露是银花的水蒸气冷却而成，性味甘寒，功能清热、芳香化湿，既清热又化湿。

如何知道夹风与夹湿呢？可以从病史与目前症状分析。温热夹风陷入者病史中多有恶风、头目眩晕等风的特点；温热夹湿陷入者初起多有恶寒发热，头身重痛、脘痞胸闷等湿邪为患的特点。陷入营分后，虽都有心神不安，夜甚无寐的症状，夹风者烦躁甚；夹湿陷入者烦躁轻，可以区别。

三、津伤热结的治疗原则。

假如临床见到烦躁、大便不通，说明是邪热太甚、津液大伤，已形成热毒内结。烦躁与便不通的关系是热邪太甚大伤津液，肠液大伤而成燥屎，燥屎与热邪固结，壅塞肠道，腑气不通导致全身气机失常，气机不畅，气郁化火，上扰心神而见烦躁，此时矛盾主要是热毒与燥屎固结难解，固结不去上扰心神下灼肠津，恶性循环，后果不可收拾。故用金汁以解毒辟秽，攻下固结，但金汁大苦大寒易伤脾胃阳气，“老年或平素有寒者，以人中黄代之”，若体差阳素不足者可用人中黄代替。人中黄甘寒，清热解毒，性质较金汁为缓。

金汁制法　用健康人之粪便密封于缸中，埋于地下三尺（多在路旁）。过一年或三年，经过春夏长夏秋冬，五气俱备，打开后取上面汁用。性苦寒，稍有清香味，是清热解毒，攻逐固结之佳品。人中黄是以甘草放入竹筒，用布塞紧节口松香封固，刮去篾青，浸入粪坑，入冬放入，开春取出，阴干竹筒后劈开取出甘草晾干即人中黄，因为甘草所制，较金汁为缓。对急性热毒内结，二药有特殊疗效。目前因清洁关系已很少运用。可用生大黄、元明粉代替。

此法一定用在烦躁又兼大便不通的热壅特甚，体质强实者，用之不当会引起热毒内陷、内闭外脱的险局。

“急急透斑为要”，此处的透斑是使斑“透”出，不是用“透”法，是目的不是方法。温病发斑说明热邪深入营血，损伤血络。迫血妄行溢出脉外留滞肌肤而为斑，是气血同病的重证。温病发斑是坏事也是好事，有斑说明热毒深入营血为重证，但斑发出来可以使热毒外达，病情向好的方面转化。故使该发之斑发出成了治病的重要一法。斑发不畅往往是热邪壅塞气机，甚者热邪与大肠槽粕相结合，故应用凉血清热解毒，重者兼以攻下，去其壅塞，使气血通畅，邪有外达之机。陈光淞云：“炀灶减薪，去其壅塞，则光焰自透。”就是这个道理。如果误用了提透的办法，不仅壅塞不去，反而使热毒愈为燔炽，上扰下灼，正气耗伤，变证丛生，致成燎原莫制之势。

故“透斑为要”要在清热泄毒、攻其壅塞上下攻夫，使气机通畅，热邪有外达之路。

〈六〉①若斑出热不解者，胃津亡也，主以甘寒。重则如玉女煎，轻者如梨皮、蔗浆之类。②或其人肾水素亏，虽未及下焦，先自徬徨矣，必验之于舌，如甘寒之中加入咸寒，务在先安未受邪之地，恐其陷入易易耳。

本节紧接上节，介绍斑出而热不退的原因及治疗原则。

本节分两段理解。

一、若斑出热不解者，胃津亡也，主以甘寒，重则如玉女煎，轻者如梨皮、蔗浆之类。

此段主要介绍发斑而热不退的证治：

温病发斑，多因气分热炽，窜扰血分，气血两燔，邪热灼伤血络、迫血妄行，使血溢出脉外，瘀阻于肌肤而成。古人有“斑发阳明”“斑发于胃”之说。温病过程中发斑，是坏事也是好事，坏事说明病情深重，气血两燔；好事是说明热毒之邪有外出透转之机，可随斑出而外解。一般来讲，斑出之后热开始消退，神志也开始清楚，病情向好的方面转化。假如此时出现了“斑出热不解”的情况，一般都是“胃津亡的结果”，“亡”——当大量丢失讲。是由于邪热灼伤胃津，胃津伤不能制火，出现了胃津大伤而高热不退的证候。

此时的治疗要针对病因，“主以甘寒”，即用甘寒生津的药物以生津清热。补充津液以制火邪，所谓：壮水之主，以制阳光。同时要视病情不同配以清热药物以祛邪。证情重者要甘寒生津与清热解毒同用。“如玉女煎”是说仿玉女煎的组方原则来组方。玉女煎是明代张景岳创立，有生石膏、知母、熟地、麦冬、牛膝，清热与滋阴同用，用于内伤杂病，用来治少阴不足、阳明有余之烦热干渴、头痛、牙痛、失血等阴虚火旺之证。叶天士的“如”字就是用生石膏配地黄的清热与滋阴同用的原则来组方。因熟地性温滋腻，壅滞气机，容易恋邪助热而易为生地，生地甘寒生津滋阴以清热。牛膝性温而且下行，于病无用且有助热之弊，故舍去；再加元参增强滋阴作用。这样生石膏、知母清热，生地、元参、麦冬生津，共成清气生津之效。吴鞠通在《温病条辨》中说：“气血两燔，不可专治一也，故选用张景岳气血两治之玉女煎，去牛膝者，牛膝趋下，不合太阴症之用。改熟地为细生地者，亦取其轻而不重，凉而不温之义，且细生地能发血中之表也。加元参者，取其壮水制火，予防咽痛失血等证。根据我们的经验应加入银花、连翘、公英等解毒药。

叶氏所指的“轻者”，是指热邪不重而胃津大伤的情况，一般来说热度较前者为轻。可以用梨皮、蔗浆等水分多的药物来补充胃津，胃津充足，热度自然就下来了。另外还可以用五汁饮，也就是“之类”的意思。五汁饮有梨汁、荸荠汁、鲜苇根汁、麦冬汁、藕汁。五汁和匀凉服，不喜凉者，重汤燉服。

二、肾阴虚的证治。

有的人肾水素亏，虚热内生，此种体质的人邪热最易乘虚深入下焦为患，伤及先天之本，造成严重后果。

此处讲的是“邪未及下焦”，即邪热还没有侵犯到下焦，肾就先自已徬徨了，“徬徨”当游移不定讲，也有人认为当盘旋回转讲，总之，邪气未到，肾已经相当紧张了。这是因为邪气侵犯上中焦，上中焦津液大伤，总要影响到下焦，若热邪一到下焦，势不可收拾。所以我们要先安排好薄弱环节，以防邪气来犯。

如何知道肾水方损呢？“必验之于舌”——肾水不足者，舌必红绛枯萎，少苔，尤其是舌根无苔，另外还有口干、颧红、耳聋、腰痛、五心烦热等证。肾水亏损的表现是很明显的。

治疗的时候就要在甘寒之中再加咸寒之品，如鳖甲、龟板、玄参之类，甘寒生津补充上中焦，咸寒之品滋补肾水，下元充足则热邪无传入之机，以免热邪深入下焦为患。

这是一种具有预防思想的治疗法则，是控制病情发展的一项积极措施。故叶氏云：“务在先安未受邪之地，恐其陷入易易耳”。未受邪之地指的是根据病情演变、经络联属最易被外邪侵袭的部位。要安排好此地，以防热邪深入为患。章虚谷说：“……如仲景之治少阴伤寒邪在本经，必用附子温脏，即是先安未受邪之地，恐其陷入也。热邪用咸寒滋水、寒邪用咸热助火，药不同而理法一也。”就是说伤寒病邪还在经并未入脏，即用附子温脏，是使肾脏充足，邪不可干。本法是邪在上中焦，即要充实不足的肾脏，以免热邪陷入，故理法一也。

〈七〉①若其邪始终在气分流连者，可冀其战汗退邪，法宜益胃，令邪与汗并，热达腠开，邪从汗出。解后胃气空虚，当肤冷一昼夜，待气还自温暖如常矣。②盖战汗而解，邪退正虚，阳从汗泄，故渐肤冷，未必即成脱证，此时宜令病者，安舒静卧，以养阳气来复，旁人切勿惊惶，频频呼唤，扰其元神，使其烦躁。但诊其脉，若虚软和缓，虽倦卧不语，汗出肤冷，却非脱证；若脉急疾，躁扰不卧，肤冷汗出，便为气脱之证矣。③更有邪盛正虚，不能一战而解，停一二日再战汗而愈者，不可不知。

本节进一步说明温邪始终流连气分的治疗大法及产生战汗的情况。

本节可以分三段来理解。

一、介绍战汗。

温邪在表未解内传气分，而后始终流连气分不解，在此阶段的特点是邪气较强，正气亦不衰，正邪相持，邪气无力传入营血，正气也无力祛邪外出，而停留气分日久。往往正气寻找机会，奋起祛邪，发生战汗。通过战汗邪气排出体外。所以说在温病过程中出现战汗，是一种好现象，是一种祛邪的方式。

战汗的定义：温邪流连气分阶段，正邪相持，正气奋起鼓邪外出所致。表现为突然全身战栗，继之全身汗出而病情向好的方向转化。

战汗的临床表现是先全身战栗，甚者肢冷脉伏，这是正气奋起抗邪，正邪剧争而产生“战”，阳气集中力量在气分与邪争斗，一时不能布满全身而肢冷脉伏：通过斗争，邪气松动，正气祛邪外出，腠理开而汗出，邪气随汗而去，全身透出大汗，产生“汗”。故叶氏说：“其邪始终在气分流连者，可冀战汗透邪。”“冀”当“借助”讲，就是说正邪交争于气分可借助战汗来使邪透出。战汗的机制是“邪与汗并，热达腠开，邪从汗出”。方法是“法宜益胃”。

这里有两个问题需要搞清楚，一是如何知道邪气流连气分。章虚谷说：“不恶寒而发热，小便色黄，已入气分矣。”不恶寒而发热是已离卫分，小便色黄是邪在气分所致，说明邪已在气分。吴坤安说：“凡舌苔白中带黄，日数虽多，其邪尚在气分流整，可冀战汗而解。”从舌苔上的变化也可以辨别出温邪是否流连气分。

一是“益胃”的含义，王孟英说：“益胃者，在疏瀹其枢机，灌溉汤水，俾邪气松达，与邪皆行”。从战汗的机理看“益胃法”不是补益胃气，而是用清气生津的药物，使气机宣通，邪有外透之路，同时生津扶助正气，使汗出有源，而达到腠理通达，邪随汗出。临床上发生“战”的时候，若来不及给药可以给点糖姜水，以补充津液，也可促使“汗”出而愈。

下面是讲战汗后的表现：“解后胃气空虚，当肤冷一昼夜，待气还自温暖如常矣”。这是因为“战”的时候正气与邪争斗，加之阳气随汗而大泄，战汗后阳气一时不足，阳气不足不能起温煦作用而表现肌肤发凉；阳气不足，功能低下而表现静卧懒言。这是一种暂时的但又是必然的现象。一般持续一昼夜，待阳气恢复，温煦作用恢复则温暖如常，同时人的生理功能恢复，精神大振。

二、介绍战汗与脱证的鉴别。

战汗后由于阳气一时不足而出现肢冷汗出、静卧懒言。这个情况要与发生于气分的脱证相鉴别。气分阶段产生脱证的机制是热邪大量消耗津液，或误汗误下耗伤津液，津液亡阳气也随之外脱，阳脱不能固摄汗出不止，阳脱不能温养则体温骤退，肌肤冰冷。二者机制不同，治法各异，故要鉴别。

二者鉴别点：

神、脉：战汗是邪气去正气未复故神清嗜卧，叫之能应，脉虚而和缓，一派邪去正虚之象。脱证是邪盛正脱，故神志不清（正脱）或烦躁不安（邪盛为主）；脉急疾（邪盛）或散大不还（正脱）。

汗：战汗是正气祛邪外出，腠理开而汗出，汗为水珠状，是先汗出后肤冷。脱证是邪盛正脱。不能固摄阴液出，故汗出如油或大汗淋漓，是先肤冷后汗出不止。

陈光淞在注释中说："汗出肤冷与肤冷汗出有区别：汗出肤冷者，汗后而热退肤冷，此邪解正虚之象，故云非脱，即仲景所谓汗泄热去身凉即愈；肤冷汗出者，即《伤寒论》中所谓亡阳遂漏不止，与汗出如油。"具体讲出了肤冷与汗出二者的因果关系，也反映了二证的鉴别点。

从治疗上看。战汗后的肤冷是正常的，可以待其自然恢复正常。而脱证则要急以益气固脱，用生脉散以益气生津，敛汗固脱。

对于战汗后的休息很关键，叶氏云："此时宜令病者，安舒静卧，以养阳气来复，旁人切勿惊惶，频频呼唤，扰其元神，使其烦躁。"就是说对于战汗后由于阳气一时不足的情况要使息者安静休息，以养阳气。不可认为是脱证，大惊小怪，影响病人的精神，轻者恢复慢，重者引起复发。条件许可的话可以给病人一些米汤，补充津液，保护胃气。

三、论述邪盛正较虚，一汗不解再汗而愈的情况。

叶氏云："更有邪盛正虚，不能一战而解，停一二日再战汗而愈者，不可不知。"除了上面讲的战汗之外，还有一种邪气盛而正气相对不足，正气奋起寻找机会祛邪外出，由于邪盛以致一次战汗不能全部祛邪外出，待一二日正气恢复再次奋力祛邪出而愈，还有一战二战三战而愈的，医生不可不知，对再次战汗更要注意使用"益胃"法了。

再补充一点。在温病的全过程中有没有通过补益法来使"战汗"祛邪外出呢？吴鞠通在《温病条辨》下焦篇中说："而气久羁，肌肤甲错，或因下后邪欲溃，或因存阴得夜蒸汗，正气已虚，不能即出，阴阳互争而战者，欲作战汗也，复脉汤热饮之，虚盛者加人参，肌肉尚盛者，但令静，勿妄动也。"是说对于津液大伤的病人，由于治疗得法，或邪欲溃或存阴得液蒸汗。正气奋起祛邪外出，而发生"战"，此时正气大伤可以用外益的方法来扶助正气，以促使"汗"的发生，此种情况已超出邪留气分的范围，提出来供大家参考。

〈八〉①再论气病有不传血分，而邪留三焦，亦如伤寒中少阳病也。彼则和解表里之半，此则分消上下之势，随证变法，如近时杏、朴、苓等类，或如温胆汤之走泄。②因其仍在气分，犹可望其战汗之门户，转疟之机括。

本节论述温邪留于三焦的证治。

本节分两段来理解。

一、温邪郁阻三焦、气机滞塞之证治。

“论气病不传血分，而邪留三焦是接着上面论治温邪久在气分的一类证候。假如温邪既不外解又不内传营血，而是长期留于三焦，从而影响三焦功能出现的病变。病变的特点要从三焦功能来考虑，三焦的生理功能是人体阳气和水液运行的通道，如《难经·六十六难》“三焦者，原气之别使也，主运行三气，经历于五脏六腑”。是说三焦是人体阳气的通道，三气指宗气、中气、元气，即人体进行生理活动的动力。在《素问·灵兰秘典论》云：“三焦者，决渎之官，水道出焉。”是说三焦是管理水道的，水液运行都与此有关。在三焦气化作用下，水液得以正常敷布。假如温邪留于三焦，阻滞三焦气机，气机不利则水道也不利，水液不能正常敷布，停于三焦而成痰湿既是病理产物又是致病因素，痰湿进一步阻滞三焦气机，水液运行，上中下三焦的病变：

上焦——肺宣降失常，卫外失司。表现寒热起伏、胸闷、头身重痛等证。

中焦——湿热郁阻脾胃，运化障碍、气机宣降失常。表现为脘腹胀满、呕恶等证。

下焦——大肠、膀胱气化不利、水道不通表现为小便不利、大便不畅。

这些症状同伤寒的少阳证表现相似。“亦如伤寒中少阳病也。”这是因为温病中的三焦气分证与伤寒中的少阳证都与气机运行有关，二者生理功能都主气机运行。三焦主人体气机上下运行，是竖行的；少阳是主人体的内外气机运行，是横行的。故说三焦病变与少阳证相似，但治法就不一样了。

“彼则和解表里之半”，“彼”指少阳证，病机是伤寒之表邪入里，阻于少阳。少阳在半表半里，主气机出入，邪气阻于少阳则出入枢机不利，该进不得进，该出不能出，出入开合失司。故治疗重点是清透少阳邪气，也称和解少阳。通过清透少阳邪气，气机畅通，开合功能恢复正常。

“此则分消上下之势”此指三焦气分证，邪气停于三焦，三焦主运行阳气、水液的功能失常，上下不通、气机不畅。治疗就应分消——分道而消，即使上中下三焦的邪气从不同部位分道而出，如在上焦用杏仁宣上焦之邪，邪在中焦用厚朴以畅中焦痰湿，邪在下焦用茯苓利下的方法去邪。即针对不同部位用不同药物祛邪外出，以上用药是举例而言，可以对症用药。另外也可用温胆汤这样的方子来祛除邪气。“走泄”指走动排泄，使邪气走动排出体外。陈光淞在《条辨新编评注》中具体分析了温胆汤。他说：“温胆汤方用半夏、陈皮、茯苓、甘草、竹茹、枳实。半夏化痰行水、发表开郁，陈皮能理气燥湿，导滞消痰，为宣通气分之药，茯苓渗湿，甘草入凉剂泄邪热，竹茹除上焦烦热，枳实破气行痰，止咳消痞，均属宣导之品。所以谓之走泄也。”

但要注意，分消走泄法则只是温邪久留三焦气分的一种治法，只适用于气机不畅、痰湿为主的证候。其他温热为主的证型不可用，若误用分消走泄之法，会促使化燥伤津，致病情转重。总之，对于温邪在三焦气分的病情必须随证情的变化而立法施治。这就是叶氏上面提出的“随证变法”的主要精神。

二、论述邪气久留气分，从气分而解的两个途径。

“因其仍在气分”是说邪气只要在三焦气分，“犹可望战汗之门户”是说可以治疗，使邪气松动，正气奋起，通过战汗来祛邪外出。“转疟之机括”是说经过治疗，转变成疟状，逐渐痊愈。

〈九〉①且吾吴湿邪害人最广，如面色白者，须要顾其阳气，湿胜则阳微也，法迎清凉，然到十分之六七，即不可过于寒凉，恐成果反弃，何以故耶？湿热一去，阳亦衰微也；②面色苍者，须要顾其津液，清凉到十分之六七，往往热减身寒者，不可就云虚寒，而投补剂，恐炉烟虽熄，灰中有火也，须细察精详，方少少与之，慎不可直率而往也。③又有酒客里湿素盛，外邪入里，里湿为合。在阳望之躯，胃湿恒多；在阴盛之体，脾湿亦不少，然其化热则一。④热病救阴犹易，通阳最难，救阴不在血，而在津与汗，通阳不在温，而在利小便，然较之杂证，则有不同也。

本节论述湿热病的证治，内容比较广泛。

本节分四段讲解。

一、素体阳虚患湿热病的证治。

“吾吴”指苏州市及附近地区。春秋战国时期苏州地区属吴国，建都于此，又是叶氏的家乡，故称“吾吴”。实际上代表了我国江浙一带气候。此地区气候，气温较高，雨量较多，尤其是夏秋季节，天气酷热，阴雨绵绵，热蒸湿动，湿热弥漫，自然环境中湿热邪气很盛，人之所触，呼吸所入，无不与湿热邪气相接触，所以患湿热病的很多，较其他致病因素而言是“害人最广”。“面色白者”指阳气素虚之人，因阳虚气血不能上荣于面而发白。此外还有心悸、气短、畏寒、四肢不温等证。治疗的时候要注意照顾阳气。温邪重浊黏腻，阻滞气机，遏伤阳气，尤以伤脾胃阳气为甚，而湿邪的排出还要靠脾胃的运化，阳气充足，脾胃之气才旺，才能运化水湿，故注意不要伤及脾胃阳气是重点，若没有注意保护阳气，使湿邪泛滥，遏伤脾胃阳气，阳虚不能运化水湿，而成寒湿证，成“湿胜阳微”的情况，就不好办了。

所以在治疗素体阳虚又患湿热病者，就应该清热清到十分之六七就停，不可过于寒凉。这是因于湿热病有热的一面，可以用清热的办法，再配以去湿，使湿热去而不伤及脾胃之阳气，如果过于寒凉，清到十分之十，就会使湿热邪气去了，阳气也伤了，阳虚不能运化水湿而成寒湿病，这样将即将治愈的湿热病误治成寒湿病，叶氏说："成果反弃"。为什么呢？是因为"湿热一去，阳亦衰微也"，假如清热清到十分之六七，剩下的余邪靠脾胃来运化掉即可，这样，既去掉了邪气，又不损害正气，两全其美。

二、素体阴虚又患湿热病的治疗原则。

"面色苍者"指面色苍老的颜色。此种面色多见于肝肾阴虚，水不制火，肝阳偏亢之人，而面呈肝青之色。除外还有阴虚火旺的咽燥咽干、头目眩晕、午后低热等。

此种人素常阴亏，治疗时要注意照顾津液，不可再伤。往往用清热方法的时候要清到十分之十，以防湿热邪气随人体阴虚阳元体质而化燥伤阴。而湿热病人由于湿邪阻滞气机，阳气不达四肢的肢冷、乏力等证不注意就会误认为已经阳虚，而用温补药。若错用甘温之药就会留恋邪气，壅滞助热，使病情加重。故阴虚阳亢之体如同炉烟虽熄而灰中有残火一样，一引还着，一定清到十分之十，不然清到十分之六七就误认为阳虚用温补药，使将要治愈的湿热病变成了温热病，成了"成果反弃"的后果。故在此种体质之人即便正气耗伤太过，需要补益气阴的话，也要仔细观察，辨证准确，用药小量平和之剂，以恢复和调动人体功能为主，如平补，清养，育阴，益气之法，不可直率地投以大量甘温之剂。

三、湿热病的从化问题。

"酒客里湿素盛"，酒客指嗜酒的人，酒性热而生湿，此种人，脾胃运化不好、多致脾胃湿热内停。此处泛指素常多吃甘甜油腻等食物、有里湿内停之人。素有里湿，一旦再感受外来之湿热邪气，最易内外相合，形成湿热病，所谓"同气相引"。

"脾为湿土之脏，胃为水谷之海"，主持水谷的消化吸收和水湿的运化，故湿热为病，多以脾胃为中心，但以脾为主，还是以胃为主，往往随人体体质而有两种转化。

"在阳旺之躯"指素常阳气偏盛之人，胃阳偏亢，湿热邪气从人体之阳而化热，形成热重于湿，热为矛盾的主要方面，胃为阳土、主燥，故热重于湿者都偏于足阳明胃。

"阴盛之体"指素来体质阳虚阴盛，湿热邪气容易从人体之阴盛而化为湿重于热，湿为矛盾的主要方面，脾为阴土，主湿，故湿重于热多留恋足太阴脾。

“然其化热则一”，不管湿重于热、热重于湿，不管在胃还是在脾，只要日久化燥成温，成温热病治疗办法就不一样了。

四、论述温热病、湿热病在运用滋阴、通阳治法上的特点及与内伤杂病的区别。

“热病救阴犹易，通阳最难”，是指温热病救阴容易，湿热病通阳是比较困难的。在温热病中，由于阳邪独亢、津液受伤在治疗上总以清热保津为原则，用滋阴之法多，通阳法用得少；而在湿热病中，湿邪黏腻阻滞气机，遏伤阳气，故通阳之法常用，而滋阴之法是少用的。

一般滋阴法用于温热病，属“热者寒之，燥者润之”的正治法，阴液充足则热退，热退则阴自夏，故用清热、滋阴之品去无形之热邪是容易的。而在湿热病中，湿邪重浊黏腻，尤其与热邪相合，如油入面，难解难分，通阳是比较难的。另外湿热邪气一个是阳邪一个是阴邪，一以寒药清之，一应辛温化之，过用辛温助热邪，过用寒药有碍湿邪，引起冰伏。故宣阳之法较难。可以根据具体情况，用宣阳、苦温，甘淡适当配用，切不可求速。

最后讲温热病、湿热病运用滋阴、通阳的特点。滋阴不在于养血补血，而是生津敛汗。这是因为热邪耗伤人体阴液，表现为“阴亏”。只要用甘寒药以生津，酸甘药物以敛汗，津生汗止则阴液恢复。故生津、敛汗是保护津液的重要方法。湿热病的通阳不在于温补，而是要利小便。这是因为湿邪阻滞气机引起三焦气道不通，而表现为阳气不利，只要湿邪去，阳气自通。利小便是去湿的重要一法，通过利小便而去湿。故叶氏云：“通阳不在温，而在利小便。”此处的利小便不是单纯用利尿药来利小便，而是重点放在用通利三焦。宣畅气机的药物，使三焦得畅，湿邪随尿而去。

从以上看出，温热病的滋阴，湿热病的通阳，与内伤杂病的滋阴以养血，通阳用温通药是完全不同的。故叶氏提醒：“较之杂证，则有不同也。”

〈十〉①再论三焦不得从外解，必致成里结。里结于何，在阳明胃与肠也。亦须用下法，不可以气血之分，就不可下也。②但伤寒邪热在里，劫烁津液，下之宜猛；此多湿邪内搏，下之宜轻。伤寒大便溏为邪已尽，不可再下；湿温病大便溏为邪未尽，必大便硬，慎不可再攻也，以粪燥为无湿矣。

本节论述伤寒病与湿热病在运用下法上的不同。

本节可分两段讲解。

第一段论述湿热病在阳明胃与肠里结的病机。

“再论三焦不得从外解，必致成里结”，是说湿热邪气久留三焦的发展趋势。湿热邪气留于三焦如能及时给予分消走泄之法，则病邪可以通过分消走泄外透而解。假如没有用分消走泄的办法祛邪外出，湿热邪气逗留三焦，阻滞气机，三焦气机不得通畅，宣降失常，大肠传导不利，日久形成里结。里结部位一般在胃与肠，这是因为胃与肠是传导之官。主饮食物的运化与排泄，气机不畅饮食物不得正常运化与排泄必停在阳明胃肠形成里结。故叶氏云：“里结于何，在阳明胃与肠也。”由于也是里结，故可以用下法来去除里结。由于本证是湿热邪气阻滞气机引起的里结，与伤寒的入里化热伤津的热结不同，故二者都用下法。具体用药各有特点。

“不可以气血之分，就不可下也”这是一句插话。因这是叶氏游玩时与学生们对答的笔记，往往有时因学生突然插上一个问题而显得前后不连贯。此处是学生问到既然前面讲过“辨营卫气血虽与伤寒同，若论治法则与伤寒大异也”，那在治法上是不是就不能用伤寒的下法呢？另外下法可以不可以用？叶氏回答不可拘泥伤寒与温病不同而不用下法，可以用。具体到气血为何指温病与伤寒，陈光淞解释道：“不可以气血之分谓不可下者。气指温病言，血指伤寒言……所以为此言者，恐人误会，谓温邪留于气分在上，不与伤寒入里而不敢下也。”

第二段论述伤寒与湿热病下法的不同。

“伤寒邪热在里，劫烁津液。下之宜猛”，是说伤寒里结的病机和下法特点。伤寒的里结是寒邪侵袭人体。经过表证阶段。入里化热，消灼胃肠津液而致肠燥便秘。热邪与糟粕相结，上扰心神，下灼肠津。此证是热邪与糟粕相结的阳明腑实证，内结不去则灼津不止，必须用急下存阴的办法，下之要猛要速，结去热不独存，内结在气机畅通，大肠传导功能恢复正常。临床可以用三承气之类。

“此多湿邪内搏，下之宜轻”，是说湿热病的里结主要是由于湿阻气机，气机不得外降，大肠传导不利而致，故此时的便秘是以大便不爽为主，数日不下也好，有大便也好，只要大便不爽快就是湿邪为患的特点，同时还有湿热邪气为患的其他表现如身体重困，脘腹胀满、口干不欲饮，舌苔黄腻或白腻等。此时治疗的关键是湿热邪气，湿热邪重浊黏腻，与大肠积滞相结，不能与伤寒里结阳明那样，治疗时一攻而已。若下之太猛，药力一过，湿邪不会速解，湿热不去，反而徒伤脾阳，造成脾阳伤固摄失司，洞泄不止。所以要多次缓下，配以行气之品，通过缓下，湿邪逐步随着糟粕一同去掉。如用枳实导滞汤以导滞通下，清化湿热。

最后是讲伤寒、湿热病里结通过下法痊愈的标准。“伤寒大便溏为邪已尽，不可再下”，伤寒里结是燥热与糟粕相结，下后便溏，说明燥热与糟粕皆去，就不可再攻下了，再攻会伤胃气。“湿温病大便溏为邪未尽，必大便硬，慎不可再攻也，以粪燥为无湿矣”。湿温病下后大便溏而不爽，说明湿热邪气仍在影响运化传导功能，湿滞大肠故溏而不爽，还要一下再下，直至大便成形爽快或变硬，说明湿热已尽，胃肠传导功能恢复，就不要再攻了。关键是看大便是否爽利。

（梁金林）

二、赵绍琴温病治验提要

（一）温热病乃温邪自口鼻而入，鼻气通于肺，经口咽而至，非邪从皮毛所感受。故温病初起，必咽红而肿，口干舌红，咳嗽，甚则有痰，或胸痛而喘，始在上焦，虽有寒热，却非表证，故曰在卫。

（二）湿热病亦属温病之一部分，重者湿与热合，如油入面，混成一体，名曰湿温。其为温热与湿邪互阻而成，绝非温热夹湿可比。论其治法与温热病非一途也。

（三）伤寒，古人述之甚明，是皮毛感受风邪或寒邪，故脉浮紧或脉浮缓，称之伤寒与中风，皆是风寒在皮毛，外束于太阳之经。太阳之脉起于目内眦，上额交巅入络脑，还出别下项，循肩膊内夹脊抵腰中，或头痛项强而恶寒，或体痛呕逆，脉阴阳俱紧。方用辛温解表或解肌，以求其汗，三者根本不同，用药亦异也。

（四）温热病邪从口鼻入肺，咽红且痛，甚则作咳，脉必浮数，口渴咽红。肺外合皮毛，故云在表。卫分证必寒热头痛，非是表邪，乃火热内郁之象，决不可误认为表证而用解表求汗之法。此虽形寒，而舌红、口渴、咽干皆是热象，或前额有汗，乃火热上蒸之象，用药当以疏卫开郁，若过寒凉必遏其热，气机闭塞，卫失疏和，反而增重矣。

（五）温邪在卫，当以疏卫为主，宣其阳，开其郁，佐以清热。热多则清，郁多则宣，湿遏用芳化，火郁当升降，切不可以解表求汗而用辛温，否则伤津损液不利于病。古人谓“在卫汗之可也”，非属方法，乃是目的，否则与温病相背矣。

（六）叶氏谓：“到气才可清气。”若未到气切不可清气，初至当以疏卫之外略佐以清气，中至仍不可过清，若实为至气，亦不可一味寒凉，寒则涩而不流，气机不宣，三焦不畅，早用寒凉郁遏其邪，邪无出路反致病不除。清气之法甚多，包括凉膈、利胆、泻火、导滞、通腑等，在治疗时均以宣气机为本。

（七）气热灼津，病仍不解，即可渐渐入营。营分属阴，其气通心，身热夜甚，心烦不寐，反不甚渴饮，舌绛脉细而数，或斑点隐隐，时或谵语，皆营热阴伤之象。治之必须清营养阴，透热转气。吴鞠通创清营汤、清宫汤，皆治温热日久入营之证，并佐以增液，但必须注意透热转气。热邪入营，来路不一，临证问病，必详诊细参。

（八）心包者，心之宫城也。热盛阴伤、津液被蒸，煎灼成痰，最易成热陷心包证。其“舌绛鲜泽”，又见神昏谵语者，即是心包受病，其由于手太阴传入者，又称逆传，病在手厥阴也。手厥阴之病最易传入足厥阴肝经而见动风之证。

（九）热陷心包，非属下陷，最忌提升。此时内窍闭塞，气机不畅，邪热深入于内，昏厥谵语，脉舌色证俱当详诊细辨，且不可一见昏迷即用牛黄丸、紫雪丹、至宝丹。必须审其因，观色脉，在卫当疏，在气当清，入营方考虑透热转气。入血仍需加入宣畅气机之品，万不可妄用过凉，以防寒凝，不可过用滋腻，以防气机不畅，反使热不外达。用药轻则灵，重则滞。灵能开窍宣通，助热外达也。

（十）“入血就恐耗血动血，直须凉血散血。”动血包括发斑、吐衄、溲血、便血及内脏出血等。其为热盛动血，治疗不能一味止血，首当凉血解毒。血和不妄行，瘀散血可止。

（十一）舌象是温病论证的根据。风寒外袭皮表，舌白且润，表闭阳伤，可用汗法祛邪从表外出。温乃热邪，从口鼻而入，咽干舌边尖红，苔白不润，脉以数为主，若温邪在卫，热郁不解，舌干质红，是将入气分矣。在气舌形不变，苔渐转黄，或干黄、黄厚，或腻厚、垢厚，或老黄干裂，或黑黄、黑腻、黄厚，或深黄如果子酱等，舌质必渐红矣。

（十二）邪若入营，神志失灵，舌多绛紫，舌形瘦干，甚则龟裂。若病势不减，舌绛转润，脉虽细弦逐渐下沉，由细弦转为沉弱，此气阴两亏，阴阳俱不足矣。

（十三）温热夹湿或温与湿合，其舌必滑润且腻，脉必濡软，甚则舌胖，齿痕，色淡，近似正虚，然非专属气虚，乃湿郁阻遏气机耳。

（十四）温热夹湿，治之棘手，久则湿与热合，混成一体，如油入面，难解难分，即成湿温。治之，必须耐心轻宣疏透，分消走泄，以调气机、畅三焦为务。用药不可过急，忌口切当嘱告，否则反而不利。

（十五）凡外感夹湿，或湿阻热势不退，少则 7 天，多可 4 周。湿阻日久，调治得宜，多作战汗而解。战汗后身热退，脉沉迟，精神疲惫（血压下降），两目有神。此为脉静身凉，烧退神安，实为战汗初愈，应使病人静卧，以待正气恢复，切勿误认厥脱在即，急为抢救，扰其元真，反促病情加重。

（十六）又有邪热在卫，不知疏卫，早用清法，如辛寒清气、苦寒泄火或西药消炎（抗生素之类），反使营卫失调，气机不达，三焦不通，病多不解。若夹湿邪，则病势加重，轻则面浮色青，胸闷、周身乏力，重则四肢面目皆肿。此时急当宣疏卫分，求其卫疏气达；若体胖湿遏，肿势必增，腹泄如水，甚则昏迷。切不可按邪陷心包、逆传入里而用三宝，仍当升和轻疏，使气机调，湿邪化，自然而愈。

（十七）斑疹白痞证治不同。斑乃热邪郁闭于气营，从肌肉而外发，故曰属胃，先人每谓斑黑者胃烂，治当清胃为主，古法用白虎，近改化斑汤，亦变法耳。阴斑乃正气之衰，气无以摄血，故当益气。疹乃肺热，邪热内窜于营，证多先咳且呛，高热口干，治当宣肺透营，恐胃热上蒸，故当少食禁荤。白痞为湿热蕴郁肌肤，发则晶亮，内有浆汁，宜宣化其湿郁。热盛当清，湿多则疏化；枯痞属正虚邪恋，枯凹不实，增液疏化，切不可温补。

（十八）火郁可见形寒战栗，不论外感内伤，皆当先治其郁，俟郁解则愈。虽四肢逆冷，脉象沉伏，面色苍白，寒战如丧神守，然舌质红绛，糙老而干，尖部起刺是其征也。古人每以四逆散，切不可妄用四逆汤，以解郁为主，再医他邪。

（十九）治疹之法，古无成方，初学多难以奉从。疹乃肺胃郁热，热邪闭郁，迫肺而呛咳，甚则鼻头发凉，灼营则身热心烦，口腭红点满布，治当宣郁疏化，凉营和血，热得宣化，肺肃咳缓，凉营则疹自透矣。此透疹亦为目的，非方法也。

（二十）大头瘟乃温热蕴郁，头面红肿，热重者当清，夹湿者当化，湿重而皮肤滋水痒甚者，重以祛风热为治。前者以紫草、地丁草、野菊花少佐和营凉血；而后者当祛风止痒兼以化瘀，如桑叶、菊花、蚤休、防风、赤芍之类。

（二十一）妇人妊娠，复感温邪致病，当以治温为主，其他次之，经期前后，温病治疗亦同。哺乳期间患温者，可暂停哺乳，防其传染婴儿。若因湿邪而致胎动不安，或泛多寡，皆求之于温。

（二十二）温热蕴郁发黄，多是湿热蕴结不宣，当宣阳开郁以化湿邪。若妄用清之寒之，湿郁邪必不达。湿郁不化，热无去路，遇寒气机凝涩不行，湿热发黄矣。

（二十三）暑热夹湿滞互阻肠间，每作腹痛痢下。全属寒湿凝滞，表闭不宣，升降不畅，蕴郁成痢。喻西昌以逆流挽舟宣闭开郁，故能一药而愈。治痢当先宣阳开其湿郁，暑湿解，热随之而去。有寒当温，有积当化，在血以活血为本，气滞用调气机则自愈。